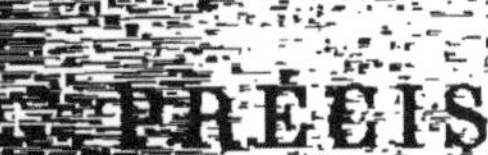

# PRÉCIS

DE

# [illegible]IQUE HISTOLOGIQUE

# [illegible]TOLOGIQUE

PAR

[illegible] G. RUBENTHALER

[illegible] M. A. PRENANT

[illegible] A LA FACULTÉ DE MÉDECINE DE PARIS

[illegible] dans le texte

[illegible] hors texte

PARIS

[illegible] BAILLIÈRE [illegible]

BIBLIOTHÈQUE NATIONALE R.F.

# PRÉCIS

DE

# TECHNIQUE HISTOLOGIQUE

## ET CYTOLOGIQUE

## A LA MÊME LIBRAIRIE

Achard et Lœper. — *Précis d'Anatomie pathologique.* 1908, 1 vol. petit in-8, avec fig. ................ 12 fr.

Alquier (R.) et Lefas (E.). — *Guide pratique d'Histologie normale et pathologique. Technique et diagnostici* 1902, 1 vol. in-8 de 423 pages, avec 151 figures noires et coloriées. ................................ 12 fr.

Besson. — *Technique microbiologique et sérothérapique.* 4e édition. 1908, 1 vol. in-8 de 847 p., avec 340 figures noires et coloriées. ........................ 15 fr.

Böllinger. — *Atlas-manuel d'Anatomie pathologique.* Édition française, par le Dr Gouget, professeur agrégé à la Faculté de médecine de Paris. 1902, 1 vol. in-16 avec 137 planches coloriées. ........................ 20 fr.

Bouchard (Ch.). — *Les Microbes pathogènes.* 1892, 1 vol. in-16 de 304 pages. ............................ 3 fr. 50

Branca. — *Précis d'Histologie.* 1906, petit in-8, avec. 306 figures. ...................................... 12 fr.

Coyne (P.). — *Traité élémentaire d'Anatomie pathologique.* 2e édition, 1903, 1 vol. in-8 de 1 056 pages, avec 355 fig. noires et coloriées. ........................ 15 fr.

Durck (H.). — *Atlas-Manuel d'Histologie pathologique.* Édition française par le Dr Gouget. 1902, 1 vol. in-16, avec 120 planches noires et coloriées. ................ 20 fr.

Jousset (P.). — *Les Microbes pathogènes.* 1903, in-8. 2 fr.

Labbé (Marcel). — *Le Sang* (Physiologie générale). 1902, 1 vol. in-16 de 94 pages, avec fig. ............ 1 fr. 50

Lefas (E.). — *Hématologie et Cytologie cliniques.* 1904, 1 vol. in-18 de 198 p., avec fig. et 5 planches col.. 3 fr.

Lefas (E.). — *La Technique histo-bactériologique moderne.* Procédés nouveaux. Méthodes rapides. 1906, 1 vol. in-16 de 96 pages. ....................... 1 fr. 50

Lehmann, Neumann et Griffon (V.). — *Atlas-Manuel de Bactériologie.* 1906, 1 vol. in-16. avec 76 planches comprenant plus de 500 figures coloriées. .......... 20 fr.

Macé (E.). — *Traité pratique de Bactériologie.* 5e édition, 1904, 1 vol. gr. in-8 de 1 295 pages, avec 361 figures noires et coloriées, cartonné. ..................... 25 fr.

Macé (E.). — *Atlas de Microbiologie.* 1898, 1 vol gr. in-8 de 69 planches coloriées (8 couleurs), cart. ....... 32 fr.

Schmitt. — *Microbes et Maladies.* 1886, 1 vol. in-16 de 300 pages, avec 24 figures (C.). .............. 3 fr. 50

Sobotta (J.) et Desjardins (A.). — *Atlas d'Anatome descriptive.* 1905-1907, 3 volumes de texte et 3 atlas gr. in-8 avec 150 planches en couleurs et environ 1 500 photogravures, la plupart tirées en couleurs, intercalées dans le texte. ............................................ 90 fr.

Sobotta et Mulon. — *Atlas-Manuel d'Histologie et d'Anatomie microscopique.* 1903, 1 vol. in-16 de 160 pages, avec 80 planches color. et 68 fig. ............... 25 fr.

Thiry. — *Bacille polychromé et Actinomyces mordoré.* 1900, 1 vol. gr. in-8 de 154 pages, avec 7 planches coloriées. ........................................ 6 fr.

1522-07. — Corbeil Imp. Éd. Crété.

# PRÉCIS

DE

# TECHNIQUE HISTOLOGIQUE ET CYTOLOGIQUE

R.F. IMPRIMÉS

PAR

**Le Docteur G. RUBENTHALER**

MÉDECIN-MAJOR DE 2e CLASSE
AU 29e BATAILLON DE CHASSEURS A PIED

---

*Préface de M. A. PRENANT*
PROFESSEUR D'HISTOLOGIE A LA FACULTÉ DE MÉDECINE DE PARIS

---

48 FIGURES DANS LE TEXTE
**Et 12 microphotographies hors texte**

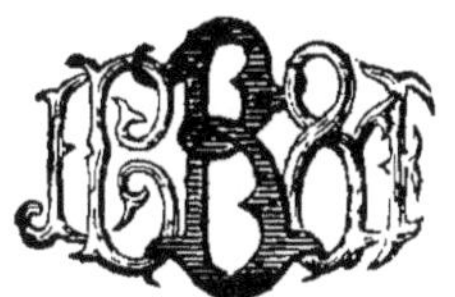

PARIS
LIBRAIRIE J.-B. BAILLIÈRE ET FILS
19, RUE HAUTEFEUILLE, 19

1908
Tous droits réservés.

# PRÉFACE

Il n'est pas besoin de feuilleter longuement le livre que publie M. le Dr Rubenthaler pour s'apercevoir que ce n'est point là un ouvrage banal de technique histologique. C'est qu'il est le produit de l'expérience très personnelle et déjà longue d'un homme qui s'est fait lui-même, d'un self-man histologiste, qui par ses propres moyens est devenu un technicien parfait et complet. De là l'originalité de cette publication et les nombreuses qualités qui font cortège à cette qualité maîtresse.

C'est d'abord la sobriété des descriptions, le choix sévère et judicieux des méthodes de technique et des instruments de laboratoire dont l'auteur a reconnu les avantages et auxquels il a donné par conséquent la préférence. Ce livre n'est donc pas un compendium renfermant la totalité des recettes en honneur dans les différents laboratoires de France et de l'étranger ; il n'est pas un manuel complet du parfait histologiste.

Et cependant, quoique de dimensions assez restreintes, cet ouvrage est complet, ou pour mieux dire, continu. L'auteur, en effet, nous faisant revivre tout le labeur d'un histologiste amateur livré à ses propres forces, ne suppose de tout trouvé que la matière première. Mais, avec lui, le débutant peut être, selon lui il doit même être l'artisan complet de sa préparation microscopique. Dès le premier chapitre, il lui met en effet en main l'outillage mécanique de laboratoire, grâce auquel il pourra construire et réparer les instruments de travail. Puis il lui apprend à se servir de ces instruments. Ailleurs, il mène le débutant à la recherche de la matière première à élaborer et à examiner, en notant les circonstances diverses les plus favorables pour l'acquisition d'un bon matériel d'étude. Il fait connaître ensuite les procédés les plus communément employés et ceux qu'il a trouvés les meilleurs, pour la fixation des pièces histologiques, pour la confection et la coloration des coupes.

Toute cette technique est empreinte du cachet de la plus stricte personnalité. Mais là où l'originalité vient encore renforcer la personnalité, c'est dans le chapitre consacré à l'outillage mécanique, dans celui qui traite de la microphotographie et que documentent douze planches hors texte, et surtout dans celui où est exposée la méthode de fixation propre à l'auteur. Le principe sur lequel M. Rubenthaler s'appuie pour préconiser une méthode nouvelle de fixation est le suivant : Il faut, pense-t-il très justement, pour que la fixation d'une cellule soit bonne, retarder autant que possible la mort de cette cellule plongée dans le réactif, y prolonger son agonie. Pour parvenir à ce but, il faut remplir trois indications différentes : en premier lieu, fixer graduellement par des solutions de plus en plus fortes de l'agent fixateur et non pas brutalement et d'un seul coup ; faire la fixation à la température du corps de l'animal ; observer les lois de l'isotonie. Avant l'auteur, ces conditions avaient été séparément réalisées ; mais jusqu'ici on ne les avait pas fait servir concurremment à une méthode de fixation générale et rationnelle. De fait, comme j'ai pu m'en convaincre, en observant ces précautions, on obtient une moyenne de bonnes fixations beaucoup plus grande que si on les néglige, et souvent une fixation parfaite.

Enfin cet ouvrage n'est pas seulement destiné à faciliter aux amateurs la pratique d'un délassement agréable et distingué. L'auteur, se souvenant qu'il est médecin, a voulu que son livre contînt des conseils pratiques sur la technique histologique appliquée à la médecine. Les médecins donc se trouveront bien de le posséder.

Je suis heureux que M. le Dr Rubenthaler, en me proposant de présenter cet ouvrage, m'ait donné l'occasion de dire tout le bien que je pense et du livre et de l'auteur, dont l'ingéniosité est aussi grande que la modestie : ce qui fait double mérite.

A. Prenant.

Professeur à la Faculté de médecine de Paris.

Paris, le 31 octobre 1907.

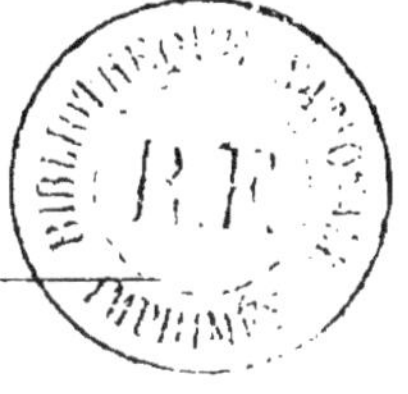
BIBLIOTHÈQUE NATIONALE R.F. IMPRIMÉS

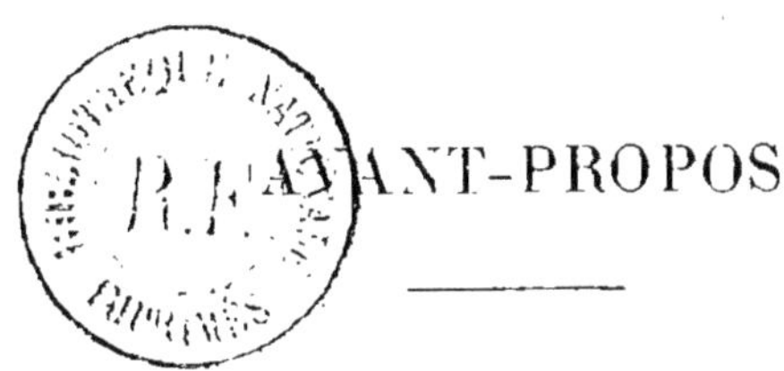

# AVANT-PROPOS

L'auteur s'adresse à tous ceux qui débutent dans la technique histologique, et tout particulièrement aux isolés, qu'ils se destinent à la médecine, à la pharmacie ou aux sciences naturelles, qu'ils soient attirés vers le microscope par nécessité professionnelle ou par goût. Il se propose de leur épargner les difficultés auxquelles, réduit à ses propres ressources, il s'est lui-même trop longtemps heurté, difficultés qui l'ont amené à faire un choix de procédés abordables avec des moyens limités.

Ces procédés, il les décrit, à dessein, en petit nombre, pour éviter la pluralité des voies où s'égarent les apprentis. Par contre chaque procédé est développé avec tous les détails voulus pour conduire, dès le premier essai, à des résultats qui puissent inspirer confiance et encourager à mieux faire.

En outre, pour donner à cet ouvrage une adaptation aussi générale que possible, non moins que pour éveiller l'intérêt par les applications pratiques, le programme suivant a été adopté.

Le livre est divisé en trois parties :

Dans la Première Partie, il est traité tout d'abord de l'*Outillage mécanique de laboratoire* comme moyen de suppléer à des ressources limitées en matériel. Vient ensuite l'étude de l'*outillage optique*, puis celle des *conditions techniques d'une bonne observation microscopique*. La documentation par le dessin et la photographie est assez explicite pour la mise en train immédiate de chacun, et cela au prix de frais bien minimes. Enfin, deux mots sont dits de la *Cinématographie* et de l'*Ultra-microscopie* pour signaler leur récente introduction dans la technique micrographique.

La DEUXIÈME PARTIE comporte l'exposé des *méthodes les plus générales de la technique histologique*, méthodes également applicables aux tissus animaux et végétaux, normaux et pathologiques. Il y a lieu de remarquer également que, dans ce livre, les divers procédés d'examen offrent une gamme naturelle de complexité croissant comme les difficultés et les besoins de l'exécution, si bien qu'il devient loisible à chacun, quitte à s'enhardir peu à peu, de se confiner tout d'abord dans les parties de la technique qu'il juge à sa portée.

La TROISIÈME PARTIE expose distinctement :

1° La *technique appliquée aux végétaux* et en particulier à ceux d'entre eux qui nécessitent un mode spécial de préparation, comme les algues et les champignons, qui offrent de si nombreuses espèces parasites de l'homme ;

2° La *technique appliquée aux tissus et organes animaux* ;

3° La *technique cytologique ou technique spécialement adaptée à l'étude de la cellule animale ou végétale*. Cette partie du livre réserve une large place à l'examen du sang, des épanchements et de l'urine, en tant qu'application médicale.

Douze photogravures figurent à la fin de l'ouvrage, moins à l'appui de certaines parties du texte qu'à titre justificatif des procédés microphotographiques simples indiques dans ce livre.

Pour la rédaction, l'auteur s'est inspiré en majeure partie de ses notes et de son expérience personnelle. Pour une moindre partie, il a dû reproduire certains procédés classiques et simples qui ont pris droit de cité dans la technique. Il a donné tous ses soins à la clarté du style, trop heureux s'il a eu le bonheur d'y atteindre.

En terminant cet avant-propos, l'auteur considère comme le devoir tout à la fois le plus impérieux et le plus agréable à remplir de remercier bien sincèrement M. le professeur A. Prenant et pour la bienveillance de son accueil et pour l'honneur qu'il lui fait en acceptant de présenter cet ouvrage au public.

M. Édouard Chatton, licencié ès sciences naturelles, par de multiples renseignements au sujet de la technique suivie au laboratoire d'anatomie comparée de la Sorbonne, a facilité beaucoup la tâche de l'auteur, qui lui en exprime toute sa gratitude.

Quant à MM. J.-B. Baillière et fils, ils ont apporté tous leurs soins à l'exécution matérielle de cet ouvrage. Qu'ils reçoivent ici les remercîments les plus justifiés.

D$^{r}$ RUBENTHALER.

Saint-Mihiel, 4 juin 1907.

# PRÉCIS
## DE
# TECHNIQUE HISTOLOGIQUE
## ET CYTOLOGIQUE

---

# PREMIÈRE PARTIE

## OUTILLAGE MÉCANIQUE, OPTIQUE; MÉTHODES D'OBSERVATION MICROSCOPIQUE.

---

## CHAPITRE PREMIER

### OUTILLAGE MÉCANIQUE DE LABORATOIRE

Nous attribuons en grande partie à l'outillage mécanique dont nous avons peu à peu doté notre installation d'avoir pu suppléer à des ressources limitées en matériel. Nous sommes arrivés, grâce à cet outillage, à nous construire le minimum d'appareils nécessaire et suffisant, tout en restreignant la dépense à nos moyens. Ces appareils, nous les avons faits suivant notre conception et conformément à nos besoins, tel le microtome automatique représenté pages 169 et 192, qui nous permet de pratiquer indifféremment des coupes dans la moelle de sureau, la gomme, le collodion et la paraffine. Ces appareils, nous avons pu à chaque instant les améliorer, les modifier, les adapter à des besoins nouveaux, immédiatement. Nous y avons acquis l'habileté manuelle, des connaissances utiles, et nous nous sommes fait, en somme, de ces petits travaux, une récréation.

C'est pourquoi nous croyons utile de faire connaître, dès les premières pages de ce livre, l'outillage *ad hoc*, ainsi qu'un minimum de données pratiques destinées à en faciliter l'emploi.

Nous décrirons successivement : 1° cet outillage ; 2° l'établi meuble qui le renferme, réduisant l'encombrement total à moins de 1 mètre carré ; 3° les matières premières. Nous terminerons par les renseignements techniques indispensables.

## § 1. — Outillage.

**Outils de serrage.** — Ils servent à immobiliser les pièces à travailler et comprennent un étau tournant à serrage parallèle donnant une ouverture de 10 centimètres, un étau à main, une collection de pinces : pinces plates, rondes, coupantes, pinces à « gaz », tenailles.

**Outils de choc.** — Ils se composent d'une collection de marteaux (marteau ordinaire, marteau-rivoir, marteaux à décabosser les tubes, marteau en laiton, maillets de bois), d'une collection d'outils à river, chasse-pointes, pointeaux. Un outil de choc très utile est le pointeau automatique à air comprimé ou à ressort, qui permet de marquer un point, un chiffre, une lettre dans une position déterminée et sans risque de déplacement au moment du choc. Cet outil suppose un jeu de chiffres et d'alphabets de tailles assorties disposés de manière que chaque pièce soit interchangeable avec la pointe et pourvue d'un repère de position.

**Outils de traçage.** — Ils servent à tracer sur les pièces les lignes qui doivent limiter l'action des outils. Ce sont la règle, l'équerre ordinaire, l'équerre à chapeau, la pointe à tracer, le compas, le niveau, le trusquin à métaux à main, le trusquin de précision, ce dernier ayant pour corollaire obligatoire le marbre, surface plane rigoureusement « dressée ». Le marbre peut être remplacé par un morceau de vraie glace, qui réunit des conditions de planéité suffisantes. Les lignes tracées sur les pièces ayant une tendance à s'effacer pendant le travail sont généralement repérées, surtout au niveau de leurs intersections, par des coups de pointeau.

**Outils de mesure.** — Il en faut plusieurs : le pied calibre de tourneur avec ses deux branches pour le calibrage intérieur et extérieur, pourvu d'un vernier au dixième ou au vingtième de millimètre; le calibre Palmers au centième de millimètre pour la mesure des petites épaisseurs ; le calibre de Starrett pour la vérification des pas de vis métriques, anglais, commerciaux. Un compteur de tours est un accessoire utile pour régler la vitesse du tour qui doit varier avec la nature des matières premières employées ou du travail effectué.

**Outils de sciage.** — Ils comprennent des montures de scie et des scies ajustables sur ces montures. Les montures doivent permettre de diriger la scie dans tous les sens. Il en faut deux, une petite, le simple bocfil d'horloger, une forte pour les grosses scies à métaux. On disposera d'un choix de scies fines à découper le bois et les métaux et d'une douzaine de scies Griffin qui permettent de scier jusqu'à de l'acier fondu. Ces dernières ont, en outre, l'avantage de donner de la voie en quantité suffisante pour ne pas rester coincées dans le trait de scie. Aussi leur travail est-il très rapide.

**Outils d'ajustage.** — L'outil d'ajustage par excellence est la lime ; mais, outre qu'il nécessite un assez long apprentissage, il travaille lentement. On peut le remplacer avantageusement, à notre point de vue particulier, par un de ces petits étaux limeurs qui se répandent actuellement dans le commerce et qui travaillent rapidement et sûrement. Il faut cependant encore, avec cet appareil, un choix de limes fines pour faire disparaître les traits de burin. Le dressage parfait des surfaces s'obtient par le rodage, qui nécessite un certain nombre de numéros de potées d'émeri (5, 10, 15 et 20 minutes).

Aux limes, on adjoindra une petite collection de burins et bédanes de tailles assorties.

**Outils de forage.** — Le forage exact qui exige un diamètre précis et une perpendicularité absolue aux faces demande à être pratiqué sur le tour. Le perçage ordinaire (trous de passage) peut s'effectuer à l'aide de ces nombreux porte-forets répandus à profusion dans le commerce, depuis le drille d'horloger jusqu'aux perceuses admettant des mèches de 6 à 8 millimètres de diamètre. Ces dernières, pour être commodes, doivent être munies de mandrins à serrage à clef. On peut monter sur ces perceuses non seulement des forets, mais encore des poinçons, lames de tournevis, fraises à bois, etc. Les meilleurs forets sont les forets hélicoïdaux, qui travaillent vite et n'ont pas de tendance à dévier. Il est bon d'en avoir une collection par demi-millimètre, de 1 à 5 millimètres, et par millimètre de 5 à 10 millimètres.

**Outils d'alésage.** — Ce sont les équarrissoirs et les alésoirs. Les équarrissoirs, montés sur des manches en bois, se manient directement à la main. Ils sont d'une grande commodité au-dessous de 5 millimètres. Au-dessus, on emploie les alésoirs, qu'on manie également à la main, mais par l'intermédiaire du « tourne à gauche », qui fournit le bras de levier nécessaire. Une série d'équarrissoirs de 1 à 5 millimètres et d'alésoirs de 5 à 10 millimètres est à peu près indispensable.

**Outils de filetage.** — Ils sont nécessaires pour faire à la main, rapidement, la menue visserie qui se passe de la précision du tour. La filière se compose d'une cage, de « coussinets à fileter », de « tarauds » et d'un tourne-à-gauche qui sert à manier ces derniers. Il est commode d'avoir un jeu de filières, une petite, une moyenne et une forte. Il existe aussi des modèles spéciaux pour les tubes métalliques disposés de manière à en éviter l'écrasement pendant le serrage. Une burette remplie d'huile de pied de bœuf est le complément nécessaire de cet outillage.

**Outils d'assemblage.** — Ils comprennent des presses en bois ou en métal destinées à maintenir les pièces pendant qu'on les assemble à l'aide de rivets ou de vis. On peut donc faire figurer parmi ces outils les tournevis et les clefs à écrous.

Les tournevis les plus commodes et les moins fatigants sont ceux à cliquet. Lorsqu'il s'agit de développer un effort considérable, ils cèdent la place au vilebrequin à cliquet, qui permet en outre de visser, quand bien même on n'a pas la place voulue pour faire un tour complet.

Les clefs les moins encombrantes sont les clefs extensibles, dites clefs à molette. Elles doivent être d'une construction irréprochable.

**Outils de brasage et de soudure.** — Ils consistent en une lampe à braser et un fer à souder en cuivre rouge. Les lampes à souder ou à braser abondent dans le commerce. Les plus puissantes sont les meilleures. On augmente beaucoup leur efficacité en rabattant la flamme sur la pièce à chauffer à l'aide de quelques briques en terre réfractaire disposées à cet effet. Le brasage nécessite un mélange de borax et de laiton, ou de borax et d'argent. On peut faire d'ailleurs agir successivement le borax et le métal choisi, laiton ou argent, qui doit se présenter en grains ou en lame mince.

**Outils de polissage et d'aiguisage.** — Ils consistent essentiellement en un « touret à polir », sur l'arbre duquel se montent des brosses circulaires en toile métallique, en feutre, en flanelle, en drap, des meules en corindon, pierre d'Arkansas, etc.

**Outils de tournage et fraisage.** — Groupés dans la même machine, ils constituent une machine universelle, capable de faire tous les ouvrages des tours parallèles et des machines à fraiser.

La machine universelle la plus économique est un tour parallèle pourvu d'une machine à fraiser disposée sur le chariot du tour. Le tour parallèle, en lui-même, doit permettre de tourner plan, rond et conique, de fileter à droite et à gauche sur des parties cylindriques ou coniques. Ce même tour, pourvu d'une fraiseuse à fraise mobile dans les trois directions de l'espace, se transforme à volonté en machine à tailler les engrenages cylindriques, coniques, hélicoïdaux, en machine à diviser les règles, les limbes, à faire, en un mot, tous les travaux de fraisage. En outre, la fraise étant remplacée par une meule en corindon tournant à la vitesse requise, le tour devient une machine à rectifier, à aiguiser après la trempe, et s'adapte en fin de compte à mille travaux différents, qu'il faut renoncer à énumérer ici.

Le tour doit se compléter d'un renvoi à plusieurs vitesses pourvu d'une poulie folle de débrayage, lorsqu'il fonctionne au moteur.

Avec le tour universel, l'étau limeur et le menu outillage qui viennent d'être énumérés, on dispose ainsi d'un ensemble mécanique complet dans la limite de l'objectif qu'on se propose ici.

## § 2. — Établi-meuble.

Il a la forme d'un meuble-coffre (fig. 1) de 1 mètre de hauteur sur 0m,90 de longueur et 0m,50 de largeur. Il est

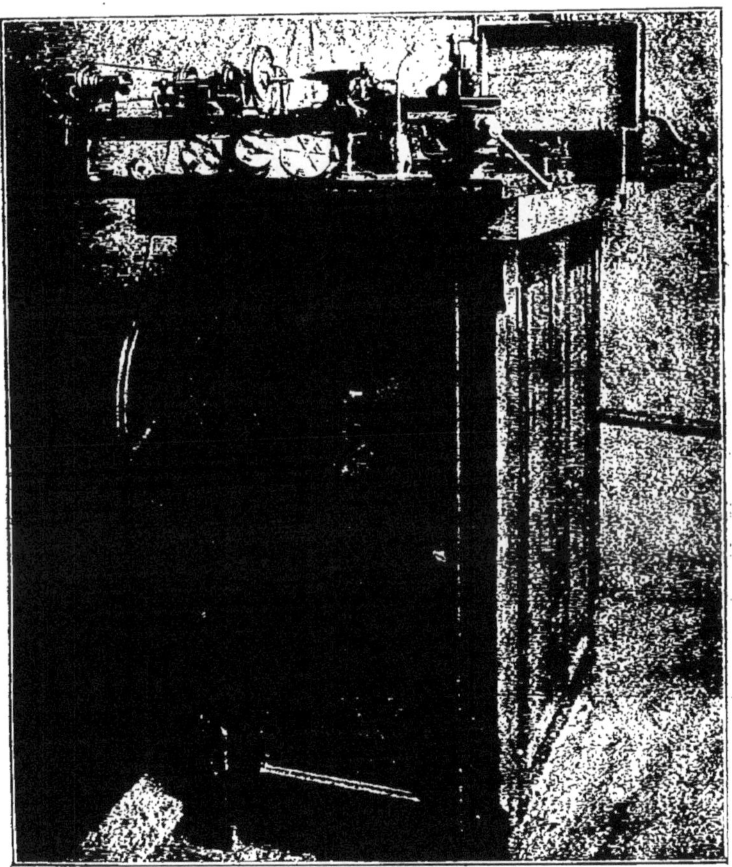

Fig. 1. — Vue d'ensemble de l'établi-meuble.

combiné de manière à réduire l'encombrement au minimum. Pour cela, la disposition suivante a été adoptée :

Le corps de l'établi comporte une armoire sur

chaque petit côté. Dans chacune de ces armoires, qui n'a pas plus de 8 centimètres de profondeur, l'outillage à main est disposé en tableau, de telle sorte que les outils montés sur le panneau mobile formant porte trouvent leur place, lorsque la porte est fermée, exactement dans l'intervalle de ceux qui sont disposés sur le panneau fixe.

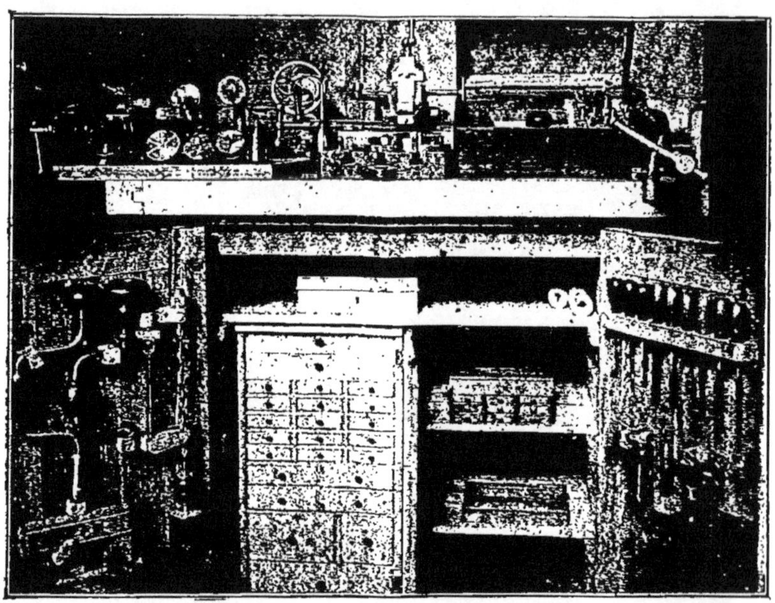

Fig. 2. — Établi-meuble ouvert.

Indépendamment de ces deux armoires latérales, le corps de l'établi offre une grande armoire de milieu ouvrant à deux battants. Ces battants supportent par leur côté intérieur le complément de l'outillage à main et principalement les pièces trop grosses pour être admises dans les petites armoires de côté (fig. 2).

Le rayonnage qui occupe la plus grande partie de la capacité intérieure est disposé d'une façon très pratique. Chaque rayon supporte une machine-outil qui sera toute prête à fonctionner lorsque ce rayon, après avoir été dégagé de l'armoire, sera vissé sur la plate-forme supérieure de l'établi. Ce dispositif ménage encore beaucoup de place pour les fournitures qui sont rangées dans une boîte à tiroirs.

Le volant et la pédale qui actionnent le tour sont montés à l'extérieur sur un des côtés de l'établi, mais trouvent également leur place à l'intérieur, si bien que, tout le matériel y étant réintégré, le meuble est mis en sûreté par trois tours de clef, prêt à supporter le transport sans qu'aucun objet puisse se déplacer à l'intérieur.

L'établi-meuble et l'ensemble du matériel qu'il renferme est d'une valeur d'un millier de francs, qui se répartissent de la manière suivante :

| | | |
|---|---|---|
| Tour avec sa fraiseuse............... | 550 | francs. |
| Étau limeur........................ | 180 | — |
| Outillage à main .................. | 200 | — |
| Établi-meuble...................... | 80 | — |
| Total................. | 1010 | francs. |

Cette dépense, quelle que soit son importance suivant les ressources de chacun, représentera toujours une économie considérable, étant donnés les services journaliers que rend un pareil outillage et le nombre d'appareils qu'il permet d'exécuter.

## § 3. — Matières premières.

**Fonte.** — Suivant les proportions de fer et de carbone qui la constituent, la fonte présente des propriétés moléculaires très variables, qui se traduisent par une dureté, un grain, un éclat de la cassure très différents. Après la coulée, la fonte est assez uniformément dure, cassante, résistant à la lime et au burin.

Sous cette forme, elle n'est donc guère susceptible d'être travaillée et convient pour former le pied ou le socle d'appareils pesants. Si la fonte doit être travaillée, elle doit subir tout d'abord l'opération du *recuit*. Lorsque cette opération est bien menée avec une bonne matière première, la fonte est aussi aisée à travailler que le fer doux. Aussi, lorsqu'on fait la commande d'une pièce de fonderie, faut-il avoir soin de spécifier si elle doit être ou non recuite. Enfin une bonne pièce de fonderie doit être exempte de « soufflures » et non « gauchie » par le recuit.

**Fers.** — On distingue dans le commerce un fer grossier à texture feuilletée appelé *fer au coke* et un fer fin à texture cristalline, brillante à la cassure, qu'on appelle *fer au bois*. Ce dernier est seul exempt de ces noyaux extrêmement durs sur lesquels les outils les mieux trempés sont parfois impuissants. Le fer fin est plus cher que l'acier doux. Aussi préfère-t-on ce dernier pour les pièces qui n'ont pas à subir la cémentation. Pour celle-ci, le fer fin est la matière de choix à cause de sa plus parfaite homogénéité.

**Aciers.** — Ils s'emploient pour la construction de pièces qui, sous un volume faible, doivent supporter un effort relativement considérable. Il y a lieu de distinguer les *aciers fondus*, les *aciers de cémentation* et les *aciers doux*.

Aciers fondus. — Ce sont les plus durs. Ils conviennent pour faire des burins, mais sont difficiles à tourner. Comme ils sont également durs à travailler à la lime, il est bon de leur donner à la forge une forme aussi rapprochée que possible de la forme définitive. Le forgeage suivi d'un recuit sommaire sous la cendre diminue d'ailleurs sensiblement la dureté des aciers fondus. Ce n'est pas un travail à effectuer dans un laboratoire, et c'est pourquoi, dans la pratique, nous conseillons d'adopter les aciers suivants :

ACIERS DE CÉMENTATION. — Ils sont obtenus par la « cémentation à cœur » du fer fin. Ces aciers, tout en donnant une trempe très dure, se tournent et se travaillent très bien. On les trouve souvent, surtout chez les marchands de fournitures d'horlogerie, sous forme de « pieds d'acier, » c'est-à-dire de tiges d'acier rectilignes, d'un pied de longueur ($0^{m},33$), de section cylindrique, triangulaire, carrée, hexagonale, etc. Ces fournitures sont à rechercher, car elles sont très commodes. Pour les grosses pièces, il y a intérêt à les faire avec du fer fin et à les faire cémenter ensuite dans les fours industriels de cémentation que l'industrie des bicyclettes et des automobiles a multipliés partout.

Les aciers de cémentation ne présentent pas une tendance aussi marquée à se fendre à la trempe que les aciers fondus. Ils sont donc tout indiqués pour les travaux de petite mécanique.

ACIERS DOUX. — Ces aciers sont décarburés et ont perdu la propriété de pouvoir durcir par la trempe. Par contre, ils sont tendres et se laissent travailler très aisément. Ils renferment souvent des impuretés qui leur font préférer le fer fin pour toutes les pièces qui doivent subir la cémentation.

**Cuivre rouge**. — C'est le cuivre pur. On ne l'emploie que pour les appareils destinés à retenir la chaleur (étuves, platines chauffantes, etc.).

**Laiton**. — C'est l'alliage métallique qui sert le plus souvent dans la construction des instruments à l'usage des sciences. Tout en étant suffisamment dur et résistant, il a le double avantage de se laisser travailler rapidement et d'admettre par la finesse de son grain un polissage parfait. Composé de cuivre, de zinc et de plomb, le laiton est dit riche lorsqu'il renferme beaucoup de cuivre. Son point de fusion est alors plus élevé que celui de l'argent et permet ainsi la soudure ou le brasage à l'argent. Le laiton riche est jaune. Les laitons pauvres sont d'autant plus pâles qu'ils renferment davantage de zinc et de plomb. Ces derniers sont impropres au brasage et n'admettent que la soudure à l'étain.

Le laiton jouit d'une malléabilité très développée, qui permet de le réduire au laminoir à froid d'une épaisseur de 10 centimètres à moins de 1 millimètre. On le trouve dans le commerce sous forme de plaques d'épaisseur variant de fractions de millimètre à plusieurs centimètres et sous la forme de tiges cylindriques, de barres à section carrée, polygonale, etc. Il est bon d'avoir une provision de plaques et de barres dans lesquelles on pourra prélever la masse nécessaire pour l'exécution d'une pièce. Les déchets conservent une valeur qui représente une fraction élevée du prix d'achat. C'est une économie de les conserver pour les rendre à la fonderie et recevoir en échange une nouvelle provision.

Le laiton fournit d'excellentes pièces de fonderie qui abrègent considérablement la main-d'œuvre. Cependant, les soufflures qu'elles peuvent cacher ne deviennent parfois visibles que lorsque le travail est déjà très avancé. Aussi conseillons-nous, à moins qu'il ne s'agisse d'une série de pièces semblables, de tailler la pièce dans une plaque laminée, quand on veut être sûr de ne pas avoir à la recommencer.

**Bronze.** — Le bronze est un alliage comparable au laiton, mais dans lequel l'étain remplace le plomb. Le bronze, en raison de sa dureté, convient pour les pièces soumises à des frottements : coulisses, paliers, engrenages, crémaillères, etc. Les frottements bronze et acier sont silencieux et légers. Il existe de nombreuses variantes dans la composition du bronze. Nous citerons parmi les plus importantes : le bronze phosphoreux, le bronze d'aluminium, le bronze au nickel, remarquables par leur dureté et leur résistance à l'usure.

**Maillechort**. — C'est un alliage plus blanc que le laiton, qu'on emploie souvent pour les règles et limbes gradués.

**Ébonite**. — L'ébonite est une substance à employer dans la construction de pièces ou de surfaces appelées à être en contact avec des liquides. Comme elle est cassante, elle doit toujours être montée sur un plan rigide métallique qui lui servira partout d'appui. L'ébonite de bonne qualité ne doit pas présenter de pores visibles à l'œil nu, sauf quoi le polissage deviendrait impossible. L'ébonite se travaille facilement, mais il faut savoir qu'elle use considérablement les burins. On y obvie partiellement en humectant le burin.

## § 4. — Renseignements techniques.

Il ne faut pas songer ici à entreprendre un enseignement pratique d'artisan mécanicien. Nous ne pouvons donner que quelques indications au sujet d'une bonne méthode générale de travail et de quelques points de pratique qui offrent certaines difficultés.

**Méthode générale de travail**. — Dans les divers travaux qu'on pourra entreprendre, on se trouvera dans l'un des deux cas suivants : copier une pièce, ou la construire d'après sa conception personnelle.

Dans l'un et l'autre cas, c'est une bonne méthode de travail qu'il importe le plus d'avoir à son service. En voici une esquissée à grands traits.

*Copie d'une pièce*. — La copie d'une pièce s'effectue soit en grandeur naturelle, soit à l'échelle. Pour reproduire en grandeur naturelle, il y a deux opérations primordiales à effectuer :

1° *Coter la pièce*, c'est-à-dire en relever les mesures dans les trois dimensions de l'espace ;

2° *Relever le profil sur une tôle*, c'est-à-dire faire un gabarit. La première de ces opérations est l'affaire des instruments de mesure ; la seconde demande déjà de l'habileté et de la patience. Elle consiste à découper un morceau de tôle à la cisaille et à la lime, de telle manière qu'il s'adapte exactement à la forme de la pièce dans un plan déterminé, diamétral, axial, ou autre. On peut avoir d'ailleurs à faire pour la même pièce plusieurs gabarits relevant son profil dans différents plans. En général, le gabarit exécuté suivant un plan axial suffit pour les objets à travailler au tour. Pour le travail à l'étau limeur, il faut, pour être à même de surveiller ce que l'on fait, prendre un gabarit dans un plan perpendiculaire à la marche du burin.

Pour la reproduction à l'échelle, ces principes restent les mêmes ; les cotes sont simplement portées à l'échelle et le gabarit de même. Ce dernier est relevé d'abord en grandeur naturelle sur un morceau de carton, puis amplifié géométriquement et reporté sur une tôle.

*Exécution d'une pièce originale.* — Elle comporte la conception de la pièce, son dessin en grandeur naturelle, la fabrication, s'il y a lieu, d'un modèle pour la fonderie, la coordination de l'exécution.

Concevoir une pièce, un appareil, signifie prévoir tous les détails de sa forme et de sa construction, la possibilité de l'exécuter avec les moyens dont on dispose, avant même que d'en commencer le dessin.

Le dessin est la deuxième étape d'un projet. Il commence par un croquis modifiable à l'infini ; puis, quand ce croquis est devenu définitif, le dessin est exécuté en grandeur naturelle et coté, suivant la précision requise, au $\frac{1}{10}$, $\frac{1}{50}$, $\frac{1}{100}$ de millimètre.

Avant de passer à l'exécution, on peut encore avoir à faire le modèle en bois d'une pièce de fonderie. Ce modèle, destiné à préparer le moule qui recevra la coulée, doit reproduire l'objet dans une forme aussi proche que possible de sa forme définitive, en sorte qu'il y ait le moins de travail possible à effectuer sur la pièce venue de fonte. Les dimensions du modèle seront exactes et pécheront plutôt par excès. On aura soin, chaque fois que cela sera rendu nécessaire par la forme du modèle, de le rendre aisément démontable en le divisant à la scie et réassemblant les parties à l'aide de goujons. Toutefois, cette opération doit se faire avant que le modèle soit achevé, dès qu'il vient d'être dégrossi, afin que ses dimensions définitives soient respectées.

Lorsque le dessin, le modèle en bois, sont achevés, il reste à coordonner l'exécution, c'est-à-dire à déterminer dans quel ordre se succéderont les différents temps du travail de la pièce, question très importante dans la pratique, car, si on n'a pas eu la prudence d'y satisfaire tout d'abord, on sera tout étonné, à un moment donné, de se trouver arrêté. On aura oublié, par exemple, de ménager une prise pour tourner la pièce dans un nouveau plan, ou de préparer l'outillage.

Cette coordination préalable entraîne en effet à prévoir l'outillage tranchant, burins et fraises, de profil adapté au travail à effectuer. C'est donc par cette préparation qu'il faut débuter dans l'exécution d'une pièce. Dans de telles conditions, on sera sûr de pouvoir la poursuivre d'un bout à l'autre sans arrêt ou sans retard imprévus.

En un mot, par l'ordre et la méthode dans le travail, non seulement on évitera les surprises et les difficultés qui rebutent, mais, au lieu d'échouer, on se fera un jeu de mener tout à bien.

Abordons maintenant quelques points essentiels de pratique.

**Travail sur le tour.** — L'apprentissage du tourneur se fait rapidement. Quelques visites aux ateliers de mécanique industrielle mettront vite au point les idées de chacun. Pour le reste, l'essentiel est de savoir tailler et disposer les burins d'une façon absolument précise. Une règle générale du taillage des burins est que le tranchant doit toujours être parfaitement dégagé : cela veut dire que le tranchant doit être la seule partie de la surface du burin qui touche l'objet à travailler. On y parvient toujours aisément en donnant une inclinaison convenable aux faces de la pointe du burin (fig. 3 et 4).

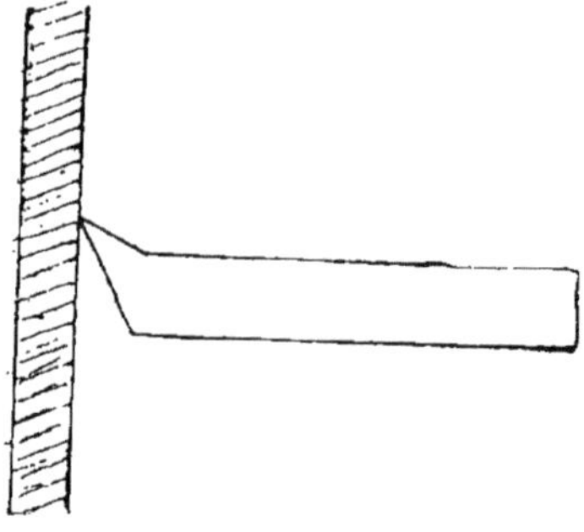

Fig. 3. — Burin bien dégagé. — La pointe, seule, touche l'objet à tourner (schématique).

Un deuxième principe est la rigidité de la portion du burin comprise entre l'objet à tourner et la partie serrée dans le porte-burin. Pour réaliser cette rigidité avec les plus fins burins, il faut les rendre aussi courts que possible dans cette portion et, dans tous les cas, ne jamais amincir l'extrémité du burin au delà de ce qui est strictement nécessaire. Si on ne prend pas cette précaution, il arrive que le burin « refoule », c'est-à-dire refuse de pénétrer dans la matière à tourner. Son élasticité entrant en jeu, il dévie du côté opposé, et, si on continue, par la vis du chariot, à le pousser contre l'objet, à un moment donné il se détend brusquement, pénètre tout d'un coup et trop profondément, détériore ainsi la pièce ou se brise. Quant à la forme à donner au tranchant, elle varie avec la nature du travail à effectuer.

Pour cylindrer ou tourner plan, le tranchant doit être arrondi, de manière que le burin, pendant la rotation de la pièce, ne puisse pas engendrer une hélice ou une spirale.

Si, au contraire, il s'agit de faire une vis, l'extrémité du burin devra prendre une forme exactement angulaire d'une ouverture de 60°. La bissectrice de l'angle sera dans l'axe du burin pour fileter à l'extérieur. Pour fileter à l'intérieur, elle sera perpendiculaire à ce même axe, c'est-à-dire que le burin sera coudé à angle droit, à son extrémité, en « crochet ». Pour obtenir un angle de 60°, on taillera la pointe, d'abord à la lime, puis après la trempe, sur la pierre d'Arkansas, jusqu'à ce qu'elle épouse exactement le profil rentrant d'un calibre jauge ou d'un gabarit taillé *ad hoc*. Pour faire ce gabarit, on détermine un angle de 60°, au rapporteur, par l'intersection de deux droites tirées avec la pointe à tracer sur un morceau de tôle. On découpe à la cisaille en dedans des traits, qu'on affleure ensuite soigneusement à la lime triangulaire fine.

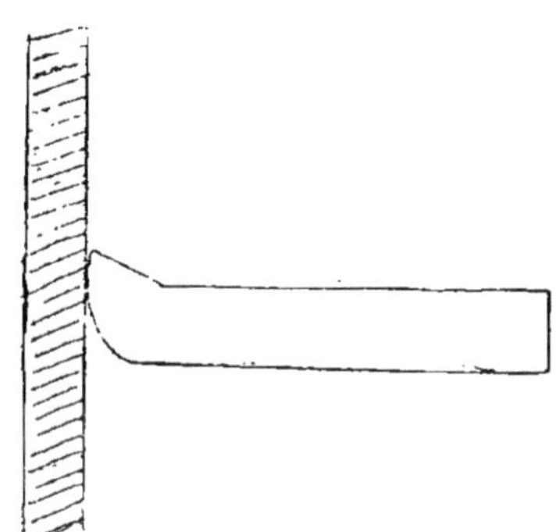

Fig. 4. — Burin mal dégagé. — La partie du burin située au-dessous de la pointe touche avant celle-ci, et le burin, quoique bien aiguisé, ne coupe pas (schématique).

Un pareil burin permet d'obtenir une vis micrométrique ou vis exacte, lorsqu'on a soin, sur un arbre déjà parfaitement cylindré, de l'engager par des passes successives jusqu'au moment précis où les deux faces du filet forment leur intersection sur la surface du cylindre.

Pour les vis ordinaires, on tolère une troncature rectiligne à la pointe et à la base du filet d'une hauteur égale au huitième du pas. Dans ce cas, le burin est abrasé

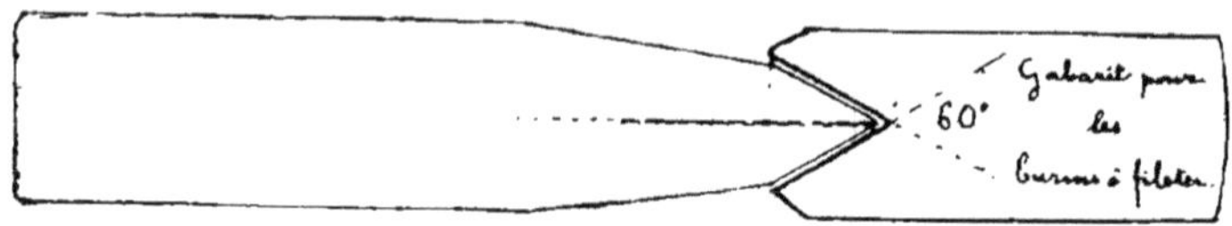


Fig. 5. — Vérification d'un burin à fileter les vis micrométriques.

à sa pointe, suivant une ligne droite perpendiculaire à la bissectrice, de la même quantité, sans qu'il soit besoin de recourir à un nouveau gabarit (fig. 5).

Les burins pour vis à filet carré doivent présenter à leur pointe un tranchant en forme de bec de bédane d'une largeur exactement égale au demi-pas. Ce bec doit pénétrer de la même quantité (fig. 6).

Fig. 6. — Burin pour vis à filet carré. Le pointillé correspond au filet rond.

Les vis à filet rond dérivent du filet carré par l'abrasion des angles suivant une courbe dont le rayon est égal au quart du pas.

Dans ce cas, la pénétration du burin devient égale au diamètre de cette courbe.

Telles sont les trois formes usuelles des filets de vis. Elles ne s'emploient pas indifféremment. Les vis à filets triangulaires conviennent pour les pas de vis fins n'ayant qu'un travail léger à effectuer. La vis à filet carré est indiquée pour les pas de vis forts ayant besoin d'une grande résistance.

Les filets ronds remplissent les mêmes indications que les carrés.

**Trempe des burins.** — Lorsqu'on a appris à tailler

correctement un burin, il reste à savoir lui donner une bonne trempe. C'est une opération facile avec les aciers de cémentation. Elle doit avoir lieu dans de l'eau tiède, à 20° C., lorsque l'acier a été chauffé un peu au delà du rouge-cerise. Comme source de chaleur, on recherchera la moins oxydante, la flamme d'un réchaud à charbon ou celle d'une lampe à souder, lorsque son admission d'air est fermée.

L'opération de la trempe est suivie de celle du « recuit ». Elle consiste, après avoir « blanchi » la pièce au papier d'émeri, à la chauffer de nouveau avec précaution jusqu'à ce qu'elle prenne la teinte jaune-paille. L'action du recuit est alors arrêtée par immersion brusque dans l'eau qui a servi à la trempe. Les petites pièces, burins, fraises, coussinets de filetage, tarauds, maintenus par un fil de fer, peuvent très bien subir, avec toute la sécurité désirable, l'opération du recuit dans la colonne d'air chaud qui se dégage d'une lampe à pétrole.

Le recuit a pour but de rendre les parties trempées moins cassantes, tout en leur conservant un degré de dureté suffisant. Parmi les outils destinés à travailler les métaux, les uns produisent un travail lentement progressif comme les burins de tour, d'étau limeur, comme les fraises, les tarauds et les coussinets à fileter. D'autres, au contraire, n'agissent que sous le choc du marteau ou d'un mécanisme en tenant lieu. Ce sont les burins, les bédanes, qu'ils soient maniés à la main ou montés sur les mortaiseuses. Les premiers sont recuits à la teinte « jaune-paille », mais, pour les seconds, il faut pousser le recuit un peu plus loin, jusqu'à la teinte « gorge de pigeon ». Enfin, ce qui concerne les aciers en lame ou en fil qui ont à faire office de ressorts, ils doivent être « bleuis ».

**Aiguisage des burins**. — Il s'effectue rapidement sur les meules en corindon, qui chauffent beaucoup moins à travail égal que les meules d'émeri et s'usent d'ailleurs beaucoup moins vite. Suivant le grain de la meule, on obtient un aiguisage plus ou moins fin. On peut achever la taille sur la meule ou sur la pierre d'Arkansas; mais, quel que soit le moyen employé, il faut se garder de modifier la forme et le bon dégagement du tranchant.

**Montage des burins sur le chariot du tour.** — Lorsqu'on tourne « entre pointes », il faut avoir soin de placer toujours le tranchant du burin sensiblement plus haut que l'axe du tour. On évite ainsi l'« engagement » du burin et la rupture de la pointe. Lorsqu'on tourne « en plan », la pointe du burin doit être placée exactement à hauteur de l'axe, c'est-à-dire à hauteur du centre de la pièce à tourner. Les porte-burins dits « américains » dont sont pourvus les tours modernes possèdent tous un dispositif simple permettant de régler à volonté l'inclinaison du burin et la hauteur de la pointe. A défaut, on se sert de cales de tôle. Quel que soit le dispositif de calage du burin, le serrage doit être parfait.

Indépendamment de la position de la pointe par rapport à l'axe du tour, le montage du burin doit être l'objet d'une autre précaution : il faut s'assurer que le chariot pourra parcourir toute sa course sans que rien vienne le heurter, toc entraîneur, pièce montée sur plateau, etc.

La rotation souvent rapide peut, si cette condition n'est pas observée, occasionner de sérieux dégâts dans le tour par l'amortissement de la force vive. Or, il suffit d'un déplacement du burin vers la droite ou vers la gauche pour éviter cet inconvénient.

Pendant le fonctionnement du tour, il faut également veiller à deux points essentiels : 1° lubrifier constamment le burin avec de l'huile ou de l'eau savonneuse, de manière qu'il ne se détrempe pas en s'échauffant;

2° faire attention, lorsqu'on se sert de la vis mère pour le chariotage ou le filetage, d'arrêter le mouvement en temps utile pour éviter tout choc. A ce point de vue, il y a lieu de remarquer qu'un tour mû à la pédale est plus maniable pour un apprenti tourneur qu'un tour commandé par un moteur, soit directement, soit même par l'intermédiaire d'un renvoi avec poulie folle et poulie croisée. Certains tours sont pourvus d'un frein qui permet l'arrêt instantané. C'est là un excellent dispositif, surtout pour fileter à l'intérieur des pièces borgnes. Il devient inutile dans les tours actionnés par le pied quand le volant est à portée de la main et permet à celle-ci de réaliser le plus intelligent des freins (1).

Il nous resterait encore à faire connaître un certain nombre de tours de main, mais nous y renonçons volontiers, en pensant qu'il serait déplacé de refaire ici un livre de « recettes utiles », et qu'il était plus indispensable de faire présider aux débuts de chacun, dans ces travaux manuels, des principes élémentaires, ceux-là mêmes qui échappent le plus, lorsqu'après avoir vu le travail des usines, on n'a pu encore se rendre compte exactement de l'ordre et de la méthode qui y président.

(1) A condition que sa force vive le permette.

---

# CHAPITRE II

## OUTILLAGE OPTIQUE. — OBSERVATION MICROSCOPIQUE.

On trouvera dans ce chapitre la description du microscope et de son mode d'emploi limitée aux données indispensables pour assurer un bon rendement optique.

Nous y ajouterons, pour n'avoir plus à y revenir, la description des accessoires utiles dans la pratique.

Le microscope présente à étudier une partie optique et une partie mécanique.

### § 1. — Partie optique.

Elle comprend l'*appareil d'éclairage*, les *objectifs* et les *oculaires*.

Un bon APPAREIL D'ÉCLAIRAGE a une influence marquée sur le rendement du microscope. Il se compose d'un miroir à deux faces, l'une plane, l'autre concave, et d'un appareil spécial qui a pour but de « condenser » sur l'objet en une nappe lumineuse riche et régulière les rayons qu'il reçoit du miroir. Cet appareil se nomme condensateur, ou encore appareil d'éclairage d'Abbe, du nom du savant allemand qui lui a donné la forme sous laquelle il est encore employé aujourd'hui. Il est constitué de deux ou plusieurs lentilles superposées suivant l'axe du microscope, serties dans une monture conique, la plus grande étant située du côté du miroir et jouant le rôle de collectrice, la plus petite, hémisphérique, à court foyer, regardant la préparation. Cette dernière répartit la lumière reçue de la collectrice (ou des collectrices) en un cône à l'extrémité duquel l'intensité photométrique est maxima. En deçà et au delà de ce point, cette intensité varie en raison inverse de la surface de la section du cône lumineux déterminée par le plan de la plaque porte-objet. Or ce plan étant invariable, c'est le condensateur qui se déplace perpendiculairement à lui grâce à un mécanisme propre et permet ainsi l'étalement convenable de la nappe lumineuse dans toute l'étendue du champ, lorsqu'on emploie des objectifs dont la distance focale n'est pas trop grande (au-dessous de 25 millimètres). Pour les objectifs à très long foyer (au-dessus de 25 millimètres), le miroir concave est employé exclusivement.

Les constructeurs établissent différents types de condensateurs qu'ils distinguent soit d'après leur ouverture numérique, soit d'après le but spécial auquel ils sont destinés.

La luminosité des condensateurs augmente avec leur ouverture numérique, terme dont nous définirons la valeur à propos des objectifs. Les types les plus courants d'ouverture pour les condensateurs sont ceux de 1,40, 1,20, 1,10 et I.

Le premier répond à l'emploi des systèmes optiques les plus forts qui réclament le plus de lumière; le dernier est généralement préféré pour la microphotographie comme ayant une aberration moindre et fournissant par suite une image plus pure de la source lumineuse.

Lorsqu'on ne juge pas à propos d'avoir une trousse de condensateurs dont l'acquisition peut être fort onéreuse, le condensateur 1,20 est celui que l'on choisira comme répondant à l'immense majorité des besoins.

Les condensateurs à ouverture numérique élevée peuvent fonctionner à immersion homogène lorsqu'on emploie simultanément les objectifs forts à immersion, c'est-à-dire qu'on interpose une goutte d'huile de Cèdre (ou autre milieu) entre le condensateur et la face inférieure de la plaque porte-objet. On récupère ainsi une sensible quantité de lumière, et en particulier les rayons les plus obliques; mais le bénéfice n'est réellement appréciale que lorsque le condensateur a été spécialement construit pour fonctionner avec l'immersion.

Indépendamment de son mouvement ascensionnel, le condensateur doit être pourvu de divers autres dispositifs d'écartement latéral, de diaphragmation, d'éclairage oblique, etc., qui seront étudiés avec la partie mécanique du microscope.

**Objectifs.** — Qu'ils soient à sec ou à immersion, ils possèdent un ensemble de propriétés communes à examiner: l'*angle d'ouverture*, l'*ouverture numérique*, les *pouvoirs résolvant*, *définissant et pénétrant*.

*Angle d'ouverture.* — C'est l'angle que forment entre eux, dans un même plan, les rayons les plus extrêmes émanés de l'objet qui puissent entrer dans l'objectif et concourir à la formation de l'image.

La mensuration de cet angle, si elle nécessite, en pratique, pour être rigoureuse, l'emploi d'un appareil de précision appelé apertomètre, est en principe d'une grande simplicité.

L'oculaire étant enlevé, on abaisse l'objectif jusqu'à ce que son foyer soit à hauteur de la platine; puis, sous celle-ci, sur un plan bien éclairé, on fait approcher de l'objectif, suivant deux directions convergentes appartenant à une même droite prise sur ce plan et suivant un diamètre de l'objectif, deux objets pointus et brillants. Dès que l'un d'eux devient visible dans le champ, on l'arrête et on fait de même pour l'autre. On mesure la distance qui les sépare, puis celle qui sépare le foyer de l'objectif du plan choisi, et on a dès lors tous les éléments du calcul de l'angle cherché.

*Ouverture numérique.* — L'angle d'ouverture varie suivant le milieu interposé entre l'objet et l'objectif. Si ce milieu a un indice de réfraction supérieur à celui de l'air (eau, huile de Cèdre), tel rayon extrême qui, écarté par la réfraction totale, ne pouvait plus entrer dans l'objectif pourra désormais y pénétrer. L'angle d'ouverture augmentera donc, et sa nouvelle valeur en fonction de l'indice de réfraction du nouveau milieu interposé est égale au produit de cet indice par le sinus de la moitié de l'angle d'ouverture. Ce produit est précisément ce qu'on appelle l'ouverture numérique. L'angle d'ouverture étant généralement désigné par la lettre U, l'indice de réfraction par $n$, on a :

$$\text{OUV. NUM.} = n \sin 1/2\ \text{U}.$$

D'après cette formule, il devient évident que, pour les objectifs à sec, $n$ disparaît, puisque $n = 1$. Il reste donc à connaître la valeur de sin 1/2 U. Or, l'angle U peut s'étendre théoriquement de 0° à 180° ; donc le sinus de la moitié de cet angle est compris entre 0 et 1, puisque sinus 90° (maximum) $= 1$.

En pratique, l'ouverture numérique des objectifs à sec n'atteint jamais l'unité. Les objectifs français de Nachet et de Stiassine atteignent 0,90 pour les n°s 6, 7 et 8. Nachet accuse 0,95 pour son apochromatique à sec de 4 millimètres de distance focale. Les constructeurs étrangers ne dépassent pas ces quantités, soit dit en passant.

Pour les objectifs à immersion, le facteur $n$ va intervenir dans l'ouverture numérique :

Il sera de 1,33 pour l'eau ;
— 1,515 pour l'huile de cèdre ;
— 1,66 pour le monobromure de naphtaline.

Ce sera donc un facteur important à introduire dans un produit où l'autre facteur, le sinus, peut être au plus égal à l'unité. Aussi ne faut-il pas s'étonner de voir l'ouverture numérique s'élever d'environ 25 à 30 p. 100, à partir des plus forts objectifs à sec, lorsqu'on passe aux objectifs à immersion. La moyenne de l'ouverture de ces objectifs est de 1,30. Zeiss atteint 1,40, mais il fait des restrictions au sujet de la solidité de la lentille frontale de son apochromatique 2 millimètres, « lentille plus qu'hémisphérique difficilement sertie à son bord inférieur extrême ». C'est donc là une limite, à l'heure actuelle, pour les constructeurs. Quant au monobromure de naphtaline comme milieu d'immersion, il est encore sujet à de plus nombreuses restrictions d'emploi.

Donc, il semble qu'ici comme partout le mieux soit l'ennemi du bien, et qu'il y ait lieu, pour un système optique d'objectif sûr, de ne pas chercher à dépasser 1,30 d'ouverture.

*Pouvoir résolvant.* — Le pouvoir résolvant est celui sur lequel l'importance de l'ouverture numérique est la plus décisive. C'est lui qui permet de distinguer les détails de structure.

Plus il est élevé et plus le nombre des détails apparents devient considérable. On l'a appelé, d'une manière plus expressive, pouvoir séparateur. Il atteint son maximum dans les objectifs à immersion homogène, ceux-là mêmes dont l'ouverture numérique est la plus élevée et qui admettent par suite le plus grand nombre de rayons obliques. Ces rayons sont précisément ceux qui conviennent le mieux, par l'éclairage latéral qu'ils fournissent, à faire ressortir les fines structures. Aussi leur conservation pour l'œil a-t-elle été la grande conquête de l'optique microscopique contemporaine.

Pratiquement, le pouvoir résolvant s'évalue à l'aide

de tests-objets, ou objets témoins, qui présentent artificiellement ou naturellement réalisée une série de lignes dont l'écartement est connu. Les tests-objets artificiels sont des lames de verre bien planes où l'espace conventionnel de 1 millimètre sera exactement divisé par une série de lignes tracées au micromètre diviseur en 100, 250, 500, 1000, etc., parties égales. On peut employer plusieurs lames possédant chacune une division d'une finesse donnée, ou bien une seule lame réalisant une série de tests graduée en allant par exemple de la gauche vers la droite, chaque zone distincte du test étant bien limitée entre deux gros traits et numérotée. Dans l'un et l'autre cas, la première des divisions que l'objectif ne peut résoudre nettement mesure la limite du pouvoir résolvant, et la précédente exprime ce pouvoir. Les tests-objets naturels sont réalisés entre autres par les striations et ponctuations linéaires très régulières de la carapace des diatomées. Ils ne fournissent pas, comme les précédents, d'indications absolues, mais peuvent être gradués par comparaison avec les tests artificiels. C'est ainsi qu'il existe des préparations où certaines espèces de *Pleurosigma* et autres diatomées sont rangées par ordre de difficulté croissante de résolution. Il ne sera pas inutile d'en posséder pour l'essai des objectifs un spécimen, à l'aide duquel on pourra aussi s'exercer à l'éclairage oblique.

*Facteurs du pouvoir résolvant.* — Le pouvoir résolvant dépend essentiellement de deux facteurs : 1° l'ouverture numérique, dont nous connaissons l'importance ; 2° la longueur d'onde ou couleur de la lumière employée.

On démontre en diffraction que :

$$e = \frac{\lambda}{2a},$$

formule dans laquelle :

$e$ = distance minima de deux points que peut séparer un objectif ;
$a$ = ouverture numérique ;
$\lambda$ = longueur d'onde de la lumière employée.

La simple inspection de cette formule montre que, lorsque $\lambda$ diminue, $e$ diminue également et que, par conséquent, le pouvoir résolvant augmente. De là une conclusion pratique des plus importantes, savoir : on augmente le pouvoir résolvant en éclairant l'objet avec une lumière de longueur d'onde aussi faible que possible. Cette lumière est la lumière violette. Une autre application importante de la valeur de $\lambda$ est l'utilisation par la plaque photographique des rayons ultra-violets, qui, s'ils sont invisibles pour notre œil, n'en sont pas moins très actiniques. Aussi est-ce la photographie qui l'emporte comme terme définitif de la résolution maxima.

Donc, s'il y a lieu de pousser cette résolution aussi loin que possible, on s'efforcera de fixer par la photographie l'image d'un objet éclairé par la lumière violette traversant un système optique de la plus grande ouverture numérique possible.

*Pouvoir définissant.* — C'est celui qui donne la netteté des contours aux objets. C'est un corollaire du pouvoir résolvant, en ce sens qu'il dépend beaucoup de la luminosité ; mais il ne se rencontre poussé à un haut degré que dans les systèmes optiques, où l'aberration chromatique est bien corrigée.

La perfection et la sensibilité de la vis micrométrique sont aussi des adjuvants très appréciables du pouvoir définissant, si bien que cette propriété se présente en dernière analyse comme le produit de conditions assez complexes tenant à la fois de la partie optique et de la partie mécanique du microscope. C'est pourquoi on pourrait la présenter plutôt comme un critérium du microscope que comme un critérium de l'objectif.

*Pouvoir pénétrant.* — C'est celui qui permet de voir simultanément plusieurs plans d'un même objet. C'est le propre des objectifs faibles. Cette propriété est très peu développée dans les objectifs forts; mais, chez ces derniers, elle reste une fonction de la luminosité. Elle a d'ailleurs pour limite une limite physiologique indépendante de la question dioptrique, qui est celle où deux objets appartenant à des plans différents peuvent être perçus par le même élément rétinien, cône ou bâtonnet, condition *sine quâ non* de la netteté de la perception. Pour que cette condition soit réalisée, il faut que le cône lumineux atteigne l'élément sensible par son sommet, ce qui n'est possible que pour un plan unique. Au delà ou en deçà, la rétine coupe le cône ou son prolongement suivant un cercle qui intéresse forcément plusieurs unités sensibles. Le pouvoir pénétrant est d'ailleurs une qualité seconde, puisque la vis micrométrique y supplée dans une large mesure.

**Achromatisme et aplanétisme.** — Les différents pouvoirs que nous venons d'étudier supposent tout d'abord que l'objectif répond à deux conditions primordiales : l'achromatisme et l'aplanétisme, d'une manière suffisante; car, cela reste bien entendu, la correction parfaite des aberrations chromatique et de sphéricité est encore à l'état de rêve en matière d'objectifs de microscope.

Cependant, ces aberrations n'ont pas toutes deux, dans l'espèce, la même importance.

Par la zone irisée qu'elle fait paraître sur le contour des objets, l'aberration chromatique anéantit tout pouvoir définissant pour les petits objets. Supposons-la corrigée. Il persistera la déformation en dôme de l'image due à l'aberration de sphéricité. Si nous voulons faire disparaître cette dernière complètement, l'expérience apprend que l'aberration chromatique réapparaîtra en partie, à cause des combinaisons optiques inverses que nécessite la correction de ces défauts. Dans ce cercle vicieux, la correction de l'aberration de sphéricité est sacrifiée, car elle devient la moins gênante par le fait qu'on peut y remédier à l'aide de la vis micrométrique.

Tenons-nous-en donc à l'aberration chromatique. On distingue aujourd'hui l'achromatisme ancien et un achromatisme nouveau, plus complet ou supérieur. Un minimum d'explications devient ici indispensable. C'est Dollond, opticien de Londres, qui montra, en 1757, qu'en juxtaposant deux lentilles, l'une biconvexe en crown-glass, l'autre concave-convexe en flint, on obtenait une lentille sensiblement achromatique.

Cette juxtaposition se fait encore aujourd'hui comme au temps de Dollond, de telle sorte que l'une des faces de la lentille biconvexe coïncide avec la face concave de l'autre ; mais, depuis, on a découvert quelques particularités de nature à améliorer la première unité achromatique. Les rayons de courbure à donner aux surfaces en contact ont été calculés exactement. Il a été démontré, entre autres, que, pour les deux surfaces en contact, le rayon de courbure de la surface de crown doit être plus petit que celui de la surface de flint, de telle sorte que, les axes coïncidant, les deux surfaces se touchent par leurs points milieux. Enfin l'expérience a établi que, dans le montage de l'unité achromatique dans son support métallique, le meilleur est que le crown regarde l'objet. Dans ces conditions, on obtient l'achromatisme ordinaire, celui qui est encore utilisé à peu près partout aujourd'hui. Ce n'est cependant qu'un achromatisme très approché qui se propose et obtient d'ailleurs de réunir en un seul foyer un groupe restreint de couleurs spectrales. Par exemple, pour les instruments à observation directe comme le microscope, cet achromatisme est réalisé pour le rouge et le jaune seulement. Il en résulte la persistance d'autres éléments du spectre constituant ce qu'on appelle le « spectre secondaire ». En outre, la correction chromatique, qui est satisfaisante au centre du champ, devient de plus en plus mauvaise en allant vers les bords.

L'*apochromatisme* a la prétention de remédier à cet état de choses en employant des verres autres que le crown et le flint. Il prétend à la suppression du spectre secondaire. En réalité, il réalise l'achromatisme pour un groupe plus complet comprenant trois couleurs au lieu de deux et donne un champ plus lumineux, ce qui va de soi, puisque son système optique perd moins de lumière. De fait, les préparations microscopiques vues avec les objectifs apochromatiques prennent un éclat qui séduit l'œil; mais, en les comparant avec les objectifs ordinaires, ils ne présentent aucune différence avec les pouvoirs de ces derniers, à moins qu'on ne prenne un objet tout à fait spécial, comme les carapaces de diatomée, les écailles des ailes de papillons (?) ou autres tests choisis exprès pour provoquer ou exagérer l'aberration chromatique.

Dans la pratique, et à d'aussi rares exceptions près, les objectifs apochromatiques ne donnent pas, en comparaison avec les objectifs achromatiques ordinaires, une différence appréciable par le degré de netteté de l'image qui puisse justifier le prix *réellement excessif* de ces combinaisons optiques.

*Objectifs achromatiques.* — Ils suffisent pour l'immense majorité des travaux. Un constructeur étranger, s'autorisant de ce qu'il les monte à vrai dire avec grand soin, les appelle volontiers « semi-apochromatiques ». Pourquoi semi ? Les objectifs corrigent-ils l'aberration chromatique pour deux ou pour trois couleurs ? Il y a là une subtilité que nous signalons, parce qu'elle nous paraît caractéristique d'un langage plus soucieux de la réclame que de la vérité scientifique.

Les objectifs achromatiques se font à sec ou à immersion.

Les propriétés des objectifs à sec sont suffisamment définies au point de vue théorique par ce qui précède; mais pour ceux à huile (1), quelques indications complémentaires sont nécessaires.

*Objectifs à immersion homogène.* — Ils sont ainsi dénommés à cause de l'interposition, entre la frontale et la préparation, d'un liquide ayant un indice de réfraction voisin de celui du verre. Le liquide couramment employé aujourd'hui est l'huile de cèdre, $n = 1{,}515$. Il y a quelques variantes sensibles de $n$ d'un échantillon à l'autre, si bien qu'il y a intérêt à se servir de celui que le fournisseur livre avec l'objectif. Toutefois cet échantillon pèche souvent par un trouble plus ou moins marqué que, seule, la sédimentation fait disparaître à la longue. La limpidité de l'huile de cèdre, si elle n'est pas indispensable à cause de la minceur de la couche interposée, ne peut que favoriser la pureté de l'image. Les objectifs à immersion ont cela de particulier qu'on les distingue par leur distance focale exprimée en fraction de pouce (1 pouce = $25^{mm},4$). Les objectifs 1/10, 1/12, 1/16 et 1/18 ont donc respectivement $2^{mm},4$, 2 millimètres, $1^{mm},7$ et $1^{mm},3$ pour distance focale.

Le mode d'emploi des objectifs à immersion homogène n'est pas quelconque. Comme il est moins commode que celui des objectifs à sec, on n'y a recours que lorsqu'il y a bénéfice à le faire.

(1) Les objectifs à immersion à eau ne s'emploient plus guère que pour l'examen dans l'eau de petits animaux aquatiques.

La caractéristique de l'immersion au point de vue optique étant d'admettre un complément d'éclairage dû en grande partie à la pénétration des rayons obliques, rayons les plus utiles au pouvoir résolvant, il en résulte que les objectifs à immersion peuvent être employés avec avantage dans deux cas :

1° Lorsqu'on veut faire apparaître avec plus de netteté des détails de structure trop confusément vus avec les objectifs à sec ;

2° Lorsqu'on veut profiter de la plus grande luminosité pour augmenter le grossissement. Toutefois ce dernier usage est sujet à réserves. La supériorité des systèmes à immersion sur les systèmes à sec ne se fait bien sentir qu'à grossissement égal. C'est là une donnée pratique de la plus haute importance. Plus on augmente le grosssissement, plus on perd le bénéfice de l'immersion : en général, on peut gagner la différence d'un numéro plus fort d'oculaire d'Huyghens à netteté égale ; mais c'est tout.

Il ne faut donc pas attribuer aux objectifs à immersion des propriétés merveilleuses et mépriser les objectifs à sec. Quand, avec ces derniers, on sait bien manier les œuvres de la sous-platine, il est rare qu'on n'approche pas de très près l'immersion.

*Objectifs à sec.* — Ils forment une série que les constructeurs français numérotent de 1 et 8 (1). Les numéros 1 et 2 sont à très long foyer. Ils conviennent pour la dissociation, l'anatomie microscopique des grosses pièces, et s'emploient sans condensateur avec le miroir concave.

(1) Les objectifs de Leitz et de Reichert ont des numéros qui correspondent à ceux des objectifs français, à de faibles différences près. Ceux de Zeiss sont désignés par des lettres de A à F. A, C, E, F répondent plus ou moins exactement à nos objectifs 3, 5, 7 et 8.

L'objectif 3 donne encore un champ d'une belle étendue, qui peut englober de petites pièces ne dépassant pas 4 millimètres de côté. Parmi les numéros plus élevés, 5 et 7 sont les plus usités. L'objectif 5 donne un bon grossissement moyen et convient pour l'hématimétrie.

L'objectif 7, de 3 millimètres de longueur focale, représente à notre avis la limite des objectifs à sec au point de vue de la luminosité et donne encore d'excellentes images photographiques. Nous ne conseillons pas l'objectif à sec n° 8, quel que soit le soin apporté à sa construction.

Les objectifs 3, 5, 7 forment une excellente combinaison pour revolver.

*Objectifs à monture à correction.* — Certains objectifs forts à sec sont montés « à correction », c'est-à-dire qu'ils permettent de compenser l'écart de correction dû à l'épaisseur variable des lamelles. Il suffit pour cela de placer le repère de la bague mobile en face du nombre indiquant l'épaisseur de la lamelle. Toutefois cette disposition est loin d'être indispensable, comme nous le verrons plus loin.

**Oculaires.** — Il en existe aujourd'hui de deux types, les oculaires compensateurs et les oculaires ordinaires.

*Oculaires compensateurs.* — Ce sont les compléments indispensables sans lesquels les objectifs apochromatiques ne sont pas le moins du monde achromatiques. Ces oculaires présentent, en effet, une aberration inverse de celle des objectifs apochromatiques, qui la corrige par superposition des images. Ils forment une série de quatre dont les numéros 4, 8, 12 et 18 indiquent les grossissements propres et sont disposés, grâce au relief d'une bague extérieure qui limite leur pénétration dans le tube porte-oculaire, de telle sorte que leur foyer inférieur soit le même pour tous et que le changement d'oculaire ne modifie pas la mise au point.

Par une particularité curieuse de leur construction, et bien qu'on soit en droit de ne pas s'y attendre en raison de leur correction spécialement adaptée aux objectifs apochromatiques, ils constituent d'excellents oculaires pour les objectifs achromatiques ordinaires.

Cependant les numéros forts 12 et 18 sont inutilisables avec les objectifs forts, comme prenant trop de lumière, à moins qu'on ne veuille s'en servir uniquement pour étaler l'image en vue de la numération d'éléments très petits et très rapprochés.

Dans tous les cas, la définition donnée par ces oculaires forts employés concurremment avec les objectifs forts sera très défectueuse.

*Oculaires ordinaires.* — Ce sont ceux qu'on emploie couramment avec les objectifs ordinaires. Il en existe de deux types différents, ceux de Ramsden et ceux d'Huyghens. Les uns et les autres possèdent également un verre d'œil et un verre de champ ; mais, tandis que dans l'oculaire de Ramsden le verre d'œil a une distance focale un peu plus longue que celle du verre de champ, c'est l'inverse dans l'oculaire d'Huyghens, où la focale du verre d'œil représente les 35 p. 100 de celle du verre de champ. De plus, dans ce dernier, les faces planes des deux verres sont tournées vers l'œil. Dans l'oculaire de Ramsden, les faces convexes se regardent, et l'image focale réelle se forme en avant des deux verres de l'oculaire. Dans l'Huyghens, elle est réelle aussi, mais se forme entre les deux verres de l'oculaire. C'est pourquoi le Ramsden est positif et l'Huyghens négatif. Le Ramsden a été abandonné parce qu'il ne possède pas l'achromatisme latéral. Celui-ci est réalisé dans l'Huyghens à l'aide de deux lentilles satisfaisant à l'équation :

$$e = \frac{p3 + p4}{2},$$

$e$ étant l'espace qui sépare les deux lentilles, $p$ 3 et $p$ 4 leurs distances focales respectives. En effet, cette équation étant satisfaite, les images des différentes couleurs qui ont des dimensions inégales sont vues sous des diamètres apparents égaux.

*Verre de champ.* — Le verre de champ est celui qui regarde le champ de l'image. Son rôle est d'en augmenter le diamètre apparent, tout en restreignant le grossissement propre de l'oculaire au profit de la planéité de l'image. A ce point de vue, le verre de champ possède une importance qu'il y a lieu de faire ressortir. Si on prend un oculaire d'Huyghens quelconque, en enlevant le verre de champ, le grossissement se trouve considérablement augmenté. Par contre, l'aberration de sphéricité a pris des proportions qui rendent l'image désormais peu utilisable en dehors d'une zone centrale d'ailleurs très restreinte.

Or il faut bien qu'on sache qu'en fin de compte les oculaires forts se réduisent à un type défectueux très voisin de celui qu'on a obtenu par l'élimination de la lentille de champ. En effet, dans les oculaires forts, il reste toujours une grande disproportion entre le verre d'œil et le verre de champ, ce dernier restant toujours insuffisant.

Il en résulte la même déformation de l'image que le constructeur rachète en partie, mais toujours incomplètement, par l'interposition d'un diaphragme étriqué.

Cette vérité élémentaire suffirait à rendre suspects les grossissements obtenus à l'aide d'oculaires forts, si l'expérience de chacun ne devait pas, en peu de jours, juger la question. Les oculaires d'Huyghens sont numérotés de I à IV. Parfois les constructeurs établissent un numéro V pour forcer les grossissements. Nous conseillons instamment de s'en tenir aux Huyghens I et II.

## § 2. — Partie mécanique du microscope.

La partie mécanique du microscope comprend ce qu'on appelle le *statif*. Nous lui distinguerons trois parties : la *platine*, la *sous-platine* et la *sur-platine*.

**Platine.** — La platine est ce plan rigide perpendiculaire à l'axe optique de l'appareil, sur lequel on fait glisser les préparations à examiner, de manière à en amener successivement les différents points dans le champ microscopique. L'emploi de la main constitue pour cela le procédé le plus simple ; mais ce procédé devient malheureusement par trop incommode avec les forts grossissements, en raison de l'amplification qu'ils donnent aux moindres déplacements. Aussi les microscopes pourvus des derniers perfectionnements possèdent-ils tous ce qu'on appelle une « platine mobile », platine dans laquelle les mouvements, mécaniquement guidés dans des directions parfaitement définies, peuvent s'effectuer avec l'amplitude et la longueur strictement nécessaires.

Les platines mobiles complètes sont pourvues de deux mouvements rectilignes, qui se croisent à angle droit, et d'un mouvement de rotation autour de l'axe optique. La signification de ces différents mouvements est la suivante :

Les mouvements croisés à angle droit ont pour but d'amener successivement dans le champ tous les points de la préparation. Le mouvement avant-arrière est généralement rapide par crémaillère. Il permet de parcourir une zone complète de la préparation dans le sens de la largeur de la lamelle couvre-objet. Lorsque cette zone a été complètement fouillée par l'œil, le deuxième mouvement, gauche-droite, et *vice versa*, permet de faire appuyer la préparation vers la gauche ou la droite par le jeu très lent d'une vis micrométrique de la quantité voulue pour amener dans le champ une nouvelle zone de l'objet contiguë à la précédente. On conçoit qu'avec un tel mécanisme, à condition de faire une exploration méthodique de la préparation, par exemple depuis son bord gauche jusqu'à son bord droit, rien ne puisse échapper à l'œil.

*Repérage.* — Dans ses deux mouvements antéro-postérieur et latéral, la platine glisse le long de verniers en regard desquels elle présente une graduation en millimètres. Il en résulte que, si, grâce à une équerre de butée, une préparation donnée occupe toujours la même position sur la platine, le repérage d'un point quelconque de cette préparation sera possible par la simple lecture des verniers.

*Platine tournante.* — Le mouvement circulaire est indépendant des mouvements croisés et, pour cela, son mécanisme est situé au-dessous du précédent, de manière que, quelle que soit la position des verniers, le point repéré, tout en subissant son mouvement de rotation, reste au centre du champ, s'il y a été placé tout d'abord. Du moins est-ce là un type simple et pratique réalisé par certains microscopes. Nous ne saurions décrire tous les dispositifs propres à chaque constructeur. Le mouvement circulaire est d'ailleurs une complication qui est loin d'être indispensable pour l'histologie et la cytologie. Il est commode pour redresser l'image par rapport aux bords de la plaque photographique. C'est là son principal usage. Il n'en est pas de même des mouvements croisés, dont on saurait difficilement se passer pour l'exploration et le repérage des coupes sériées. Pour ces dernières, la course de la platine devra être prévue pour couvrir la surface des lamelles de format 50 × 22 millimètres, les plus grandes que l'on monte d'habitude sur les lames 76 × 26 millimètres. Au delà de ces dimensions, la maison Nachet a construit, sur les indications de M. Regaud (de Lyon), une platine dont la figure 7 donne la disposition d'ensemble et qui permet l'exploration de grands formats de 85 × 50 millimètres. Il faut exiger d'une platine mobile

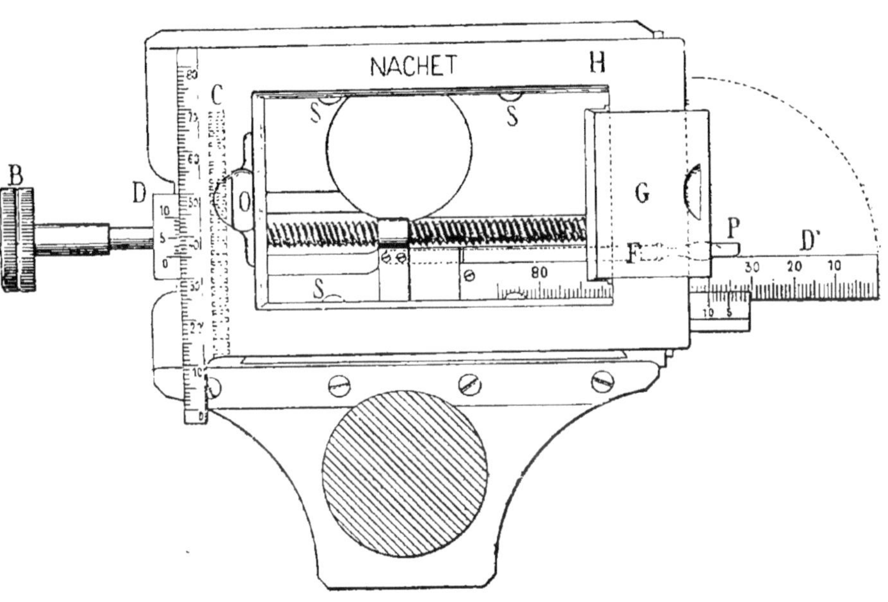


Fig. 7. — Type de grande platine mobile (Nachet).

deux conditions essentielles. La première est que l'excursion de la platine ne gêne en rien celle du condensateur, et réciproquement. La seconde consiste dans la fidélité du repérage, qui doit être absolue. A ce point de vue, les platines mobiles doivent être classées en deux types différents. Dans le premier, la platine construite avec le microscope fait corps avec lui, *ne varietur*. Dans l'autre, la platine mobile est amovible et se place, suivant les besoins de la cause, sur la platine massive propre du microscope empruntant sa fixité à des points d'appui plus ou moins variables. Ce dernier type est évidemment le plus sujet à caution, car, avec les forts grossissements, un déplacement de la platine de seulement un centième de millimètre permet de perdre l'objet repéré. Dans tous les cas, les platines amovibles doivent multiplier les moyens de fixité et ne pas s'adapter uniquement par un collier de serrage à la base de la menée prismatique, comme cela existe pour un certain nombre de modèles courants du commerce.

**Sous-platine.** — Cette partie très importante du microscope, dont la figure 8 montre la disposition d'ensemble, comprend le réflecteur, les diaphragmes, la monture du condensateur d'Abbe et les mécanismes divers destinés à les mouvoir. Le réflecteur est un miroir circulaire à deux faces, l'une plane, l'autre concave, cette dernière réservée à l'éclairage sans condensateur. Le miroir est articulé de manière à pouvoir s'orienter dans toute les directions de l'espace.

En outre, dans les microscopes pourvus de l'appareil d'éclairage d'Abbe, le miroir doit pouvoir s'élever ou s'abaisser à volonté. Ce résultat est obtenu soit à l'aide d'un dispositif propre à crémaillère ou à friction, soit plus simplement en montant le miroir sur la crémaillère du condensateur.

Les diaphragmes, s'il y en a deux, sont placés l'un au-dessous, l'autre au-dessus du condensateur. Ils sont tous aujourd'hui du système à iris qui a été adopté en raison de sa commodité, mais non, certes, grâce à la perfection du centrage qu'il permet d'obtenir, centrage souvent par trop approximatif.

Le diaphragme iris situé au-dessus du condensateur prend une forme spéciale en coupole, de manière à n'occuper au-dessus de ce dernier qu'un minimum de place. Il est généralement fragile et doit être considéré comme une complication non indispensable. Si on en sent le besoin, comme cela peut arriver en microphotographie, on le remplace fort bien par une rondelle de

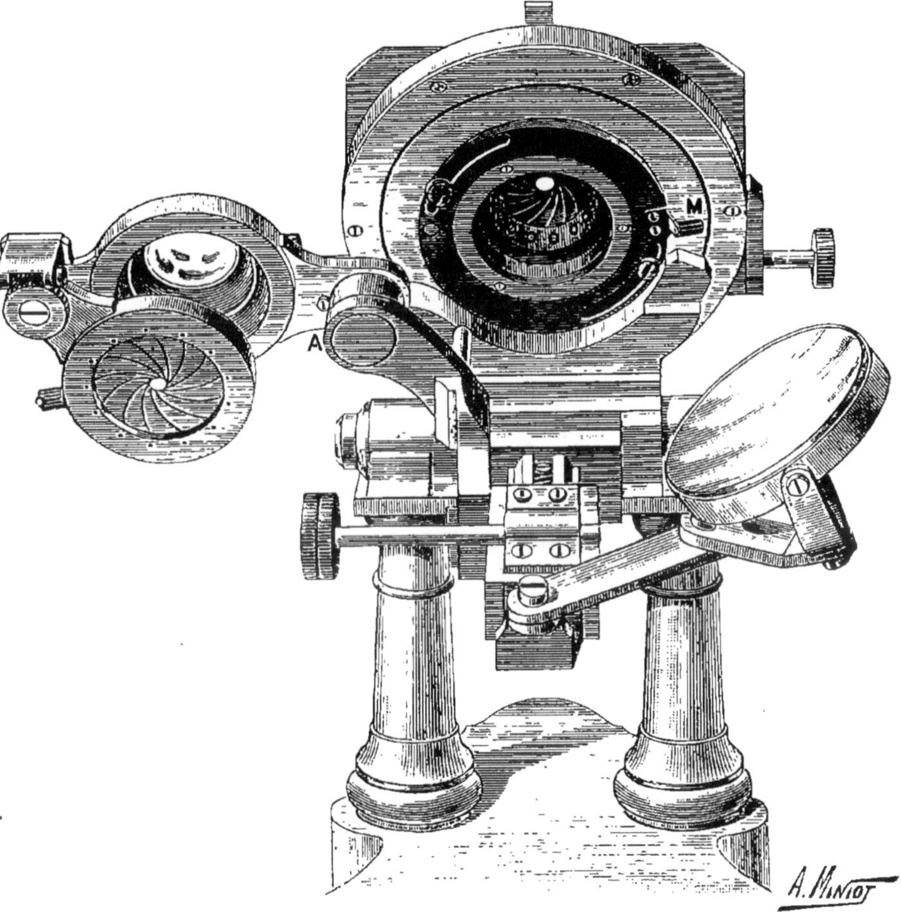


Fig. 8. — Type complet de sous-platine (Nachet).

carton mince noirci, percée en son centre avec un emporte-pièce de calibre convenable, rondelle dont on coiffe le condensateur et qu'on immobilise au besoin avec une très faible quantité de colle.

*La monture du condensateur d'Abbe* est l'œuvre vive

de la sous-platine. Sa qualité maîtresse est d'être aussi simple que possible, tout en permettant : 1° une course suffisante du condensateur suivant l'axe du microscope ; 2° l'écartement en dehors de l'axe ; 3° l'éclairage oblique ; 4° l'introduction d'écrans colorés.

L'étendue de la course doit être telle que la lentille supérieure puisse s'élever jusqu'au plan de la platine (sans plus) et que, dans le sens opposé, on puisse l'abaisser suffisamment pour avoir un champ uniformément éclairé jusqu'à l'objectif 3 (Nachet), dont la distance focale est de 25 millimètres. On a ainsi une grande commodité pour la microphotographie, qui demande un étalement parfait de la source lumineuse. Il en est de même, d'ailleurs, pour l'examen des préparations à la lumière du jour, alors que le condensateur amène parfois dans le champ l'image reflétée par le miroir des objets environnants, image que, seule, une course assez étendue du condensateur permet de faire disparaître avec toutes les ombres portées.

Au-dessous de l'objectif 3 (25 millimètres de distance focale), le condensateur ne peut plus être employé. C'est pourquoi il doit pouvoir être écarté en dehors de l'axe optique pour laisser le soin de l'éclairage au seul miroir concave. Cet écartement a été résolu de manières très différentes par les constructeurs. Le mode le plus simple, à notre avis, est le mode par rotation au dehors sur un axe perpendiculaire à la platine que représente la figure 8, le condensateur pouvant, dans cette position, être sorti de sa monture et remplacé par un porte-diaphragme ou un appareil accessoire.

*Éclairage oblique.* — La même figure montre que l'éclairage oblique s'obtient par le déplacement du diaphragme par rapport au condensateur, grâce à un engrenage mû par une vis sans fin. Le centre du diaphragme décrit ainsi une courbe passant par l'axe optique et s'en écarte à volonté dans un sens ou dans l'autre, de manière à réaliser une incidence plus ou moins oblique de la lumière sur le condensateur. L'excentration du diaphragme permet donc d'exploiter au degré voulu les avantages de l'éclairage latéral et favorise ainsi puissamment la résolution des fines structures.

*Dispositifs pour l'introduction d'écrans colorés.* — Il consiste dans un petit épaulement ménagé sur la monture du diaphragme inférieur, au-dessus de celui-ci. Cet épaulement forme une logette circulaire où l'on peut placer un disque de verre coloré de diamètre correspondant, de manière à ne laisser passer dans le système optique que de la lumière de couleur déterminée.

**Sur-platine.** — C'est le bâti du microscope qui surmonte la platine. Il en existe deux types bien différents aujourd'hui, un ancien et un nouveau. L'ancien comporte une menée prismatique le long de laquelle coulisse la potence qui supporte le tube porte-objectif. C'est à l'extrémite de la menée prismatique que prend point d'appui la vis micrométrique. Il en résulte que si, pour transporter le microscope, on le soulève par la potence, il peut se produire sur la vis micrométrique des chocs dangereux pour son intégrité. C'est pourquoi certains constructeurs, tout en conservant la menée prismatique, ont installé une poignée fixée à la platine.

La potence s'articule avec le tube porte-objectif par une glissière actionnée par un mouvement rapide, mais continu, à crémaillère et pignon hélicoïdal. Dans le nouveau modèle, d'origine étrangère, la potence forme un bloc solidaire avec la platine et le pied qui peut servir de poignée en toute sécurité. En outre, elle s'articule avec le tube porte-objectif par une double coulisse. Le mouvement rapide est adapté à la coulisse antérieure, celle qui est contiguë au tube. Le mouvement micrométrique actionne la coulisse postérieure, soit par une simple vis micrométrique, soit par le double jeu d'une vis micrométrique et d'un plan incliné, qui a pour effet de rendre encore plus lente la marche de la vis micrométrique. Ce dernier système donne réellement une grande finesse de mise au point et demanderait à être adopté par les constructeurs français (1).

Quoi qu'il en soit de la construction de la potence, la disposition des tubes porte-objectif et porte-oculaire reste la même dans les statifs anciens et nouveaux. Le tube porte-objectif, qui présente parfois un plus fort calibre, nullement indispensable d'ailleurs, dans les statifs destinés à la microphotographie, reçoit dans son intérieur le tube porte-oculaire par l'intermédiaire d'une virole de raccord vissée dans son orifice supérieur et dans laquelle coulisse à frottement doux le tube porte-oculaire. Ce dernier porte à l'intérieur des diaphragmes pour l'élimination des rayons marginaux et à l'extérieur, suivant une génératrice, une division en centimètres destinée à faire connaître la longueur de tube exactement comprise entre l'appui de l'objectif et celui de l'oculaire, grâce à laquelle on peut repérer la correction optima des objectifs et le grossissement d'une combinaison optique donnée.

## § 3. — Accessoires de microscope.

Certains accessoires doivent être signalés comme étant d'un usage courant et quasi obligatoire dans la pratique. Tels le *revolver*, les *micromètres objectif* et *oculaire*. D'autres, moins importants, seront signalés en second lieu.

Le **revolver**, pièce interposée entre l'objectif et le tube porte-objectif, se vissant sous ce dernier par une bague de raccord, permet, par un simple mouvement de rota-

(1) M. Stiassnie vient d'établir un bon statif pourvu de ce système (Voir fig. 11).

tion, d'amener dans l'axe optique une série d'objectifs de divers grossissements. Il existe des revolvers pour 2, 3, 4 objectifs (fig. 9). Un bon revolver se reconnaît à un bon centrage et à une bonne fermeture. Pour vérifier le centrage, on s'assure que la révolution de la série des objectifs ne modifie pas sensiblement la position d'un point donné de la préparation placé, pour l'un quelconque des objectifs, bien au centre du champ. La

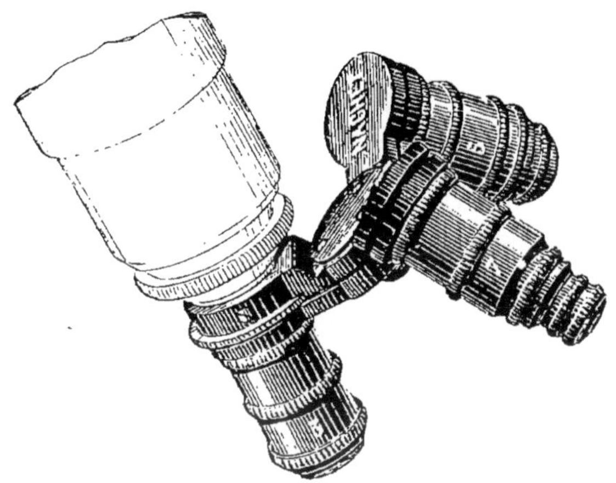

Fig. 9. — Revolver pour trois objectifs (Nachet).

fermeture, c'est-à-dire l'adaptation exacte de la moitié mobile du revolver sur sa moitié fixe n'a aucune importance optique, mais elle est requise pour éviter la pénétration des poussières dans les objectifs.

Une condition très avantageuse dans la pratique, qui rend le revolver d'un usage encore plus expéditif, consiste dans la mise en concordance de la longueur des montures des objectifs vissés sur le revolver, de telle sorte que la mise au point ne varie pas quand on passe d'un objectif à l'autre, condition qui ne peut être réalisée, cela va sans dire, que pour une longueur de tube déterminée. Il en résulte une économie de temps qu'on sait apprécier quand on examine des coupes sériées. L'avantage essentiel du revolver ainsi compris est la rapidité de son emploi. Au point de vue du centrage, il échappe moins à la critique, et on lui préfère parfois, pour cette raison, le changeur d'objectif à coulisse, bien que ce dernier soit infiniment moins pratique.

**Micromètre objectif.** — C'est une lame de glace sur le milieu de laquelle on trouve un espace rectangulaire de 1 millimètre de grand côté divisé en 100 parties égales par des traits perpendiculaires à ce côté. Pour faciliter la numération de ces traits, le constructeur fait dépasser quelque peu les traits de cinq en cinq, et encore davantage de dix en dix. L'ensemble du réseau ainsi constitué étant peu visible est circonscrit dans une série de cercles concentriques dont il occupe le centre, et grâce auxquels il devient plus facile de le retrouver et de le mettre au point. Ce micromètre se place sous l'objectif à la manière d'une préparation microscopique.

**Micromètre oculaire.** — Il consiste dans un groupe similaire de traits parallèles tracés sur un petit disque de verre placé entre le verre d'œil et le verre de champ dans un oculaire d'Huyghens. Toutefois, il est capital de remarquer que, contrairement à celles du micromètre objectif, ces divisions ne représentent pas une longueur exactement déterminée, car leur valeur se modifie avec l'objectif employé. Il est à noter aussi que le verre d'œil de l'oculaire micromètre est monté à tirage, en sorte que l'observateur puisse mettre au point la division de cet oculaire.

Accessoires spéciaux. — Ils sont très nombreux et la collection complète fort onéreuse. Aussi bien peut-on se passer de la plupart d'entre eux; c'est pourquoi nous n'en signalerons qu'un petit nombre d'utilisables dans certains cas bien définis.

**Éclairage sur fond noir.** — C'est un petit appareil qui se place dans la monture du condensateur, assurant sinon la réfraction totale des rayons lumineux venant par la sous-platine, au moins leur obliquité extrême. Cet éclairage est commode pour l'observation de petits animaux ou d'embryons transparents dont la disposition structurale interne devient plus aisée à distinguer. Il s'emploie utilement avec les objectifs faibles ou moyens (3, 4 et 5).

**Appareil de polarisation.** — Il peut servir pour l'examen de certains produits intracellulaires, grains d'amidon, cristaux, etc.; mais son emploi est plutôt du domaine de la minéralogie. C'est pourquoi nous ne faisons que le signaler en passant.

Oculaires spéciaux. — Ce sont l'oculaire redresseur, l'oculaire grand champ, l'oculaire micro-spectroscopique.

**Oculaire redresseur.** — Il remplace l'oculaire ordinaire pour la dissection sous le microscope ou à l'aide des statifs spéciaux et permet le redressement de l'image.

**Oculaire grand champ.** — Il permet de faire entrer en totalité dans le champ l'image d'objets étendus qui ne peuvent être vus en entier avec les oculaires ordinaires. La plupart des modèles qui existent (et nous disons la plupart, parce que nous n'avons pas eu entre les mains tous les modèles existants) ont le même défaut, celui de présenter une forte aberration de sphéricité, fait qui est d'ailleurs à prévoir.

**Oculaire spectroscopique.** — C'est un accessoire utile, applicable à plus d'un objectif et en particulier aux réactions spectroscopiques du sang. Cependant il est peu répandu, parce qu'on lui préfère les appareils plus complets et plus spécialement établis dans ce but. Il se place dans le tube porte-oculaire. Il en existe deux modèles, l'un avec disposition pour le spectre de comparaison, l'autre simple. Le premier, quoique plus coûteux, est de beaucoup supérieur pour faciliter l'observation des variantes spectroscopiques.

Tels sont d'utiles auxiliaires (1) ; sans vouloir nier le bon parti qu'on peut tirer des autres, ils ne sauraient que regarder très indirectement la technique histocytologique.

## § 4. — Choix d'un microscope.

Essayons maintenant, pour nous résumer, de définir la formule d'un microscope (fig. 10). Si cet instrument répond aux divers travaux indiqués dans cet ouvrage, s'il doit être le microscope du médecin ou du pharmacien également destiné à l'examen des tissus normaux ou pathologiques et à la recherche des parasites microbiens, il ne se distinguera nullement de l'appareil destiné aux sciences naturelles (zoologie et botanique), lequel a un égal besoin de faibles grossissements pour la vue d'ensemble requise par l'anatomie microscopique et de forts grossissements qui, pour l'étude de la cytologie ou des fines structures, en appellent tout aussi bien à l'immersion homogène.

Aussi indiquons-nous ici dans cet ordre d'idées la combinaison suivante comme étant d'une acception très générale.

**Partie optique.** — Condensateur d'Abbe, ouverture 1,20.

Trois objectifs à sec : n° 3 (25 millimètres), n° 5 (6 millimètres), n° 7 (3 millimètres de distance focale), en concordance de mise au point ; un objectif à immersion homogène 1/12 ou 1/16 (2), un oculaire com-

(1) N.-B. — La chambre claire sera étudiée à propos du dessin (Voir p. 62).

(2) L'immersion 1/18 nécessite, en raison de sa très courte distance frontale, des lamelles très minces de 10 à 12 centièmes de millimètre au plus, et c'est là un gros inconvénient lorsque les préparations sont déjà montées avec des lamelles plus épaisses.

pensateur n° 12, deux oculaires d'Huyghens I et II.

**Partie mécanique.** — Elle doit réaliser les conditions

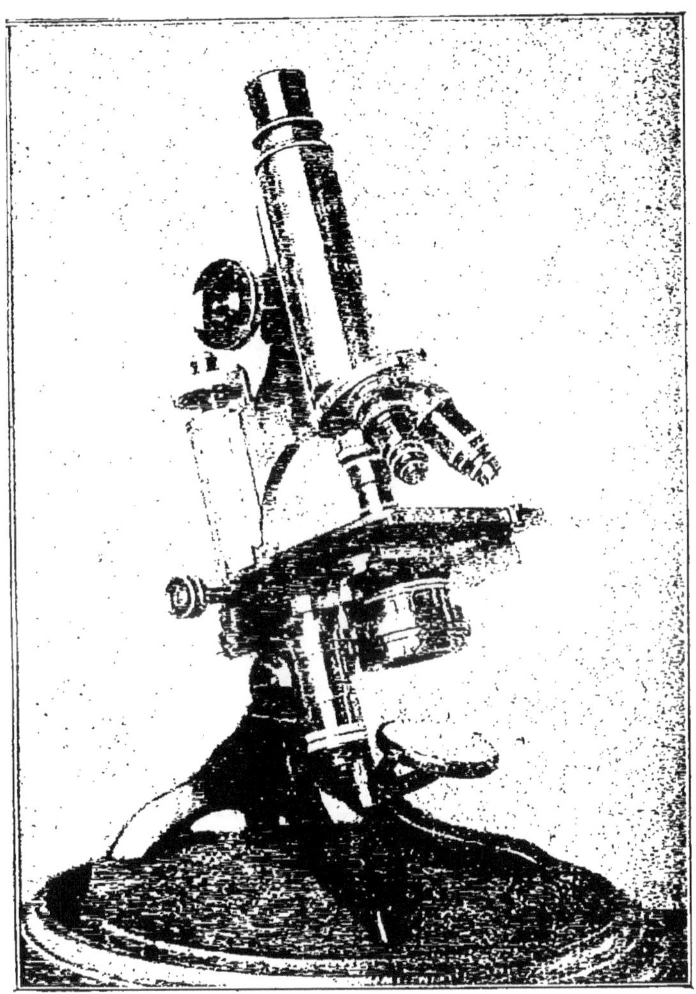

Fig. 10. — Microscope type pour l'histocytologie.

suivantes, conditions à minima : excursion verticale suffisante avec écartement en dehors de l'axe du condensateur. Un seul diaphragme plan à iris au-dessous du condensateur avec disposition pour le décentrement du diaphragme. Platine mobile à grande excursion avec ou sans mouvement circulaire. Statif grand modèle.

**Accessoires.** — Revolver pour trois objectifs.

Micromètres objectif et oculaire.

Chambre claire.

Cette combinaison, gainée dans sa boîte-armoire, revient en France à environ 600 francs et offre les mêmes garanties de perfection optique et mécanique que la construction étrangère. Nous ne saurions trop vivement réclamer qu'on ne délaisse pas les constructeurs français, sous prétexte que rien de bon (optiquement !) ne peut se faire dans ce pays-ci.

Il y a là une erreur souvent onéreuse, que la comparaison sans parti pris des objectifs français et étrangers permettra de dissiper au profit de notre commerce national et de l'encouragement que méritent nos constructeurs.

## § 5. — Soins à donner au microscope.

Indépendamment de la bonne conservation des objectifs et oculaires en parfait état de propreté, le statif a également droit à quelques égards. Pendant le travail, on évitera de le toucher avec des doigts humides et malpropres.

Les doigts ne doivent d'ailleurs se porter qu'à la vis micrométrique, au revolver, aux boutons moteurs de la platine mobile et de l'appareil d'éclairage. Les surfaces vernies doivent être respectées par eux sous peine d'une altération rapide. Il faut éviter de laisser le microscope dans une pièce froide ; car, au moment de l'examen, le microscope devient inutilisable pour un moment, la vapeur d'eau contenue dans l'air expiré se condensant sur toute la surface de l'appareil, ternissant les lentilles. En outre, cette condensation provoque la rouille des parties en acier, qui ne peuvent pas être nickelées en raison de leurs frottements, vis micrométrique, pignons hélicoïdaux, ressorts, etc.; chaque fois qu'elle se produit, il faut absorber avec du buvard les gouttelettes d'eau déposées.

A plus forte raison ne faut-il pas répandre sur la platine de liquides colorants ou de réactifs quelconques à réaction corrosive. Les colorations régressives ne seront surveillées sous le microscope qu'à la condition d'essuyer soigneusement la face inférieure et les côtés du porte-objet.

Faute de procéder ainsi, des liquides s'échappent, pénètrent par capillarité dans les coulisses de la platine mobile, les oxydent, en rendent les frottements durs et provoquent une usure prématurée.

Lorsque celle-ci se produit par l'usage, elle se traduit par un jeu qu'il faut faire disparaître au fur et à mesure, sous peine de perdre l'exactitude du repérage. Le jeu de la monture du condensateur ne doit pas être toléré davantage à cause du décentrement de l'éclairage. Dans les microscopes bien établis, le jeu peut être compensé partout où il se produit, grâce à des vis calantes ou à des coulisseaux mobiles qu'il suffit de resserrer jusqu'à disparition du jeu. Si l'on ne se sent pas sûr de sa main, le mieux sera de faire faire ce petit travail par le constructeur au bout d'un certain usage, le jeu se produisant surtout au début par la disparition du vernis ou du nickel sur les surfaces de frottement. L'entretien de ces surfaces se fait en les enduisant de suif et jamais d'aucune graisse fluide qui s'étend et fait tache. Lorsque, après la fin du travail, le microscope aura été nettoyé et séché s'il y a lieu, il sera mis à l'abri de la poussière sous une cloche de verre reposant sur un feutre ou sur une glace dépolie, et autant que possible en dehors de l'atmosphère acide du laboratoire.

## §6. — Technique de l'observation microscopique.

Elle comprend la réalisation d'une image bien nette et le calcul de ses dimensions.

**Réalisation de la netteté de l'image.** — La netteté de l'image est réalisée par un ensemble de conditions touchant la nature de la lumière, la disposition de l'appareil d'éclairage et de ses diaphragmes, la propreté de la préparation et celle des lentilles, la longueur du tube, l'exactitude de la mise au point et l'état de la réfraction de l'œil observateur.

*Nature de la lumière.* — La lumière employée est *naturelle* ou *artificielle.*

*Lumière naturelle.* — La meilleure est celle qui nous vient du nord ou qui nous est réfléchie par des nuages blancs. Quand elle devra traverser un vitrage en verre non dépoli pour arriver au microscope, ce vitrage devra être mis en parfait état de propreté. Dans aucun cas on ne recevra de rayons solaires dans le microscope pour l'observation directe.

*Lumière artificielle.* — Celle-ci est une nécessité quasi permanente dans certaines villes, où l'atmosphère est obscurcie par des parcelles de charbon en suspension dans le brouillard.

Le bec Auer donne une lumière blanche qui respecte bien les couleurs et que, pour notre part, nous préférons à toute autre, même à la lumière électrique. Cependant, si on ne dispose pas de gaz ou d'électricité, il ne faut pas le regretter outre mesure. Une simple lampe à pétrole, voire même à huile, fournira un éclairage excellent, bien que riche en rayons jaunes de sodium, à la condition d'interposer un écran coloré en bleu, dont la teinte sera choisie d'autant plus foncée que la lumière employée sera elle-même plus jaune. Il sera bon, à cet effet, de disposer d'une gamme convenable d'écrans bleus, qu'on pourra se faire tailler à bon compte chez un lunetier sous la forme de disques susceptibles, par leur diamètre, d'être casés au-dessous du condensateur dans la monture du diaphragme inférieur. On restituera ainsi la lumière blanche d'une manière très satisfaisante.

*Disposition de l'appareil d'éclairage et des diaphragmes.* — Il est sans doute très important de se rappeler que le miroir concave est celui qu'on emploie sans condensateur, mais il l'est encore plus de savoir que le maximum de netteté de l'image n'est jamais obtenu par l'éclairage maximum. Un excès de lumière donne à l'image un flou plus ou moins gênant, qu'on fait disparaître en fermant progressivement le ou les diaphragmes. On arrive plus directement au même résultat en n'élevant pas plus que de raison le condensateur ou en tâtonnant jusqu'à la meilleure définition du détail. On dit qu'un bon micrographe se reconnaît à ce qu'il ne quitte pas la vis micrométrique d'une main; on pourrait ajouter qu'il doit tenir l'autre à portée du condensateur. Lorsque cet appareil a donné son maximum, on peut alors recourir au diaphragme pour un regain de netteté; mais ce n'est jamais par ce dernier qu'il faut commencer. Nous savons dans quel cas il convient de faire usage de l'éclairage oblique; mais l'expérience seule apprendra quel parti on peut en tirer avec les divers matériaux. Il suffit, pour le réaliser, d'excentrer le diaphragme, jusqu'à l'obtention de la meilleure définition.

*Propreté de la préparation.* — La propreté de la préparation, non moins que le soin avec lequel elle a été conduite de bout en bout, sont des facteurs décisifs de la netteté de l'image. Le microscope n'est, au total, qu'une lunette qui ne nous montre que ce qu'elle voit elle-même. N'ayons pas trop de tendance à incriminer le microscope, mais soignons plutôt nos préparations ; et surtout, quand elles sont terminées, n'allons pas gâter le travail produit par un excès de baume et des traces de doigts qui font éprouver un réel malaise dans la lecture microscopique, si tant est que ces malpropretés ne l'empêchent pas totalement. Néanmoins, cela peut arriver à tout le monde de souiller une lame. Dans ce cas, un essuyage avec un linge fin imbibé de xylol, légèrement pratiqué de manière à ne pas déplacer la lamelle, remettra si vite les choses en état que c'est un acte de pure paresse, comme de pure perte, d'examiner une préparation sale.

*Propreté des lentilles.* — Si la propreté des lames importe à la netteté de l'image, *a fortiori* celle des lentilles de tout le système optique. Celles-ci, une fois souillées, deviennent autant d'écrans plus ou moins opaques arrêtant une partie des rayons lumineux parfois assez importante pour rendre l'observation obscure et impossible. Cependant toutes les lentilles ne sont pas exposées aux souillures et n'en souffrent pas à des degrés égaux. C'est ainsi qu'on travaille parfois avec un oculaire poussiéreux sans s'en apercevoir. Il n'en est pas de même avec la lentille frontale des objectifs, qui doit être tenue dans un état de propreté absolument rigoureux, sous peine d'une image très défectueuse.

Cette lentille est en même temps celle qui court le plus de risques de se salir au contact des préparations et des liquides qui débordent souvent des lamelles de cette manière exagérée particulière aux apprentis, baume, glycérine, etc. Une mention spéciale doit être faite à ce point de vue pour les objectifs à immersion homogène, dont la frontale baigne dans l'huile de Cèdre. Contrairement à ce que l'on voit faire couramment dans un grand nombre de laboratoires, l'huile de cèdre ne doit rester en contact avec l'objectif que pour la stricte durée de l'examen. Celui-ci achevé, l'excès est absorbé par un linge sec, puis, l'huile restée adhérente est enlevée en appuyant très discrètement la frontale sur la pulpe de l'index recouverte d'un linge fin imbibé d'une seule goutte de xylol et en faisant tourner l'objectif sur son axe dans cette position. La propreté de la frontale est contrôlée à l'aide d'un doublet, et le nettoyage recommencé jusqu'à netteté parfaite de la surface libre de la lentille. La peau de chamois peut être utilisée à condition qu'elle soit bien souple et employée à sec en dernier lieu ; quant à la moelle de sureau, elle renferme trop souvent des parcelles siliceuses pour que son emploi soit à recommander.

Les objectifs à sec, lorsqu'ils sont souillés de baume, se nettoient comme les objectifs à immersion homogène. Lorsqu'il s'agit de glycérine, on se sert d'un peu d'alcool absolu, à la dose d'une goutte ou deux versées sur un linge fin. La lentille supérieure des objectifs, celle qui est accessible par l'intérieur de la monture, se trouve souvent recouverte de poussières atmosphériques ou de parcelles de noir de fumée. On s'en débarrasse en soufflant dessus, mais elles sont parfois adhérentes au verre, d'où on n'arrive à les détacher que par le mouvement tournant d'un linge fin employé à sec, et en ayant soin de n'exercer aucune pression appréciable. Les oculaires s'essuient à sec avec une peau de chamois ou un linge fin. Toute altération se produisant dans le système optique qui ne disparaît pas sous l'influence de ces nettoyages est du ressort du constructeur.

*Longueur du tube.* — Les constructeurs corrigeant d'habitude leurs objectifs pour un tube de 160 millimètres (en faisant figurer dans cette longueur les pièces interposées, revolver ou changeur d'objectif à coulisse), il y a lieu, pour obtenir le maximum de netteté de l'image, d'adopter cette longueur de tube. Cependant cette longueur peut encore varier de quelques millimètres suivant l'épaisseur de la lamelle couvre-objet. L'objectif étant construit par hypothèse pour l'emploi de lamelles de 17/100 de millimètre, l'usage de lamelles plus minces ou plus épaisses nuit à son exacte correction. C'est pourquoi certains constructeurs ont établi des modèles d'objectifs à correction d'épaisseur. Pour nous, en ayant utilisé quelques spécimens, nous déclarons ces objectifs absolument superflus. En faisant varier par tâtonnements la longueur du tube, on arrive peut-être encore plus exactement à la correctien d'épaisseur, car on dispose d'une sensibilité plus grande par le déplacement du tube porte-oculaire que par celui des lentilles mêmes de l'objectif. Par ce dernier procédé, en effet, on peut perdre beaucoup de temps à trouver le point exact, si on ne connaît pas exactement l'épaisseur de la lamelle.

*Exactitude de la mise au point.* — Elle dépend de la sensibilité de la vis micrométrique. Celle-ci devrait être sensible au μ, c'est-à-dire pouvoir donner avec précision un déplacement de 1 μ. Or ce résultat n'a été atteint jusqu'ici d'une manière satisfaisante, à notre avis, que par la combinaison de la vis micrométrique et du plan incliné.

*État de la réfraction de l'œil observateur.* — *Myopie.* — Les myopes sont avantagés en ce sens qu'ils voient plus gros. Ils le sont généralement par leur moindre effort accommodatif. C'est ainsi qu'un œil myope de 4 dioptries n'a aucun travail accommodatif à effectuer pour voir une image à la distance de 250 millimètres. Cette distance étant celle de la vision distincte, la myopie doit être corrigée à partir de 4 dioptries, et partiellement, si on veut bénéficier de la diminution du travail accommodatif.

*Hypermétropie.* — Les hypermétropes doivent se corriger exactement.

*Astigmatisme.* — Pour l'astigmatisme faible, aucune correction n'est nécessaire, la vision ayant lieu de près. Il n'en est pas de même pour l'astigmatisme fort, qui doit être corrigé aussi exactement que possible.

*Remarques sur certaines précautions à prendre dans l'emploi du microscope.* — Lorsqu'on aura pris toutes les dispositions qui viennent d'être indiquées, on sera parfaitement sûr de réaliser une image d'un maximum de netteté ; mais il reste encore à s'assurer, dans le maniement du microscope, d'un certain nombre de précautions de nature à épargner des détériorations. La plus importante consiste à effectuer la mise au point sans heurter la préparation avec la lentille frontale. Cet accident, qui peut avoir comme conséquence le bris de l'une ou de l'autre, ne peut pas se produire avec un revolver pourvu d'objectifs en concordance de longueur, lorsqu'on met d'abord au point avec l'objectif de plus grande distance focale et suivant la longueur de tube pour laquelle la concordance est établie. C'est là un nouvel et très appréciable avantage de ce système. Si on ne dispose pas de cet arrangement, la mise au point devra toujours avoir lieu en abaissant le tube porte-objectif et jamais en le relevant, à condition, cela va sans dire, d'avoir bien mis l'objet dans le champ et vérifié sa présence par le déplacement de l'ombre portée qui suit le déplacement imprimé à la préparation. On élèvera donc le tube plutôt avec excès et on ne l'abaissera qu'avec prudence à l'aide de la crémaillère jusqu'à perception de cette ombre. A ce moment, la vis micrométrique restera seule en jeu pour la mise au point exacte.

Enfin, avec les objectifs puissants 1/16, 1/18, il faut se garder d'employer des lamelles trop épaisses qui empêcheraient la mise au point ou risqueraient de faire des rayures sur la frontale, en occupant toute la distance frontale.

**Calcul des dimensions de l'image et du grossissement.** — Il n'existe que deux procédés donnant une sécurité absolue pour la mesure des objets microscopiques :

1° Le premier, applicable au cas où l'on se sert constamment du même microscope, consiste à calculer une fois pour toutes, pour chaque objectif et pour une longueur de tube constante, la valeur en fractions de millimètre d'une division du micromètre oculaire, afin de n'avoir plus à se servir ultérieurement que du micromètre oculaire. Voici d'abord le principe de ce calcul :

Supposant, comme c'est le cas très général, le micromètre objectif divisé au centième de millimètre, si nous trouvons, par exemple, que deux divisions du micromètre objectif couvrent exactement trois divisions du micromètre oculaire, nous en conclurons qu'une seule de ces dernières divisions vaut trois fois moins, ou $\frac{2}{100}$ de millimètre : $3 = \frac{2}{300} = \frac{1}{150} = 0^{mm},00066$. Nous avons ainsi choisi à dessein, pour faciliter la compréhension de ce petit calcul, le cas le plus simple ; mais il s'en faut cependant que la coïncidence des traits des deux micromètres se présente chaque fois aussi simplement. Aussi, le principe étant compris, y a-t-il lieu, dans la pratique, de s'y prendre toujours de la même manière uniforme. On commence par faire tourner le micromètre oculaire sur lui-même jusqu'à ce que ses traits soient parallèles à ceux du micromètre objectif ; puis, en déplaçant le micromètre objectif, on fait coïncider les deux premiers traits visibles sur la gauche de l'image appartenant l'un au micromètre objectif, l'autre au micromètre oculaire. Cela fait, en allant de la gauche vers la droite, on compte tous les traits du micromètre objectif, que l'on rencontre jusqu'à la plus prochaine coïncidence de l'un d'eux avec un des traits du micromètre oculaire. On compte également ces derniers dans le même intervalle. Avec les deux données ainsi trouvées, le calcul se réduit comme précédemment à une simple division. L'essentiel est de ne pas s'embrouiller dans la lecture de l'image, et c'est pourquoi il y a lieu de procéder avec la méthode qui vient d'être indiquée. Étant désormais fixés sur la valeur d'une division du micromètre oculaire, pour la mensuration d'un objet, nous en substituerons la préparation au micromètre objectif devenu inutile, et nous observerons combien cet objet, cellule, cristal ou autre, occupe de divisions du micromètre oculaire. Une simple multiplication donnera la longueur cherchée. Il est conventionnel que cette longueur s'exprime en μ ou millièmes de millimètre, de même que le grossissement s'indique par le signe × suivi du nombre qui l'exprime.

2° Si le travail précédent n'a pas été fait, il faudra le refaire en partie pour chaque mensuration, et cela de la façon suivante : ayant noté la longueur d'un objet en divisions du micromètre oculaire, on lui substitue le micromètre objectif, et on cherche combien de divisions du micromètre objectif correspondent à la longueur notée sur le micromètre oculaire. Or on sait qu'une division du micromètre objectif vaut un centième de millimètre. Le problème est donc par là résolu par une méthode absolument comparable à celle de la double pesée, c'est-à-dire de la manière la plus rigoureuse qui soit. Tels sont les procédés auxquels on peut entièrement se fier.

Ils sont souvent en discordance avec les données des catalogues des constructeurs, qui supposent l'image à la distance conventionnelle de 250 millimètres, laquelle ne répond pas forcément à l'usage normal du microscope.

Les grossissements indiqués sur les catalogues sont le plus souvent des maximums voisins de ceux qu'on obtient par le tirage complet du tube porte-oculaire,

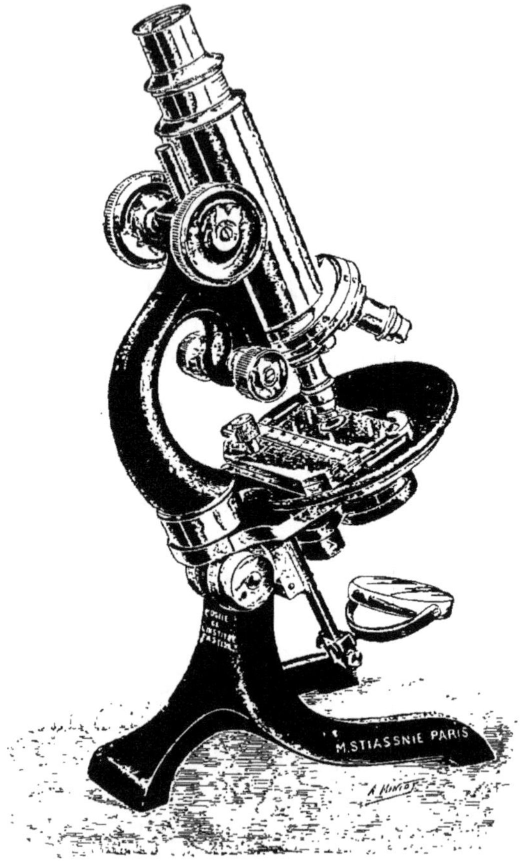


Fig. 11. — Nouveau microscope français pourvu de la nouvelle mise au point micrométrique.

tirage à éviter, parce qu'il s'écarte par trop de la bonne correction des objectifs et fournit par suite une image mal définie.

Il est donc prudent de ne se fier qu'à l'une des deux méthodes qui viennent d'être indiquées.

## CHAPITRE III

### DOCUMENTATION PAR LE DESSIN ET LA PHOTOGRAPHIE

Le dessin et la photographie, en fixant l'observation microscopique sur le papier, forment la base de l'enseignement par les livres. Cependant leur valeur documentaire est fort différente.

Le dessin peut toujours être frappé de suspicion lorsque l'original est difficile à reproduire, rare ou peu accessible.

La photographie, sauf supercherie de retouche facile à démasquer, échappe à cette critique et prend la valeur d'un document exact quant au trait, la reproduction des couleurs n'étant pas encore au point sur ce terrain spécial. Aussi consacrons-nous à la photographie tout le développement qu'elle mérite, en nous imposant toutefois pour loi exclusive de ne parler que de ce que nous avons pu voir ou vérifier par nous-même.

### § 1. — Dessin.

Le dessin est à la fois un puissant éducateur de la mémoire visuelle et un procédé de documentation obligé quand les objets ne peuvent pas être photographiés. Il existe plusieurs procédés de dessin. Nous en citerons deux.

**Dessin à la chambre claire.** — Celle de Nachet, représentée par la figure 12, se compose essentiellement d'un système de prismes entre lesquels se trouve une mince couche d'or transparente (procédé Govi), qui permet de voir l'objet dans le champ du microscope en même temps que le papier sur lequel on dessine et le crayon dont on se sert.

Toutefois, l'égale netteté de la vision des trois objets n'est atteinte qu'en complétant le jeu des prismes par un verre bleu mobile situé au-dessous et disposé de manière à pouvoir être tourné soit du côté de l'oculaire, soit du côté du papier. On obtient ainsi d'établir l'équilibre d'éclairage, qui permet de voir simultanément les trois objets.

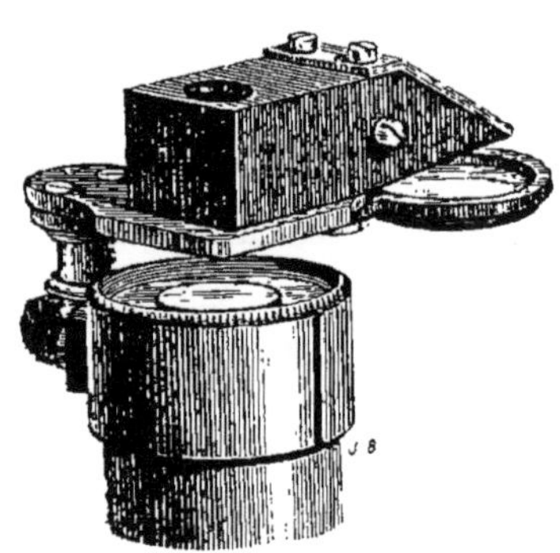
Fig. 12. — Chambre claire de Nachet.

La chambre claire se place sur le tube porte-oculaire; l'oculaire étant enlevé, elle s'y adapte par un collier à friction. L'oculaire est alors remis en place et la cage des prismes rabattue sur le verre d'œil. Le papier sur lequel on dessine s'installe sur le côté du microscope sur une planchette. Pour qu'il n'y ait pas de déformation de l'image, la planchette doit être relevée par son bord le plus éloigné du microscope, en sorte que tous les rayons lumineux tombant sur la planchette présentent sensiblement la même longueur. Ce résultat est encore plus approché si la planchette reçoit le papier par une surface courbe dont la concavité regarde la chambre claire.

Chacun pourra, d'après ces indications, se construire une planchette infiniment moins coûteuse que les modèles luxueux du commerce (fig. 13).

Un point important de pratique est de ne pas modifier la mise au point pendant la durée du dessin. Les divers plans de la préparation ne se superposeraient pas. On doit donc poursuivre le dessin tel que l'image en est vue dans son entier; puis on l'achève en raccor-

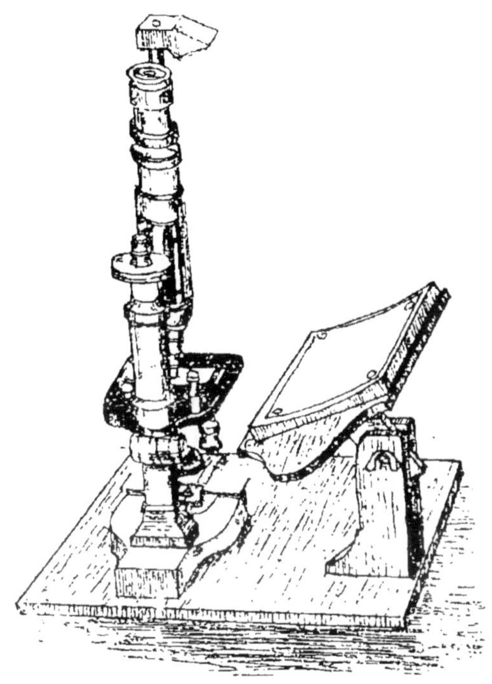

Fig. 13. — Planchette à dessin.

dant les quelques traits incomplets qui peuvent s'y trouver.

**Dessin avec agrandissement.** — La chambre claire modifie déjà les dimensions des images; mais, si l'on veut dessiner avec un fort agrandissement, le procédé que nous recommandons et revendiquons comme nôtre est le suivant. Le microscope étant disposé sous l'appareil microphotographique et l'image se projetant sur la glace dépolie (avec ou sans oculaire, de préférence sans oculaire), on en suit les traits avec le style d'un pantographe, le crayon de ce dernier se mouvant sur une feuille de papier disposée sur une planchette à hauteur de la glace dépolie. On peut donc multiplier ici l'agrandissement par l'emploi combiné de la chambre noire et du pantographe. Le plus commode est d'exécuter ce dessin à l'obscurité ; mais on peut également procéder en plein jour avec un voile sur la tête. Les résultats sont excellents.

## § 2. — Microphotographie.

Nous supposerons connues ici, comme entrées dans la pratique universelle, les manipulations de la photographie ordinaire, et nous n'envisagerons dans le matériel, les produits nécessaires et leur mode d'emploi, que ce qu'ils ont de spécial à la microphotographie.

La microphotographie est infiniment plus délicate et difficile à réussir que la photographie courante. Néanmoins, en tenant compte dans la pratique de toutes les indications qui vont suivre, on sera sûr d'obtenir d'emblée de bons résultats.

*Matériel.* — Il comporte un microscope et un appareil microphotographique. Le premier nous est connu. Il sert d'objectif à l'appareil microphotographique, qui n'est en somme qu'une chambre noire. Les constructeurs ont établi des microscopes ou plutôt des statifs spéciaux pour la microphotographie, qui comportent : 1° un condensateur achromatique d'ouverture numérique généralement peu élevée (aux environs de 1); 2° un tube large qui a pour but d'obvier aux inconvénients des réflexions intérieures ou tout au moins de les atténuer suffisamment pour les rendre négligeables dans la pratique. En réalité, on peut faire d'excellente microphotographie et atteindre le maximum avec tous les grands et moyens modèles courants pourvus d'un bon condensateur. Pour cela, il est indispensable, lorsqu'on photographie sans oculaire, de remplacer le tube porte-oculaire par un tube enduit à l'intérieur d'un vernis mat au noir de fumée ou par un simple manchon de papier noir.

**Appareil microphotographique**. — Il en existe dans le commerce de nombreux et luxueux modèles. Auquel donnerons-nous la préférence ? A notre avis, ce doit être au plus simple et au moins coûteux. En effet, l'appareil est bien peu de chose dans le résultat final qui appartient à l'habileté technique. Certes, les appareils à grand tirage permettent d'atteindre une forte amplification de l'image, mais ils exagèrent aussi singulièrement l'aberration de sphéricité, qui se traduit par une image très défectueuse à la périphérie, et, pour notre part, nous préférons agrandir l'image fournie par un cliché de valeur uniforme, dans les rares cas où l'agrandissement obtenu avec un appareil moyen ne suffit pas.

L'appareil sera-t-il vertical ou horizontal? Horizontal, il permet de travailler assis, ce qui est une commodité; mais il faut alors, pour commander la vis micrométrique, un dispositif intermédiaire qui ne donne jamais la sensibilité obtenue par l'action directe de la main. L'appareil vertical forme un tout plus maniable et dont chaque partie est sous la main. Un appareil type de ce genre, très recommandable par les commodités qu'il donne, est représenté par la figure 14. Il présente un système de raccord très ingénieux avec le tube porte-objectif du microscope permettant de photographier avec ou sans oculaire et de passer de l'un à l'autre dispositif sans perte de temps. Il se fait en deux modèles, de format $9 \times 12$ tous deux, dont le plus complet possède un mouvement de rotation de la chambre en dehors des montants, grâce auquel on peut examiner directement la préparation par le microscope sans avoir à modifier

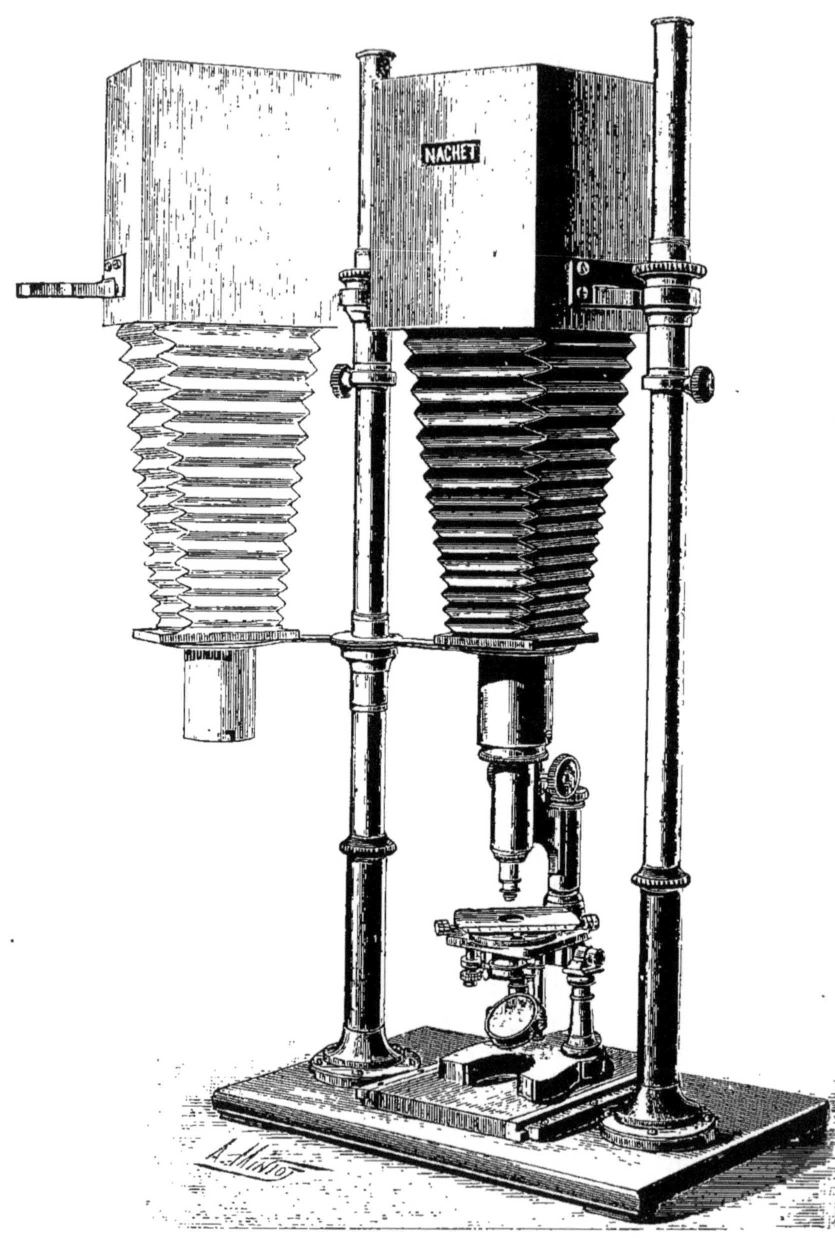


Fig. 14. — Appareil microphotographique (Nachet).

l'éclairage, faculté que la pratique apprend à apprécier.

**Appareil microphotographique de fortune.** — Bien que le précédent spécimen soit d'un prix très abordable, on peut ne pas vouloir en faire la dépense et se contenter d'un appareil de fortune que l'on construira soi-même. On trouve dans le commerce de petits châssis métalliques simples 9 × 12, d'après les dimensions extérieures desquels on se fera faire par un menuisier une chambre de noyer sans fond pourvue simplement, d'un côté, d'une rainure pour loger le châssis. Du côté opposé, on collera un soufflet de cuir ou de lustrine noire plusieurs fois doublée, qui viendra s'ajuster sur le tube porte-oculaire par un simple lacet passant dans un ourlet. La chambre ainsi improvisée sera disposée et maintenue au-dessus du microscope par un seul montant de bois ou de métal parfaitement rigide, pourvu d'un dispositif de serrage par écrou à oreille permettant de fixer solidement la chambre à la hauteur voulue. Ce montant s'ajuste à son extrémité inférieure perpendiculairement à une planchette sur laquelle reposera le microscope dont le pied y sera maintenu entre quelques cales de bois collées ou clouées. La seule précaution de rigueur à prendre dans cette petite construction est que le plan du châssis soit bien parallèle à la platine du microscope. On s'en assure et on y parvient à l'aide d'un niveau. Reste à faire le châssis à glace dépolie. Rien de plus simple. On sacrifie pour cela un châssis au dos duquel on découpe un orifice circulaire de 7 à 8 centimètres de largeur, dont le centre coïncidera avec l'intersection des diagonales de la plaque. Cela fait, on engage dans le châssis un verre dépoli du format 9×12, qu'on aura fait couper chez un vitrier.

Un appareil ainsi construit, quoique rudimentaire et plus ou moins commode, permettra d'obtenir d'excellents clichés. Il n'est pas mauvais, d'ailleurs, de mettre de temps à autre son ingéniosité à l'épreuve.

*Loupe de mise au point.* — Le complément de tout appareil microphotographique est une loupe de mise au point. On en trouve dans le commerce à si bon compte que cela ne vaut réellement pas la peine de s'exposer à casser un oculaire en s'en servant comme de loupe.

**Écrans colorés.** — Nous savons déjà où ils se placent et comment on peut s'en procurer à bon compte (Voir p. 53). Pour la microphotographie, on utilise principalement des écrans jaunes et violets.

Les écrans jaunes sont indispensables avec la lumière électrique ou celle du bec Auer pour obtenir le meilleur rendement des plaques orthochromatiques. Il n'en est pas de même avec la lumière de la lampe à pétrole, qui renferme déjà suffisamment de rayons jaunes.

Les écrans violets aident à résoudre les structures délicates. Toutefois, sans nier leur efficacité, nous n'avons pas constaté personnellement de bénéfice évident résultant de leur emploi dans la microphotographie des coupes. Aussi y a-t-il lieu de n'en appliquer l'usage qu'à des objets très spéciaux, dont les détails sont à la limite de la vision microscopique.

Nous avons également utilisé sans aucun avantage les écrans orangé et vert.

**Plaques et papiers.** — Les plaques employées pour la microphotographie peuvent être des plaques ordinaires, lorsque les préparations sont fortement colorées à l'hématoxyline ferrique ou au violet de gentiane. Parmi ces plaques, celles qui nous ont donné les meilleurs résultats sont les plus lentes qui existent, c'est-à-dire les plaques au lactate d'argent, qu'on emploie habituellement pour le tirage des positifs. Elles demandent, suivant les objectifs, une pose de cinq à quinze minutes à une distance de $0^m,20$ d'une lampe à pétrole pour un appareil à tirage moyen.

Les plaques orthochromatiques sensibles au jaune et au vert s'emploient pour les colorations hématoxyline-orange, hémalun-orange, pour les mêmes avec action combinée du vert-lumière.

Les orthochromatiques sensibles au jaune et au rouge s'emploient avec les colorations hématoxyline-éosine, hémalun-éosine, safranine-orange et similaires. Enfin les panchromatiques conviennent aux colorations multiples (hématoxyline, méthyléosine-vert-lumière ; hémalun Van Gieson ; safranine-vert-lumière), etc. Toutefois l'emploi de ces plaques est entouré d'une grande difficulté d'éclairage au laboratoire, à cause de leur extrême sensibilité à toute lumière colorée. Leur mise en châssis et leur développement ne doit se faire que sous un très faible éclairage vu à travers un verre rouge doublé d'un verre jaune. Il faut donc, pour les traiter, une lanterne spéciale à combinaison de verres. Un modèle à la fois efficace et économique répondant à ce besoin est la lampe Nut.

**Ocrage des plaques**. — Quelles que soient les plaques employées, on les améliore toujours sensiblement en les faisant ocrer. On augmente ainsi leur résistance à la production du halo et du voile d'exposition, ce qui permet de prolonger un peu la pose au profit d'un meilleur rendement des détails.

**Papiers au gélatino-bromure**. — Ce sont les seuls qui présentent toutes les garanties de conservation désirables pour les épreuves, sous réserve de l'emploi du fixateur acide :

| | | |
|---|---|---|
| Eau........................ | 1000 | cent. cubes. |
| Hyposulfite de soude ......... | 150 | grammes. |
| Bisulfite de soude liquide...... | 10 | cent. cubes. |
| Alun........................ | 3 | grammes. |

**Révélateur**. — Un des plus sûrs est le diamido-phénol (exactement : chlorhydrate de diamido-phénol). Il présente un double avantage : d'abord il permet de développer l'image sans le concours d'un carbonate alcalin, qui tend toujours à voiler la plaque, lorsque le développement se prolonge ; ensuite il s'applique également bien aux plaques et aux papiers. La formule du révélateur normal est la suivante :

| | |
|---|---|
| Eau............................ | 100 cent. cubes. |
| Sulfite de soude............... | 3 grammes. |
| Diamidophénol.................. | 0gr,50 |

Il n'y a pas lieu de préparer à l'avance une plus grande quantité de ce mélange, dont l'activité baisse rapidement, à moins que cela ne soit commandé par le nombre des clichés ou des épreuves à développer.

**Technique microphotographique.** — Le succès dépend de l'observance d'une foule de détails que nous tâcherons de définir de notre mieux en suivant le cours des opérations à effectuer.

*Stabilité.* — La première des conditions est de choisir une base stable pour y installer l'appareil microphotographique. Une table ou un meuble massifs seront recherchés et parfaitement calés sur des doubles de feutre, qui amortissent bien les vibrations de la rue. L'appareil sera lui-même calé avec soin sur le meuble, le pied du microscope bien encastré dans son logement et, au moment de la pose, toutes les vis de serrage seront serrées à fond.

*Bon éclairage.* — La lumière diurne ne vaut rien, parce qu'elle est trop variable. Il vaut mieux choisir une lampe déterminée et travailler toujours avec la même, dans les mêmes conditions de distance et de hauteur de flamme. On pourra ainsi faire varier le temps de pose en connaissance de cause. La source de lumière n'est pas d'un choix bien difficile. Le bec Auer a généralement la préférence à cause de sa superficie éclairante et de sa lumière blanche. Il comporte l'interposition d'un écran jaune clair avec les plaques ortho et panchromatiques. Personnellement, nous avons adopté la lampe à pétrole, parce qu'elle se trouve partout, parce qu'elle est moins fragile et parce qu'elle se passe d'écran jaune. Quelle que soit la source lumineuse adoptée, l'essentiel est d'obtenir une nappe lumineuse bien régulière sur le verre dépoli, de manière que le cliché soit bien partout d'égale valeur. On y arrivera en projetant d'abord l'image de la flamme au centre du verre dépoli. On l'étale ensuite en élevant ou abaissant le condensateur jusqu'à ce que le champ soit uniformément éclairé. L'œil en juge assez difficilement de prime abord. Aussi faut-il y revenir plusieurs fois en laissant reposer l'organe dans l'intervalle.

*Mise au point de la préparation.* — Toute préparation destinée à être photographiée doit réaliser la condition essentielle d'être bien plane, les coupes gondolées ou partiellement décollées n'étant pas susceptibles d'une mise au point d'ensemble. Cela posé, la préparation est fixée sur la platine à l'aide des valets. La mise au point s'effectue à l'aide du verre dépoli et et avec la loupe. Le verre dépoli permet de voir l'ensemble de l'image. On s'en sert pour placer au milieu de la plaque, à l'aide des mouvements de la platine mobile, l'élément figuré ou la zone de l'image qu'on désire photographier. La mise au point s'effectue en remplaçant le verre dépoli par un verre transparent et en examinant l'image à la loupe dans ces nouvelles conditions. La mise au point s'effectue toujours pour le centre du champ. Si le verre dépoli n'est pas mobile, on enlève le châssis et on place la loupe dans l'ouverture de la chambre noire, à la hauteur du châssis et dans l'axe optique, autant que possible.

On remet alors le châssis à verre dépoli à sa place et on vérifie une dernière fois l'éclairage. Tout en étant régulier, celui-ci peut être trop violent. L'image présente alors du flou. Un jeu convenable du ou des diaphragmes y remédie. Le moment est alors venu de remplacer le châssis à glace dépolie par un châssis chargé et de placer comme obturateur entre la source lumineuse et le microscope une feuille de carton opaque et suffisamment large. Le châssis est alors ouvert, l'obturateur déplacé pendant la durée de la pose et remis en place à la fin de celle-ci. En dernier lieu, le châssis est refermé et mis en sûreté dans la chambre noire.

*Temps de pose.* — Il a déjà été défini pour les plaques au lactate d'argent dans les conditions de notre pratique personnelle. En ce qui concerne les plaques ortho et panchromatiques, le temps de pose, dans les mêmes conditions, a varié entre quinze et trente secondes. Il ne serait possible de fournir ici de données numériques précises que pour chaque cliché pris en particulier, vu que certains facteurs comme les préparations et les diaphragmes sont variables à l'infini ; mais, entre ces deux limites, on obtiendra déjà d'excellents résultats. Pour se rendre compte des cas où il y a lieu de prolonger la pose, on s'inspirera des données suivantes :

1° Le temps de pose augmente comme le carré du grossissement linéaire ;

2° Il augmente aussi en raison inverse du carré du rayon de l'ouverture du diaphragme ;

3° Ces deux lois ne sont vraies que si la quantité de lumière pénétrant dans l'objectif reste constante. Or il ne saurait en être ainsi dans la pratique, et principalement quand on se sert du condensateur, dont chaque position fait varier considérablement le débit. Il faut donc renoncer à un calcul exact et chercher la solution juste par la voie empirique. Aussi conseillons-nous, pour faire de rapides progrès, de noter chaque fois sur un carnet, en regard d'un numéro renvoyant au cliché, la coloration et l'épaisseur en μ de la préparation, la nature de l'éclairage, la hauteur du condensateur, la largeur du diaphragme, l'emploi de l'objectif seul ou combiné avec l'oculaire, la qualité de la plaque, le temps de pose et le révélateur employé. On simplifierait beaucoup ces données par l'indication de l'intensité photométrique au niveau de la plaque, si on avait le courage de ne pas reculer devant cette complication. Quoi qu'il en soit, on arrivera de bonne heure, par la comparaison de clichés obtenus dans des conditions bien déterminées, à connaître le temps de pose exact pour chaque combinaison optique du microscope.

*Emploi de l'oculaire pour la microphotograhie.* — On renonce généralement à l'emploi de l'oculaire parce qu'il fournit une image défectueuse sur les bords et prend beaucoup de lumière. Cependant l'oculaire peut être indispensable pour de très forts grossissements, si on ne trouve pas préférable d'agrandir les clichés obtenus par l'objectif seul. La technique reste la même.

*Développement.* — Les clichés microphotographiques demandent à être traités avec le plus grand soin, surtout quant au développement. Nous avons recommandé le diamidophénol et donné une formule pour l'emploi de ce révélateur. Cette formule peut être modifiée de manière à disposer de trois concentrations différentes. Il y aura un bain normal, un bain faible et un bain fort. Le bain fort se distingue par la double quantité de sulfite et le bain faible par la demi-quantité. Ces trois bains seront tenus sous la main chaque fois qu'il y aura doute sur l'exactitude du temps de pose. Le cliché sera placé d'emblée dans le bain normal. S'il vient trop vite, on passera dans le bain faible ; si trop lentement, dans le bain fort. Lorsque le bain de développement sera préparé au moment de s'en servir, il y aura lieu de le bromurer fortement (diamidophénol).

*Retouches.* — Aucune retouche ne peut être admise du côté de la gélatine, sous peine d'enlever à l'image toute sa valeur documentaire. Il n'en est pas de même des barbouillages qu'on peut effectuer sur le côté verre pour compenser une mauvaise répartition de la lumière. Cette petite opération s'effectue à l'aide d'un crayon de graphite tendre sur la face verre préalablement enduite du vernis mat suivant :

| | |
|---|---|
| Éther sulfurique à 65°............. | 12 grammes. |
| Benzine cristallisable.............. | 8 — |
| Sandaraque....................... | 0gr,60 |
| Mastic en larmes.................. | 0gr,80 |

(Il importe de dissoudre la sandaraque et le mastic dans l'éther et d'ajouter ensuite petit à petit la benzine.)

*Epreuves positives.* — Elles se tirent sur papiers au gélatino-bromure. Ces papiers fixés au fixateur acide (Voir p. 69) sont absolument inaltérables.

*Diapositifs.* — On donne ce nom aux épreuves positives tirées sur verre. Ils ont l'avantage, par leur transparence, de mieux rendre les demi-teintes que les épreuves sur papier. Ils permettent d'excellentes projections avec un appareil moins coûteux et un éclairage moins puissant que ceux utilisés pour la projection directe des préparations. Il suffit, en effet, d'une lanterne de projection ordinaire éclairée au bec Auer (incandescence par le gaz ou par l'alcool). Cette même lanterne peut utiliser les négatifs pour les agrandissements et donner ainsi les mêmes résultats que les grands appareils microphotographiques.

*Publicité.* — On a le choix entre le collage, dans les éditions, d'épreuves positives inaltérables et l'impression en simili-gravure.

Le premier procédé est le moins coûteux pour un tirage restreint et a l'avantage de donner le rendement intégral. Par l'impression, il y a toujours une moins-value de l'image.

S'il est des lecteurs que la pratique de la phototypie et de l'héliogravure peut intéresser, ils s'adresseront avec profit aux livres de J. Voirin (1) et de A. Ribette (2).

(1) J. Voirin, chez Mendel.
(2) A. Ribette, chez Mendel.

---

## CHAPITRE IV

## PROCÉDÉS NOUVEAUX

### § 1. — Cinématographie.

L'adaptation de la photographie à l'étude des mouvements dont les organismes sont le siège se heurte à de grosses difficultés pour ceux de ces mouvements dont l'amplitude est microscopique. En effet, l'intervention d'objectifs forts absorbant beaucoup de lumière s'oppose à la prise d'instantanés suffisamment rapides. D'autre part, la nécessité de colorer les cellules pour en rendre apparentes les formes intérieures, l'incompatibilité très générale des colorations vitales avec la persistance de l'activité nucléaire, la mort rapide de la cellule, empêcheraient encore de prendre une succession de clichés assez complète pour représenter la scène de la vie cellulaire, quand bien même les systèmes optiques le permettraient.

Il ne faut donc pas s'étonner que, jusqu'ici du moins, cette application de la photographie, si tentante pour l'imagination, ait produit peu de résultats importants. Certes, il est intéressant de voir évoluer sur un écran des rotifères ou d'y voir tourner leurs moulins, mais il n'y a en cela qu'une simple récréation scientifique, qu'un procédé de vulgarisation, et non un enseignement nouveau.

Déjà, l'étude de la digestion chez les Infusoires nous fait assister à une série de phénomènes mécaniques plus instructifs à suivre, encore que la netteté des pellicules ne laisse rien à désirer. Il en est de même pour la fécondation des œufs d'oursin, dont la transparence permet de suivre les différentes phases, et pour le développement de certaines larves parthénogénétiques; mais, au delà de quelques autres exemples se rapportant à des objets similaires, la cinématographie de la vie en est encore à la période des tâtonnements.

## § 2. — Ultramicroscopie.

Elle consiste dans l'observation de particules infiniment ténues, appelées « particules ultramicroscopiques »,

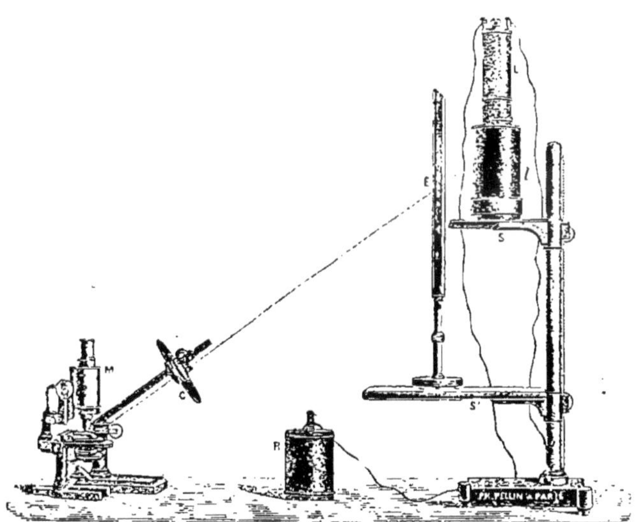

Fig. 15. — Appareil *ultra-microscopique* de Cotton et Mouton. — B, bloc de verre; C, lentille achromatique; L, lampe à arc; *l*, petite lanterne; M, platine du microscope; S, support; S, plateau; R, rhéostat.

parce qu'elles sont trop petites pour être vues avec les plus forts grossissements en usage aujourd'hui.

Quelle est donc tout d'abord la limite de la vision microscopique, actuellement ?

Les objectifs les plus forts, combinés avec les oculaires les plus puissants, permettent d'atteindre, en utilisant tout le tirage, un grossissement d'environ 4000 diamètres, grossissement absolument inutilisable dans la pratique à cause de l'obscurité et du flou de l'image. Ce n'est donc pas la donnée « grandeur linéaire » qui importe le plus à l'examen de très petits objets. La seule donnée utile à ce point de vue est le pouvoir séparateur que nous avons déjà défini (Voir p. 26). Voilà pour la part qui revient au microscope dans la visibilité de l'infiniment petit. Quant au rôle joué par ce dernier, il est absolument prépondérant et permettra seul de donner une idée exactement limitative de la visibilité d'un objet, car c'est un fait universellement reconnu aujourd'hui que l'insuffisance en l'espèce de la théorie géométrique du microscope. Il faut tenir compte, en effet, des phénomènes de diffraction que celle-ci néglige entièrement. Par eux nous apprenons que l'image d'un point, vue au microscope, n'est pas un point. C'est une tache lumineuse de dimensions qui varient en sens inverse du diamètre du faisceau lumineux admis par le microscope. Il en résulte que, considérant deux points très voisins d'un même objet, si la distance qui les sépare est trop petite, il y aura un empiètement des deux taches qui les représentent l'une sur l'autre. Si la zone commune des deux taches est trop grande, la séparation devient impossible pour l'œil, même en augmentant le grossissement, car le diamètre des taches augmente aussi comme la distance de leurs centres, parallèlement au grossissement.

Le pouvoir résolvant du microscope a donc une limite qui est indépendante du microscope. Il en a encore, relativement à notre œil, une autre parfaitement précise, c'est celle à laquelle deux points voisins forment une image plus petite que l'intervalle de deux éléments sensibles de la rétine.

Enfin on démontre que deux points ne peuvent être séparés que si leur distance est supérieure à $\frac{\lambda}{3}$ ($\lambda$ désigne la longueur d'onde), c'est-à-dire à 0 $\mu$, 2 environ.

Il paraît donc résulter nettement de cette dernière considération que le microscope actuel est arrivé très près de la limite que lui impose la constitution même de la lumière. Dans ces conditions, comment parvenir à rendre visibles les particules ultramicroscopiques dont les dimensions s'expriment par $\mu\mu$, ou millionièmes de millimètre? C'est par un procédé aussi simple que la chose paraît difficile après ce qui vient d'être dit. Ce procédé évoque le mode d'éclairage de ces milliards de paillettes qui scintillent dans le rayon de Tyndall et fait apparaître les particules ultramicroscopiques au sein d'un milieu transparent solide ou liquide par une lumière d'incidence convenable. Ces particules sont ainsi vues par leurs reflets lumineux et non par elles-mêmes.

Cotton et Mouton ont trouvé pour cela un dispositif plus simple que celui de Siedentopf. Ils éclairent la préparation contenue comme d'habitude entre lame et lamelle à l'aide d'une lumière à rayons obliques. Ces rayons sont incapables, en raison de leur obliquité même, de pénétrer dans le microscope. Cette obliquité est obtenue par l'interposition entre la préparation et la source lumineuse d'un bloc de verre à forme de parallélipipède oblique à base rectangulaire placé sur la platine du microscope. La face oblique est celle qui reçoit le faisceau lumineux et le transmet à la préparation après réflexion totale sur la face inférieure du bloc de verre. L'inclinaison de la face oblique est calculée d'une manière telle qu'aucun rayon lumineux n'émerge au delà du couvre-objet et que la totalité des rayons pénètre jusque sous ce dernier.

La préparation ainsi éclairée permet de ne recevoir dans le microscope par lequel on l'observe que les rayons émis, non point par la source lumineuse directement, mais par le reflet des particules ultramicroscopiques qu'elle éclaire. Une autre condition de l'observation est de n'éclairer qu'un nombre assez restreint de particules. On y arrive par la réduction de l'épaisseur de la couche observée, par une dilution convenable des liquides, ou encore par tout autre mode de répartition des molécules dans le milieu à observer, qui peut être solide.

L'ultramiscroscope est l'appareil nouveau qui permet de réaliser ces conditions d'observation. Il est déjà sorti du domaine du laboratoire, et la plupart des constructeurs sont à même d'en livrer dès maintenant. Est-ce à dire que cet appareil rende des services qui en commandent l'emploi dans la technique microscopique d'application courante, c'est-à-dire dans la recherche des éléments figurés isolés ou organisés en tissus? Nullement. Les résultats acquis dans ce sens se réduisent encore à trop peu de choses. On peut citer les recherches récentes de Gaidukov sur les mouvements de certains petits organismes, comme les oscillaires. Celles-ci montrent le mouvement ondulatoire qui anime leurs multiples particules colorées, mouvement absolument inaccessible au microscope ordinaire. Il en est de même pour certaines bactéries ultramicroscopiques, auxquelles Gaidukov attribue une forme déterminée.

C'est à de semblables organismes qu'on attribue aujourd'hui certaines maladies notoirement contagieuses, comme la fièvre jaune, la péripneumonie des bovidés, la fièvre aphteuse, dont on ne connaît pas encore les agents pathogènes. Il est donc possible que l'ultramicroscopie rende par la suite de grands services dans l'étude de ces virus. Pour le moment, son plus haut titre est d'avoir contribué à augmenter nos connaissances sur la constitution de la matière et sur ses mouvements moléculaires.

Parmi ces derniers, les mouvements browniens qu'on observe dans les liquides sont à connaître de tous ceux qui sont appelés à examiner des préparations, parce qu'ils peuvent provoquer des erreurs d'interprétation. Ce sont les mouvements de ces particules extrêmement ténues qu'on voit parfois danser entre lame et lamelle, tantôt animées d'une trépidation sur place, tantôt susceptibles de parcourir un chemin assez considérable. Leur présence tient à l'introduction dans le milieu liquide de la préparation de particules ultramicroscopiques, reconnaissables à ce qu'elles ne prennent jamais de coloration et restent seules animées de mouvements quand tout a été tué par la fixation, ces particules ne devant pas leur visibilité à leurs dimensions réelles, mais à l'éclairage qui leur vient des rayons obliques ou de la tranche de la lame. C'est tout ce qu'il y a lieu pratiquement, et jusqu'ici, de retenir des objets ultramicroscopiques.

---

# DEUXIÈME PARTIE

## TECHNIQUE HISTOLOGIQUE GÉNÉRALE

---

## CHAPITRE PREMIER

### PRÉLÈVEMENT DES PIÈCES ET OPÉRATIONS SIMULTANÉES

Le prélèvement des pièces doit être conduit avec goût, de manière à ne pas provoquer dans les tissus de déchirures ou d'écrasements qui gâteraient le résultat final. Très simple pour les végétaux, il est infiniment plus délicat chez les animaux, où il suppose la connaissance préalable de leur anatomie et une certaine habileté dans la vivisection. La première des choses à faire en pareille matière est de se documenter dans les ouvrages de zoologie et d'anatomie comparée, afin de savoir chercher un organe donné là où il se trouve et non à côté.

Une deuxième condition pour faire un bon travail est d'avoir une trousse sinon bien montée, du moins composée d'instruments sécants bien aiguisés, coupant réellement les tissus au lieu de les arracher ou de les écraser. C'est pourquoi un satellite obligé de la trousse est une bonne pierre à aiguiser, pierre d'Arkansas de préférence.

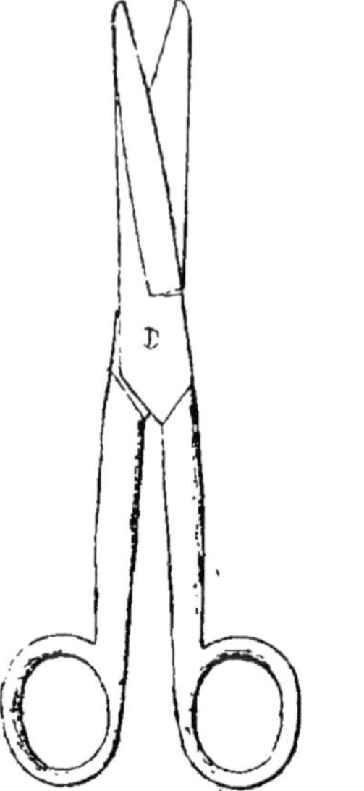

Fig. 16. — Ciseaux ordinaires. Fig. 17. — Ciseaux fins droits.

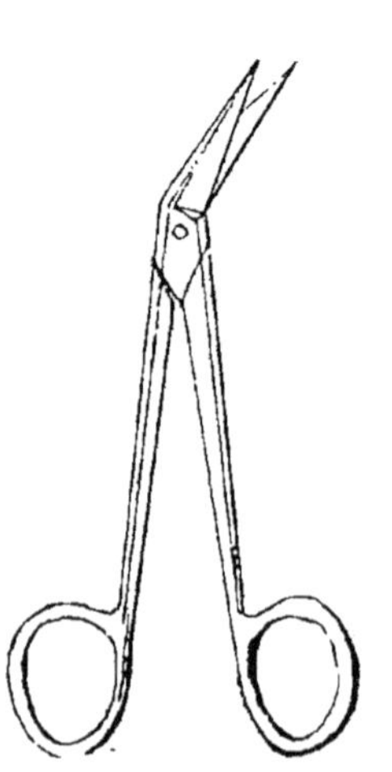

Fig. 18. — Ciseaux fins coudés.

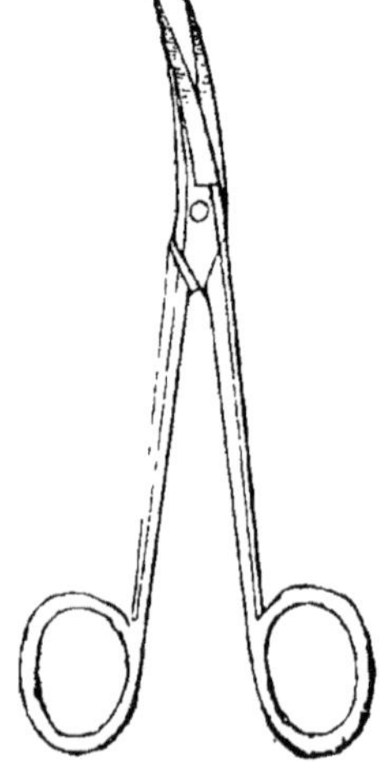

Fig. 19. — Ciseaux fins courbes.

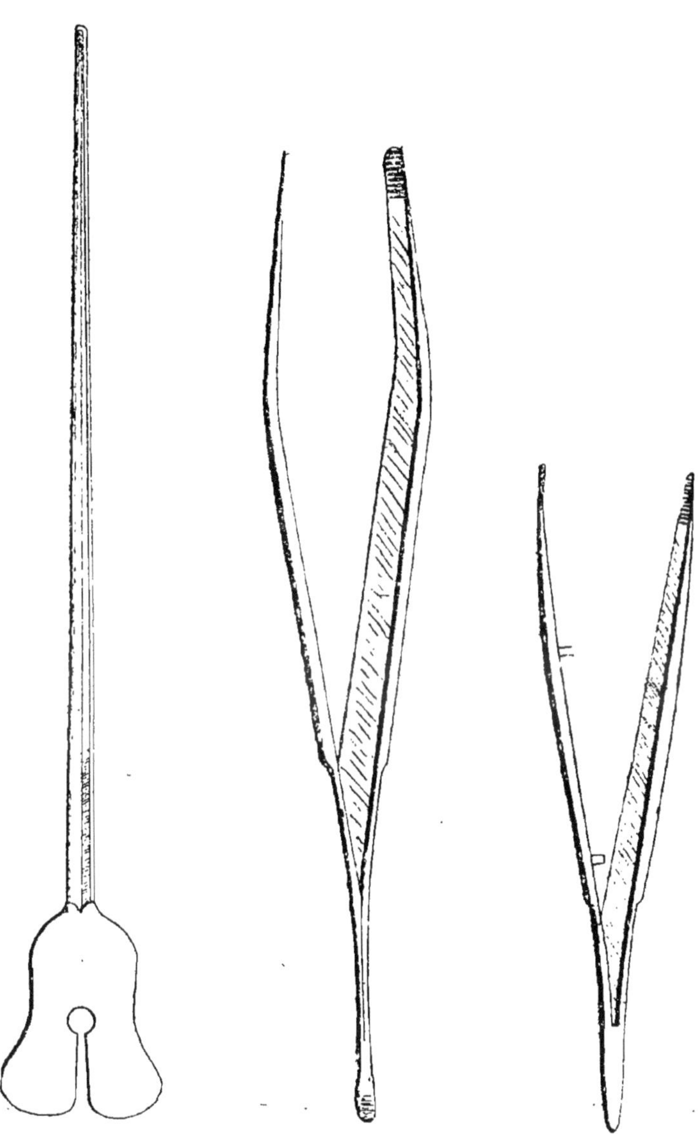

Fig. 20. — Sonde cannelée.

Fig. 21. — Pince à dissection ordinaire.

Fig. 22. — Pince à dissection fine.

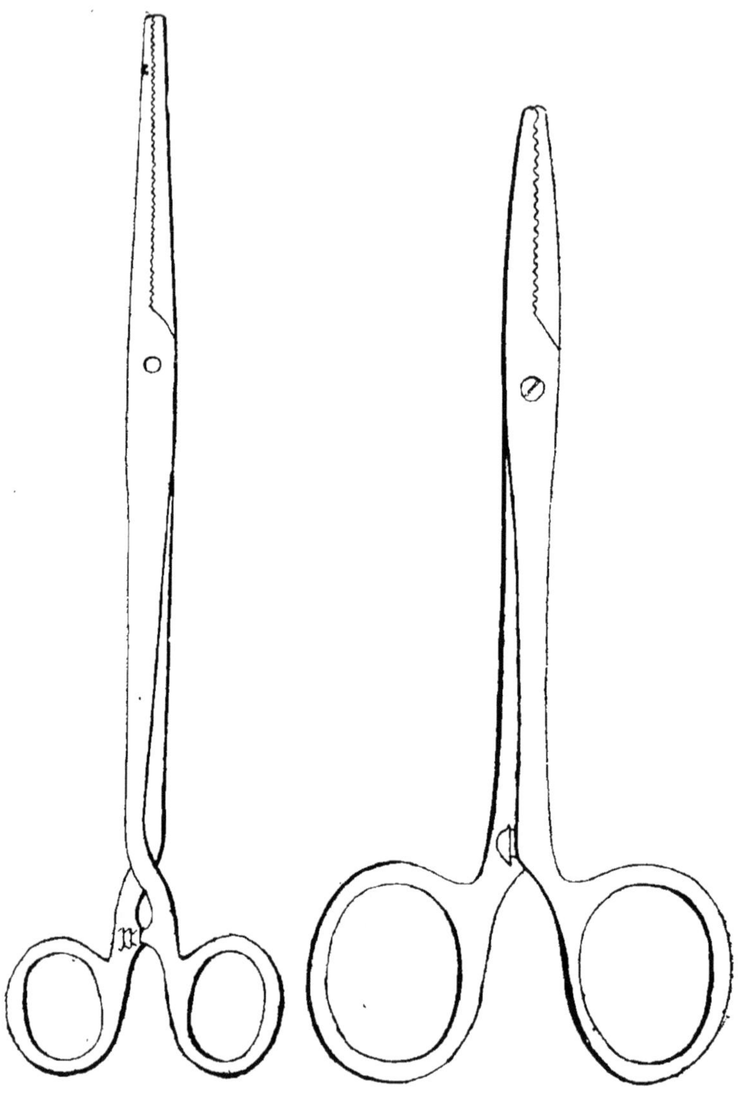

Fig. 23. — Clamp ou pince longue pour la contention des petits animaux (demi-grandeur naturelle).

Fig. 24. — Pince hémostatique.

## § 1. — Instruments de la trousse ; appareil de contention.

*Le minimum indispensable du contenu de la trousse* comprend deux bistouris, un fort et un fin, une paire de ciseaux moyens, une pince à dissection, une sonde cannelée et des crochets-érignes.

Cette trousse vaut une vingtaine de francs ; on ne

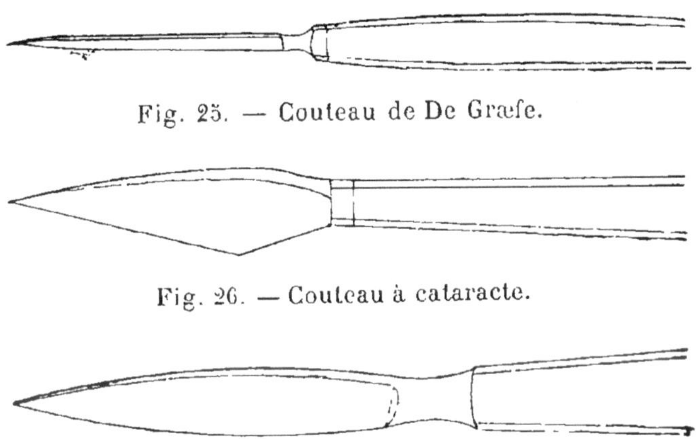

Fig. 25. — Couteau de De Græfe.

Fig. 26. — Couteau à cataracte.

Fig. 27. — Bistouri droit moyen.

tardera pas d'ailleurs à éprouver le besoin de la compléter par des ciseaux fins, des pinces fines, un couteau de De Græfe, un couteau à cataracte, des pinces hémostatiques, un clamp, un rasoir, etc...

Un appareil de contention est indispensable pour immobiliser les animaux d'une certaine taille, rats, cobayes, lapins, etc...

Le plus simple et peut-être le plus commode se compose d'une planche rectangulaire appropriée à la taille de l'animal et sur laquelle on le fixe après ânesthésie par l'extrémité du museau et les pattes avec un marteau et des clous. Pour le rat, il est bon d'avoir a sà disposition une gaine conique en toile métallique dans laquelle on le reçoit et l'immobilise à sa sortie du piège. Pour les souris, les grenouilles, lézards, etc., une plaque de liège et quelques épingles suffiront pour la vivisection. Une cloche à fromage placée sur du papier buvard est également très pratique pour l'anesthésie de ces petits animaux.

## § 2. — Technique du prélèvement.

Il y a peu à dire du prélèvement des végétaux, si ce n'est que leurs tissus se fanent très rapidement et doivent, à cause de cela, être immergés dans le fixateur à l'instant précis où ils sont séparés de leur support. En outre, certaines pièces, comme les fleurs, les étamines, sont d'une fragilité extrême et demandent à être laissées au repos, au moins au début de la fixation.

Pour les tissus animaux, la nécessité de les mettre tout d'abord à découvert, en respectant leur vie le plus longtemps possible, complique le plus souvent la technique en exigeant la vivisection.

**Vivisection.** — La vivisection nécessite des procédés de contention et d'anesthésie des animaux.

La contention ne présente de difficultés qu'avec les animaux capables de faire des morsures. Certains d'entre eux, comme le lapin et le cobaye, sont aisés à manier. Pendant qu'une main saisit le lapin par les oreilles, ou le cobaye par la peau de la nuque, l'autre leur fait respirer une éponge imbibée d'éther montée au bout d'une pince. Il n'en va pas aussi facilement avec le rat, qui demande à être maintenu très étroitement. On le pousse au dehors du piège ou de la cage pour le faire entrer dans la gaine conique de toile métallique; le clamp l'oblige à s'engager dans la partie la plus étroite de cette dernière où il est réduit à l'immobilité et l'y fixe par la peau du dos. L'anesthésie est alors pratiquée sur place avec l'éponge introduite par le petit orifice de la gaine. L'animal n'est dégagé qu'après résolution musculaire complète pour être immédiatement cloué sur la planche où il sera viviséqué. On commencera par immobiliser les deux mâchoires à l'aide d'un clou traversant le museau, puis les pattes antérieures et postérieures seront fixées de la même façon, aussi tendues et écartées que possible.

Un mode opératoire plus simple peut être adapté à la souris et à un grand nombre de petits animaux, lézards, orvets, salamandres, tritons, grenouilles, limaces, etc.

Leur contention est assurée aisément à l'aide d'une seule pince hémostatique. Suspendus à celle-ci, ils sont portés sous une cloche à fromage qu'on a pris soin de faire reposer sur une feuille de papier buvard débordant la cloche de quelques centimètres sur tout son pourtour.

C'est sur cette bordure qu'on verse les quelques gouttes d'éther nécessaires pour imbiber toute la feuille et remplir la cloche de vapeurs anesthésiques.

L'anesthésie étant achevée, les animaux peuvent être fixés à l'aide d'épingles sur la plaque de liège et soumis à la vivisection. Toutefois l'anesthésie devra être prolongée aussi longtemps que la vie elle-même, dans le double but d'éviter des souffrances inutiles et d'empêcher les convulsions qui peuvent en résulter au grand détriment des tissus.

La vivisection a pour but soit de mettre à nu l'organe à prélever, soit de dénuder les vaisseaux par lesquels doivent se faire les injections de matières colorantes (colorations vitales, injections solidifiables colorées). Le tégument sera rasé sur le trajet de l'incision afin de ne pas entraîner ultérieurement de poils dans la profondeur des tissus. Ceux-ci adhèrent fortement aux organes cruentés et peuvent se retrouver dans les coupes où ils n'ont que faire.

La paroi du corps sera incisée méthodiquement et le dernier plan sectionné sur la sonde cannelée. Chemin faisant, chez les gros animaux, l'usage des pinces hémostatiques permettra d'éviter l'accumulation du sang et de travailler proprement. Le champ opératoire sera dégagé le plus possible de chaque côté en érignant la paroi vers l'extérieur à l'aide des crochets-érignes.

Arrivé sur l'organe qu'on désire prélever, on le libérera aux dépens des organes voisins. Le bistouri jouera le principal rôle plutôt que les ciseaux, qui tiraillent ou écrasent les tissus. Quant aux pinces à dissection, elles n'agiront que sur la gaine conjonctive de l'organe, atmosphère graisseuse, capsule ou méso, et de manière à présenter successivement ses différents points d'attache au bistouri.

Certains organes creux demandent à être éviscérés entre deux ligatures : tels l'estomac et les segments d'intestin. On évite ainsi l'inégale rétraction des tuniques et leurs changements de rapports par glissement qui se font souvent sentir assez loin de l'incision. Ceux de ces organes qui sont petits peuvent être fixés tels qu'ils sont prélevés sans se préoccuper de leur contenu. C'est le cas pour les organes digestifs des insectes, des mollusques, des batraciens, des petits mammifères comme la souris, le mulot, la taupe, etc. Toutefois, lorsque la fixation a été poussée assez loin, il est bon de les ouvrir et d'en laver l'intérieur, qui peut contenir des corps étrangers plus ou moins durs et capables d'ébrécher le rasoir.

Chez les gros animaux, il y a lieu de procéder autrement. L'estomac, par exemple, sera incisé et fixé par les surfaces à étudier sur de petits cadres de liège préparés à l'avance ; ces cadres sont taillés de manière à présenter 4 centimètres de côté et une fenêtre rectangulaire intérieure de 2 centimètres de côté. On épingle la tunique du viscère à intervalles très rapprochés sur les bords du cadre pour immobiliser ses différentes couches musculeuses, et on ne coupe qu'en dernier lieu les parties qui dépassent le cadre.

La vessie doit être liée au niveau du col lorsqu'on veut la fixer à l'état de réplétion. Pour cela, le mieux est de s'adresser aux petits animaux. La vessie est injectée par l'urètre, ou par piqûre, de liquide fixateur, à l'aide d'un trocart capillaire (au besoin, une aiguille de seringue de Pravaz peut suffire) et immergée ensuite dans le même liquide. Ce procédé est d'ailleurs applicable à tous les organes creux et donne une fixation prompte et aussi bonne des deux côtés de la paroi.

Le poumon est particulièrement difficile à prélever à l'état physiologique. Un procédé réellement efficace consiste à se procurer des fœtus de petits mammifères à terme et à les noyer, après les avoir laissés respirer quelque temps, dans un liquide fixateur. Les préparations ainsi obtenues sont les seules parfaites au point de vue du développement des alvéoles, de l'expulsion de l'air et de la pénétration des milieux d'inclusion. On n'isole le poumon qu'au bout d'une demi-journée.

## § 3. — Injection intravasculaire de matières colorantes solidifiables à froid.

Cette opération, d'une technique délicate, a pour but de rendre apparente la distribution des vaisseaux dans les tissus. Comme elle se pratique au moment du sacrifice de l'animal ou du prélèvement des pièces, son étude trouve naturellement sa place ici. Cependant, il sera peut-être bon, avant de l'aborder, de faire remarquer qu'un procédé très simple permet de réaliser de belles injections naturelles dans les organes, sans recourir à la technique compliquée qui va être exposée et échoue parfois entre les mains les plus expertes. Ce procédé consiste à lier les veines efférentes, de manière à provoquer la congestion de l'organe. Quand celle-ci est réalisée, ce qu'on reconnaît à l'augmentation de volume, à la dureté et à la coloration violacée de l'organe, on lie en bloc le paquet vasculaire au niveau du hile, et on fixe l'organe en masse. Ce procédé suppose qu'on s'adresse à de petits animaux. Il réussit bien pour le rein, le foie et la rate. Le trajet des vaisseaux se reconnaît aisément dans les coupes, grâce à la quantité de globules sanguins qui s'y trouvent emmagasinés. En ce qui concerne les injections intravasculaires de matières colorantes solidifiables à froid, il y a lieu de répéter qu'elles sont difficiles à réaliser, mais qu'on peut néanmoins y parvenir à la condition de réunir tout le matériel et les produits nécessaires, et de s'en servir comme il va être dit.

**Seringue.** — Le modèle de Ranvier conserve la faveur des laboratoires à cause de son jeu de canules de formes et de calibres divers. Toutefois cet appareil est assez coûteux et peut être remplacé par le suivant, que chacun pourra construire soi-même.

**Appareil à pression continue.** — Il se compose d'un flacon d'une contenance de un demi-litre, fermé par un bouchon de caoutchouc ou de liège percé de deux trous. Dans l'un passe un tube de verre court auquel s'adapte une soufflerie de caoutchouc à double poire (1). Par l'autre passe un deuxième tube en verre assez long pour atteindre le fond du flacon par une de ses extré-

(1) On peut aussi, pour développer une pression plus forte, se servir de la pompe de l'aspirateur Potain.

mités et donner attache par l'autre à un tube de caoutchouc de 50 centimètres de long. C'est à l'extrémité libre de ce dernier que s'ajuste la canule à injection.

Cette dernière doit être fine et pointue à son extrémité, afin de pouvoir s'engager dans les petits vaisseaux ; mais elle doit présenter aussi, un peu en arrière de la pointe, un collet permettant le serrage. Voici un moyen très simple et peu coûteux de se procurer une bonne canule : on utilise une aiguille d'aspirateur Potain, à quelques millimètres en arrière de la pointe, on soude ou fait souder un plomb de pêcheur auquel il est facile de donner la forme et le calibre voulu en le taillant avec un canif.

**Bain-marie.** — Il se compose d'une grande bassine d'eau sur laquelle flottent deux vases à précipité, d'une contenance de 500 centimètres cubes, enchâssés chacun dans un anneau de liège. Un réchaud à gaz ou à alcool, un thermomètre permettent de maintenir la température de l'eau de la bassine à 40°.

Il faut en outre deux entonnoirs, un morceau de flanelle, un paquet de filtres en papier blanc et un agitateur.

**Préparation de la masse au bleu de Prusse.** — Le bleu de Prusse employé doit être soluble dans l'eau. S'il ne l'est pas, on peut le rendre tel par un mouillage prolongé. Ce mouillage s'effectue par lavage à l'eau du bleu sur feutre ou flanelle. Le produit du lavage est recueilli sur un deuxième filtre en papier blanc. Le bleu est devenu soluble lorsque le filtre de papier blanc commence à se colorer franchement en bleu. On le recueille alors, et on en fait une solution saturée dans l'eau distillée, en laissant toujours un excès de bleu au fond du flacon. On en met 200 centimètres cubes parfaitement filtrés (quantité nécessaire pour un cobaye ou un petit lapin) dans un des vases à précipité. Dans l'autre, on fait fondre 8 grammes de gélatine préalablement ramollie par une immersion de quelques heures dans quelques centimètres cubes d'eau. L'eau de la bassine doit être à ce moment à 40°. Lorsque la gélatine est fondue, on la verse petit à petit dans le vase renfermant le bleu en remuant sans cesse avec l'agitateur. Le mélange obtenu doit être encore filtré sur flanelle avant de pouvoir servir à l'injection. Pour cela, on a soin de passer l'entonnoir et la flanelle dans l'eau de la bassine avant de filtrer. Le produit de la filtration est recueilli dans l'appareil à pression continue, où il reste maintenu à la température de 40° dans le bain-marie jusqu'à ce que le moment de l'employer soit venu.

**Préparation de la masse au carmin.** — La masse au carmin servira par exemple à injecter les vaisseaux sanguins en rouge, si on veut injecter les lymphatiques en bleu, ou *vice versâ*. Elle exige une plus grande quantité de gélatine, à cause de la diffusibilité plus marquée du carmin. On prépare d'abord la solution de carmin (carmin n° 40) de la manière suivante : on met 1 gramme de carmin à ramollir dans une très petite quantité d'eau. Au bout de vingt-quatre heures, on ajoute de l'ammoniaque jusqu'à ce qu'il soit entièrement dissous. Pendant ce temps, on s'occupe également de faire ramollir 25 grammes de gélatine photographique dans l'eau. Quand ce résultat est obtenu, on l'égoutte et la fait fondre au bain-marie. La solution ammoniacale de carmin peut alors être ajoutée très lentement, jusqu'à obtention d'une forte coloration. La masse est ainsi constituée, mais il faut encore la corriger de son excès d'ammoniaque, grâce auquel elle ne manquerait pas de diffuser en dehors des vaisseaux. Pour cela, on ajoute de l'acide acétique goutte à goutte en remuant sans cesse le mélange. Toutefois il ne faut pas chercher à neutraliser complètement l'ammoniaque, car on tomberait alors dans un autre écueil, celui de précipiter le carmin. Si on a besoin d'une masse plus abondante, on augmente les quantités en proportion des données ci-dessus.

**Technique de l'injection.** — L'injection demande à être faite avec rapidité, de manière que la masse liquéfiée n'ait pas le temps de se refroidir et de se solidifier pendant la durée de l'opération. C'est pourquoi il faut prendre toutes ses mesures avant de sacrifier l'animal pour que le matériel et la matière colorante et, dans l'ensemble, tous objets qui serviront pour l'injection, soient maintenus à la température voulue pour celle-ci. On opère généralement à 40°. L'animal, de son côté, devra être traité dans un bain d'eau chaude, si cela est nécessaire. D'ailleurs, pour fixer les idées, donnons quelques exemples :

**Injection d'une grenouille au bleu de Prusse.** — Le cœur est mis à nu dans un bain d'eau à 40°. La pointe en est coupée. On attend que tout le sang de l'animal se soit écoulé dans le bain. Pendant ce temps, on prépare l'appareil à injection en ayant soin de bien chasser tout l'air qui pourrait se trouver et dans le récipient et dans le tube de caoutchouc. On fait alors pénétrer la canule par la pointe du cœur ouverte jusque dans le bulbe aortique, et on laisse l'injection s'écouler par une bonne pression de la poire, en élevant au besoin le récipient. L'injection est terminée en quatre à cinq minutes. On la maintient par une ligature jetée sur le bulbe aortique, et il ne reste plus alors qu'à mettre la grenouille dans un bain fixateur froid. Celui qui convient le mieux dans ce cas est la liqueur de Müller. Au bout de quelques heures, sa pénétration peut être favorisée en pratiquant plusieurs ouvertures superficielles. On obtient ainsi une injection totale de la grenouille.

**Injection d'un lapin.** — L'animal étant contenu et anesthésié, la carotide primitive est mise à nu. On la trouve en avant et en dedans du muscle sterno-cleido-mastoïdien en compagnie de la veine jugulaire et de trois nerfs (pneumogastrique, nerf de Cyon et grand sympathique). Les battements de l'artère sont d'ailleurs le meilleur repère. L'artère étant reconnue, on ouvre sa gaine avec la sonde cannelée et la pince à dissection; puis on passe un fil solide entre la gaine et l'artère en s'aidant d'une épingle à cheveux coudée en forme de crochet. Le moment est alors venu d'inciser l'artère avec les ciseaux. Cette incision se fait en forme de V à pointe dirigée vers la tête. On laisse le sang s'écouler jusqu'à la dernière goutte ; la canule est ensuite engagée dans l'artère, la pointe dirigée vers le cœur et le fil noué par-dessus la canule derrière le collet de celle-ci. L'appareil étant sous pression, pendant que l'injection pénètre, on ouvre la veine jugulaire et on attend que l'injection ressorte par celle-ci. Quand ce résultat est obtenu, l'injection est maintenue encore quelques minutes en ayant soin de jeter une pince hémostatique sur la veine. L'opération se termine par la ligature en masse de la carotide et de cette dernière. L'animal en entier peut être placé dans l'eau froide et, au bout de quelques heures, disséqué en vue du prélèvement des organes qu'on désire étudier.

**Injection du rat.** — Le petit calibre des artères chez ces petits animaux oblige à modifier la technique. Le rat, par exemple, est purement et simplement coupé en deux par une section passant par le milieu de la cage thoracique. Le sang une fois écoulé, la canule est introduite dans l'aorte jusqu'au delà du diaphragme et l'injection poussée jusqu'à ce qu'elle ressorte par la veine cave. On aveugle celle-ci avec une pince hémostatique, et, deux minutes, après l'injection est terminée. Il ne reste plus qu'à lier l'aorte et la veine cave pour la maintenir.

*L'injection d'un organe isolé* suit absolument la même technique. Poussée par une artère du hile, on attend qu'elle ressorte par une veine efférente, puis, après avoir lié cette dernière, on maintient encore l'injection un temps variable avec le volume de l'organe. L'opération se termine toujours par la ligature en bloc des vaisseaux du hile.

*N. B.* — Quand on emploie la masse au carmin, la fixation qui convient le mieux est celle à l'alcool à 90°.

BIBLIOTHÈQUE NATIONALE R.F.

---

# CHAPITRE II

## MODES PRINCIPAUX D'EXAMEN DES TISSUS

Il existe deux modes principaux d'examen des tissus : *examen à l'état vivant* et l'*examen après fixation.*

### § 1. — Examen à l'état vivant.

L'examen à l'état vivant est la base de nos connaissances sur la structure des tissus. C'est à lui que notre jugement doit s'adresser, comme à un repère authentique, lorsqu'il s'agit de déterminer la part de la réalité dans les apparences que nous offrent les structures soumises par la technique aux violences des agents physiques ou chimiques. L'examen immédiat permet seul d'observer certaines manifestations de la vie, comme la translation, la contraction, les courants du protoplasma, la digestion endocellulaire, etc.

Malheureusement, s'il est précieux, ce mode d'examen est trop incomplet pour suffire à notre investigation.

Tout d'abord, il n'est applicable qu'à des objets diaphanes et, partant, de faibles dimensions : petits animaux translucides, portions transparentes membraneuses ou autres des tissus, cellules isolées dans leur milieu vital, etc. Le champ d'observations qu'il permet de parcourir est donc très restreint. Il reste, en outre, incomplet dans ses propres limites, puisqu'il exclut une action suffisamment définissante des colorations sur les formes les plus importantes de la structure cellulaire intérieure et en particulier sur celles du noyau à l'état d'activité reproductive.

Bien que les colorations vitales, sorties du domaine théorique, aient déjà enregistré des résultats précis dans ce sens, elles restent encore aujourd'hui insuffisantes pour la grande majorité des matériaux. Enfin le mode d'examen à l'état vivant ne permet pas de faire de préparations permanentes et fixe une limite d'ailleurs souvent exiguë à la durée de l'observation. De là l'impérieuse nécessité de recourir à un autre mode d'observation.

## § 2. — Examen après fixation.

L'examen après fixation comble les lacunes du précédent. Il suppose la mort des tissus suivie d'une série de manipulations permettant de les débiter en parcelles diaphanes, de les colorer et de les monter en préparations permanentes. Le terme initial et capital de ces manipulations est la fixation.

Son rôle consiste à tuer les tissus pour les placer dans un état de mort invariable morphologiquement équivalent à celui qu'ils présentaient dans la vie au moment où la fixation est intervenue. En d'autres termes, la fixation surprend la vie et la « fixe » dans sa forme à un instant donné, *ne varietur*, s'opposant à toute altération cadavérique, à toute modification ultérieure de structure survenant du fait des manipulations elles-mêmes. Ainsi définie, la fixation n'est pas une réalité, mais l'idéal vers lequel doit tendre l'effort de la technique histologique, car, dans l'état actuel de celle-ci, la fixation supporte le reproche fondé, et de ne pas suffire toujours à son but et de modifier elle-même plus ou moins sensiblement la forme des tissus et de leurs éléments cellulaires. Par le choc des agents violents qu'elle emploie, agents chimiques pour la plupart, doués d'une action caustique, ou coagulante, ou précipitante énergique, elle adultère les formes mêmes qu'elle a pour mission de conserver. La méthode des fixations convergentes n'est qu'un palliatif à la défectuosité de la fixation et non un remède absolu. En effet, si aucune fixation n'est fidèle, comment saurait-on admettre pour exacte une moyenne issue de données toutes individuellement fausses?

L'histologie paraît ainsi placée dans un fâcheux dilemme, ou bien être une science incomplète en se confinant à l'examen des tissus vivants, ou être une science incertaine en utilisant des documents infidèles. C'est par le perfectionnement de la technique que l'histologie pourra sortir de ces Fourches Caudines en réalisant ce qu'on pourrait appeler la *fixation exacte*. Il n'est pas démontré que cette fixation idéale soit inaccessible. Les premiers procédés de fixation ont été déjà beaucoup améliorés; les mélanges ont joué dans ce sens un rôle bien défini, mais c'est surtout dans les procédés propres à ménager la susceptibilité des tissus qu'il paraît falloir chercher la solution d'un problème aussi délicat.

Dans le chapitre IV, nous apporterons notre contribution personnelle à cette importante question, et nous ferons connaître la technique de la fixation qui nous a paru offrir la plus grande somme de garanties pour une conservation fidèle des tissus.

# CHAPITRE III

## EXAMEN A L'ÉTAT VIVANT

De ce que l'examen à l'état vivant n'est pas un procédé d'examen complet, il ne résulte pas le moins du monde qu'il puisse être négligé. Il peut s'appliquer avec fruit à une foule d'objets très variés, à des animaux entiers de petite taille, à des portions transparentes du corps d'animaux même très volumineux, à des cellules isolées conservées un temps plus ou moins long dans leur milieu vital, etc. C'est un procédé d'observation de champ limité, mais très commode et à pratiquer systématiquement chaque fois qu'il est possible, par cela seul que rien ne peut le remplacer. Nous en verrons par la suite de multiples applications. Pour le moment, contentons-nous de montrer dans quelles conditions de matériel et de technique il faut se placer pour être à même de le réaliser.

### § 1. — Matériel nécessaire.

Comme les animaux aquatiques fournissent un important contingent de matériaux favorables à l'observation directe, il sera nécessaire, pour les recueillir, de se monter un petit filet de pêche *ad hoc*.

Ce filet se compose d'un bonnet de toile monté sur un anneau métallique fixé à l'extrémité d'une canne. L'ensemble formé par la canne et l'anneau doit être assez rigide pour supporter le poids de la pêche, qui peut renfermer de la vase, de la terre et de petits cailloux.

Pour cela, le meilleur est de ne donner à l'anneau qu'un diamètre restreint de 10 à 12 centimètres, moyennant lequel on aura, en outre, l'avantage de mouvoir sans gêne le filet dans les plus petits ruisseaux.

Dans ces limites, un fil de laiton de 4 millimètres de diamètre et de 50 centimètres de longueur suffit très bien. On le plie aisément en un anneau régulier dont les extrémités libres seront soudées et limées en une queue pointue qu'on emmanchera solidement à l'extrémité d'une canne de promenade.

La toile employée pour confectionner le filet aura été déjà usagée et assouplie de manière à pouvoir se retourner sens dedans dehors, ou *vice versâ*, en vue d'un nettoyage facile. Elle sera taillée et cousue en un bonnet pointu d'une profondeur égale au double du diamètre. Les mailles en seront assez fines pour retenir les plus petits objets.

**Bocaux.** — Un ou deux bocaux seront mis de côté à l'intention de recevoir le produit de la pêche. Ils seront à large goulot et pourvus d'une bonne fermeture en vue du transport; ceux d'une contenance de 100 à 150 centimètres cubes prennent facilement place dans les poches.

**Aquarium.** — L'aquarium n'est indispensable que si on veut conserver vivant à la maison, en vue de l'utiliser plus tard, le produit de la pêche. Les tout petits animaux, infusoires, limnées, planaires, etc., supportent longtemps d'être confinés dans un petit bocal, pourvu qu'il soit ouvert. Quoi qu'il en soit, si on tient à un aquarium, on pourra le construire soi-même à condition d'y ménager: 1° une circulation d'eau; 2° un dégagement central de bulles d'air. L'orifice du trop-plein sera pourvu d'un tampon de flanelle pour servir de filtre.

**Pipettes.** — Les pipettes servent au prélèvement des

espèces dans les bocaux ou dans l'aquarium. Elles auront bien entendu un calibre en rapport avec les dimensions des objets qui doivent y pénétrer, et, de ce fait, il est commode d'en avoir tout un lot qu'on fera soi-même en étirant des tubes de verre de divers calibres. Les plus fines auront des pointes droites et coudées, ces dernières étant plus commodes à manier sur la platine du microscope.

**Verres de montre.** — Ils sont destinés soit à servir de support pour l'examen sous le microscope d'animaux en liberté dans leur milieu normal, soit au triage des diverses espèces à l'aide de la pipette. Un petit nombre de ces verres suffit. On donnera la préférence à ceux qui présentent sur le fond une petite facette plate destinée à assurer leur stabilité.

**Lames et lamelles.** — Les lames servent de support à l'objet destiné à l'observation microscopique. (Le format courant est de 76 × 26 millimètres.) Il est bon qu'elles soient rodées sur les bords afin de ne pas blesser les doigts et de ne pas rayer la platine du microscope.

Les lamelles servent à recouvrir l'objet, soit par le seul intermédiaire d'une couche liquide empruntée à l'habitat normal des cellules ou animaux observés, soit par l'addition de cales destinées à supporter la lamelle pour éviter d'immobiliser par son poids l'objet à observer. Ces cales sont faites avec des débris de lamelles qu'on superpose en nombre voulu d'après l'épaisseur de l'objet.

**Lames à cellule.** — Les lames à cellule sont faites dans l'intention d'éviter ce travail de calage. Elles sont assez bon marché pour qu'on n'hésite pas à s'en procurer, mais elles n'ont rien d'indispensable.

*Chambre humide de Ranvier.* — Cette lame spéciale forme à la fois cellule et chambre humide.

En R, on voit une rigole circulaire où se trouve une provision d'air rapidement saturé de vapeur d'eau. La cellule est réalisée par la différence de niveau en C entre le plan de L et le plan L'. La chambre humide de Ranvier

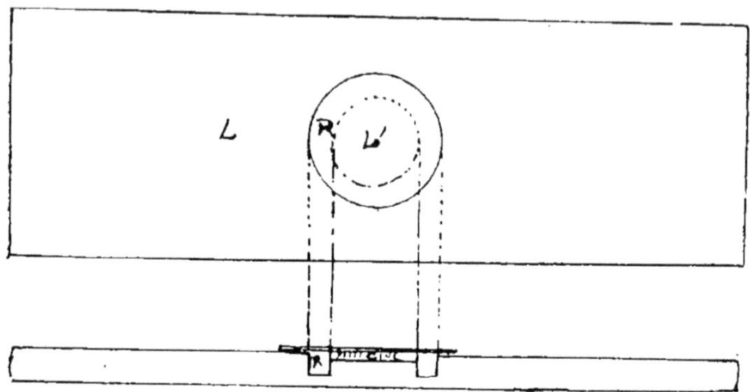


Fig. 28. — Chambre humide et à air de Ranvier vue de face et en coupe.

convient pour les examens prolongés à cause de la réserve d'air qu'elle contient.

Le matériel suivant s'applique à d'autres objets, membranes vivantes, globules blancs, etc.

**Plaque de liège**. — On pourra se procurer chez les marchands de liège, de bouchons, ou encore chez les droguistes, plusieurs plaques de liège fin rectangulaires, de dimensions assorties, mesurant environ 6 à 10 centimètres de largeur sur 10 à 15 centimètres de longueur et 6 à 7 millimètres d'épaisseur.

Elles serviront pour l'examen des membranes vivantes sous le microscope. A cet effet, on y ménagera un orifice circulaire central de 20 millimètres de diamètre, pardessus lequel sera tendue la membrane à observer.

**Épingles**. — On aura une boîte d'épingles ordinaires en laiton, de 25 à 30 millimètres de longueur, qui serviront à fixer la membrane en état de tension sur le liège.

**Seringue de Pravaz.** — Elle sert à faire des piqûres de curare.

**Seringue de Roux** ou seringue de Ranvier, de préférence cette dernière. Elles servent à pratiquer les injections de solutions colorantes.

**Platine chauffante.** — Elle n'est pas indispensable pour l'observation des mouvements des globules blancs. Elle n'est nécessaire que lorsqu'on veut observer longtemps les globules blancs d'animaux à sang chaud. Dans ce cas, on a recours soit à un des nombreux modèles en usage dans les laboratoires, soit à la platine chauffante de Ranvier fonctionnant par thermosiphon, et qu'avec un peu de goût, de fer-blanc et d'étain, on peut construire soi-même pour quelques sous.

## § 2. — Produits nécessaires.

**Solution de curare au millième.** — Sert à immobiliser, sans arrêter la circulation, les petits animaux dont on veut observer tout ou partie.

**Liquides ou sérums naturels.** — Servent à diluer le sang, à étudier les globules blancs, à conserver dans le milieu le plus favorable au maintien de leur forme et de leurs caractères les éléments anatomiques isolés à l'état vivant. Voici les plus employés :

*Solution physiologique de sel marin :*

| | |
|---|---|
| Eau distillée | 1 000 grammes. |
| Sel marin | 7gr,50 |

Elle sert aussi pour les colorations vitales.

*Sérum de Frey :*

| | |
|---|---|
| Eau distillée | 135 grammes. |
| Albumine de l'œuf | 15 — |
| Chlorure de sodium | 0gr,20 |

Même usage conservateur.

**Liquide amniotique.** — On se le procure dans les abattoirs ou par les bouchers qui livrent l'utérus gravide. Le mieux est d'extraire ce liquide avec un trocart, de manière à ne pas le souiller de sang. Si on n'a pas de trocart, on incise d'abord la paroi utérine et, après avoir lavé, on déchire les membranes pour recevoir le liquide dans un récipient. Le liquide filtré doit être jaune-citrin limpide.

**Humeur aqueuse. — Corps vitré.** — On les extrait des yeux de lapin par incision et expression.

**Matières colorantes pour les colorations vitales.**

*Bleu Bx. de Merck* (Darmstadt).

*Bleu de Méthylène médicinal.* } S'emploient
*Bleu de Méthylène* d'Ehrlich } indifféremment.
(Grübler).

Ils s'emploient au millième pour l'examen dans la solution colorée; au centième pour l'injection dans le sac lymphatique dorsal des batraciens ; à 3 où 4 p. 100 en solution dans l'eau salée (solution physiologique pour injection intraveineuse par la méthode de Regaud).

*Neutralroth* (rouge neutre). — Se le procurer chez Grübler.

Solution au dix-millième et au cent-millième pour la coloration vitale des infusoires et des poissons.

## § 3. — Technique de l'examen à l'état vivant.

La technique, tout en restant fort simple, varie avec l'étude qu'on se propose : examen de petits animaux vivants, de la circulation du sang, des globules blancs de cellules isolées, etc. Voyons comment on procède dans ces différents cas.

Les animaux qu'on peut observer avec fruit à l'état vivant sont des infusoires, des vers : rotifères, anguillules, planaires ; de petits crustacés : daphnies et cyclopes ; des mollusques, etc. On les trouve dans l'eau des mares et des étangs au début du printemps. Les infusoires sont abondants en toutes saisons. Il n'en est pas de même des rotifères, qu'on ne rencontre en abondance dans la nappe superficielle qu'au mois de mai, par les journées ensoleillées.

Les daphnies et cyclopes sont faciles à trouver dans la belle saison. Les planaires, les limnées rampent sur le fond ou restent adhérentes aux plantes aquatiques, débris de bois mort, etc. Parmi les larves de batraciens, celles des mares sont trop fortement pigmentées. Dans les ruisseaux des champs, en mars-avril, on trouve des individus plus transparents.

Le produit de la pêche recueilli en bloc dans des bocaux est porté au laboratoire, en ayant soin d'assurer l'aération et d'éviter l'échauffement du liquide.

Là une deuxième pêche commence, qui consiste à isoler les menues bestioles qu'on vient de rapporter. C'est le rôle de la pipette. On la choisit de calibre convenable. Bouchant de l'index son extrémité supérieure, nous la plongeons dans le liquide par son autre extrémité, dirigeant cette dernière vers l'objet de notre choix, anguillule, daphnie, cyclope, etc. Arrivés au contact, lâchons le doigt obturateur ; la différence de niveau chassera le liquide à l'intérieur de la pipette et avec lui entraînera l'animalcule visé. Notre capture faite, rebouchons la pipette avec le doigt et portons son contenu dans le verre de montre. Ce ne sera plus alors qu'une question d'observation microscopique.

Toutefois, il existe quelques petites difficultés pour recueillir les infusoires et les rotifères, qui ne sont pas toujours visibles à l'œil nu. Pour ces animaux, un artifice est nécessaire, qui consiste à les priver de lumière, sauf en un point, où ils se portent en masse et où on les recueille avec la pipette. Il suffit pour cela d'entourer le bocal qui les renferme de papier gommé noir, sur lequel on ménage une petite fente vers la nappe superficielle du liquide. Au bout de vingt-quatre heures, infusoires et rotifères abondent en ce point et sont cueillis en bloc.

L'observation microscopique peut avoir lieu dans le verre de montre, à la condition de ne mettre que très peu d'eau et de restreindre ainsi au champ des objectifs 2 et 3 les ébats de ces petits animaux. Pour examiner avec les objectifs 4 et 5 de plus court foyer, il est préférable de prélever quelques individus seulement et de les installer sur une lame dans une petite gouttelette d'eau.

Ces précautions sont plus particulièrement indispensables pour l'enregistrement cinématographique de leurs mouvements, afin qu'ils ne sortent pas des limites de la surface sensible. Ce genre d'examen permet des observations très instructives au sujet de la contractilité et de la locomotion de ces petits êtres. Les cils vibratiles des infusoires et surtout les moulins des rotifères sont extrêmement curieux, sans préjudice des notions de détail qu'on peut acquérir sur la structure, la musculature, l'innervation et les organes de reproduction de ces animaux. Mais nous sortons ici de notre sujet.

**Transformation de préparations temporaires d'infusoires, rotifères et petits objets vivants, en préparations permanentes.** — Il peut arriver que, dans le cours de l'examen des petits animaux vivants, d'objets divers, un échantillon soit jugé digne d'être conservé. C'est pourquoi nous décrirons ici les manipulations nécessaires pour permettre cette conservation. L'échantillon est déposé dans une gouttelette aussi peu volumineuse que possible, bien au milieu d'une lame propre et sèche. Dès lors, la première chose à faire consiste à le fixer dans sa forme *ne varietur*. Cette opération doit le surprendre sans modifier son attitude, et, pour atteindre ce résultat, l'anesthésie est nécessaire, sous peine de voir l'objet se rétracter brusquement en une boule informe, sous le choc de l'agent fixateur.

*Anesthésie.* — Tremper un tire-ligne dans le liquide anesthésique de Rousselet et présenter la pointe au contact de la gouttelette déposée sur la lame. Le liquide anesthésique s'y écoule lentement avec un débit réglable par l'écartement des branches du tire-ligne. Cette lenteur est nécessaire pour ne pas provoquer de réaction du côté de l'échantillon. Les mouvements de ce dernier sont observés sous le microscope et, quand ils sont sur le point de cesser, la lame saisie entre le pouce et l'index est retournée sur le goulot débouché du flacon de solution osmique au centième.

Il y a là un petit tour de main à saisir, de manière à ne pas déplacer la gouttelette de liquide déposée sur la lame. Cette condition est toujours aisément réalisée si le volume donné à cette gouttelette n'a pas été exagéré. L'emploi du tire-ligne concourt d'ailleurs à ce résultat.

*Fixation.* — Trente secondes d'exposition aux vapeurs osmiques suffisent, en moyenne, avec la solution au centième. Ce temps écoulé à la montre, retourner de nouveau la lame, et ajouter avec le tire-ligne une trace d'eau formolée à 3 p. 100. L'eau formolée est destinée à rendre la conservation encore plus certaine. La préparation est alors prête à être lutée.

*Montage.* — Cette opération comprend le calage, l'immobilisation des cales et de la lamelle, puis la fermeture hermétique. Le calage destiné à éviter tout aplatissement de l'objet par compression est exécuté avec des débris de lamelles. Ces cales sont placées, en dehors du contact de la gouttelette, tout autour de celle-ci, à intervalles réguliers et de telle sorte que toutes les cales débordent la lamelle par une de leurs extrémités. Quatre à cinq cales suffisent. La lamelle étant placée sur la préparation comme il vient d'être dit, une gouttelette de cire est déposée au pinceau sur l'extrémité libre de chacune des cales, de manière à déborder légèrement sur la lame et sur la lamelle. Par ce moyen, au bout d'une heure de séchage, la lame, les cales et la lamelle seront suffisamment solidarisées pour supporter le mouvement circulaire de la tournette (pour l'emploi de ce petit appareil, voir page 160).

### Examen de la circulation du sang.

La circulation du sang s'examine sur des membranes minces tendues en un champ plan, tout en restant dans la circulation générale. Cet examen se réalise sur le mésentère de la salamandre ou sur celui de la grenouille. L'animal est curarisé par injection, à la seringue de Pravaz, de 1 centimètre cube de la solution de curare au millième dans le tissu cellulaire sous-cutané du dos. Le ventre est ouvert ; une anse d'intestin grêle en est dégagée vers l'extérieur et disposée tout autour de l'orifice circulaire de la plaque de liège, de manière que le mésentère soit tendu par-dessus l'orifice. L'animal restant couché sur le côté droit ou gauche de la plaque de liège, celle-ci est portée sur la platine du microscope. L'observation montre alors les courants axial et marginal, les battements des artères, les phénomènes d'élasticité dont les globules sont le siège, etc. On peut encore faire des observations de ce genre sur la queue des larves de tritons ou de rainettes. Les larves sont curarisées simplement par immersion dans la solution de curare au millième. A défaut de curare, on fixe le corps sur la lame à l'aide de bandes de papier gommé ne laissant dépasser que l'extrême pointe de la queue, où on peut étudier une foule d'autres détails (pointes d'accroissement, tissu conjonctif muqueux, etc.).

## Examen de cellules isolées a l'état vivant.

Un des types les plus instructifs de ce genre d'observation est l'étude des globules blancs, qui peut se faire sans outillage spécial. On étudie les globules blancs dans un de leurs habitats naturels : la lymphe. Cette lymphe, on l'emprunte soit à la grenouille, soit à un mammifère.

**Lymphe de grenouille.** — On la puise dans le sac lymphatique dorsal de la grenouille. Ce sac est situé sous la peau du dos de l'animal. En tenant la grenouille la tête en bas par les pattes postérieures, la lymphe reflue vers la tête. En faisant alors une très petite incision en arrière des yeux, juste de quoi livrer passage à l'extrémité très effilée d'une pipette, la lymphe y pénètre d'elle-même par capillarité, ou bien on l'y aide par aspiration.

**Lymphe de mammifères.** — On tue un lapin par section du bulbe. On ouvre le thorax et le péricarde sans y laisser couler de sang. Dans la cavité de ce dernier, on trouve, au point le plus déclive, à récolter 1 ou 2 centimètres cubes de lymphe à l'aide de la pipette.

L'observation ne nécessite pas absolument de platine chauffante, pas même pour les globules blancs de lapin. La platine chauffante ne fait qu'activer les mouvements des globules blancs. On peut donc fort bien s'en passer. Cela posé, voici comment on procède. A l'aide de la pipette, on dépose sur une lame ou de préférence sur une chambre humide de Ranvier une petite goutte de lymphe qu'on recouvre d'une lamelle. On observe ensuite en tenant compte que les globules restent quelque temps immobilisés sous le choc anormal qu'on vient de leur faire subir. Ils ne modifient d'ailleurs leurs formes que lentement. Si on veut interrompre l'observation pour ne pas se fatiguer les yeux, on peut, pour fixer les idées, comparer plusieurs dessins à la chambre claire pris à des intervalles donnés. Si on n'a pas de lame à cellule, il est bon de ne pas appuyer sur la lamelle qui doit être posée très délicatement et de choisir une lamelle assez épaisse pour qu'elle ne se déprime pas sous l'influence de la capillarité.

La phagocytose s'observe en ajoutant à la lymphe une gouttelette de sérum physiologique dans laquelle on aura préalablement broyé une parcelle de vermillon. On voit alors, en un temps variable, les globules blancs s'incorporer les grains de vermillon. L'essentiel pour ne pas manquer l'expérience est de ne pas ajouter d'eau ordinaire qui tue les globules blancs.

*Piège à globules blancs.* — Un procédé indirect pour l'étude des propriétés vitales des globules blancs est celui du piège à moelle de sureau, très anciennement connu, mais toujours aussi instructif. Il consiste à inciser le sac dorsal de la grenouille, à y introduire un petit fragment de moelle de sureau et à suturer la peau. L'animal est rendu à son aquarium pour un laps de temps de quarante-huit heures, au bout duquel le morceau de moelle de sureau est extrait et débité en coupes. Ces coupes colorées à l'hématéine-éosine montrent des globules blancs à l'intérieur des cellules polygonales de la moelle, quelques-uns restant pris dans les pores de leurs parois. On peut même voir, si l'on est favorisé, des globules rouges issus de vaisseaux néoformés qui ont déjà pénétré le tissu végétal. En outre, si on a mis des grains de vermillon dans le sac dorsal, on les retrouvera en partie dans les globules blancs.

### Examen des cellules cartilagineuses.

Les cellules cartilagineuses étant très altérables sous l'influence des procédés courants de fixation et d'inclusion, il y a un intérêt particulier à les observer à l'état vivant. Pour cela, on prélève à l'extrémité d'un fémur de grenouille une mince coupe de cartilage qu'on observe immédiatement dans son propre plasma, c'est-à-dire sous une lamelle immédiatement lutée. Sur ces mêmes cellules cartilagineuses, on observera les modifications qui se produisent sous l'influence d'addition d'eau, de sérums conservateurs divers. Ce sera un exercice très pratique pour se rendre compte de la susceptibilité de certains tissus et de la genèse des artifices.

### Examen des produits sexuels.

S'il est des cellules dont l'examen présente un réel intérêt à l'état vivant, ce sont les produits sexuels, spermatozoïde et œuf.

Les spermatozoïdes sont mis en liberté en délayant un fragment de testicule dans un milieu conservateur, sérum physiologique ou sérum de Frey. Il est préférable, pour éviter l'emploi assez incommode de la platine chauffante, de s'adresser à des animaux à sang froid, comme la salamandre ou la grenouille. Dans ce cas, l'observation sera faite de préférence chez des adultes à la période d'activité génésique (début du printemps).

Les œufs seront empruntés aux ascarides, aux batraciens et aux poissons. Ces matériaux conviennent pour l'observation de l'excrétion des globules polaires, de la fécondation et du début de la segmentation. La fécondation est particulièrement curieuse à suivre dans la pénétration du spermatozoïde à l'intérieur de l'œuf. On l'observe dans un verre de montre où on a réuni, dans une goutte d'eau, une parcelle de laitance et un œuf de truite. Les oursins sont également des objets de choix pour cette observation, en raison de la transparence des œufs.

### § 4. — Colorations vitales.

Nous avons dit que l'emploi des colorations vitales était sorti du domaine théorique et avait enregistré déjà des résultats. Il n'y a rien de plus exact.

En vain a-t-on objecté que les colorations vitales touchent uniquement les éléments inertes des cellules (Bolles Lee et Henneguy). Il reste démontré que le noyau des amibes non seulement est capable de se colorer avant la mort, mais encore se teint beaucoup mieux pendant la vie ; que le noyau déjà coloré continue à se diviser chez les infusoires, rotifères, vers, crustacés (Travaux de Przesmycki), de telle sorte qu'on peut suivre les diverses phases de ce phénomène ; que les cils vibratiles des vibrions cholériques peuvent fixer la matière colorante à l'état vivant (Strauss), etc. On n'est donc pas en droit de négliger les colorations vitales.

Il existe trois procédés principaux de coloration.

**Immersion.** — Pour colorer les infusoires, il suffit de les observer dans une solution colorée de bleu de quinoléine ou de bleu de méthylène. La solution colorée doit être employée très étendue, au millième au plus. Les solutions de neutralroth peuvent être utilisées pour distinguer la réaction acide ou alcaline des vacuoles. La teinte rouge s'accentue en effet au contact des liquides acides et passe au jaune-orange au contact des liquides alcalins.

L'usage du bleu de méthylène est applicable aux rotifères, qui s'observent également dans la solution colorée.

Un mode particulier de coloration vitale qu'il conviendrait mieux d'appeler, avec Arnold, coloration post-vitale, consiste à détacher des cellules vivantes de l'épithélium du pharynx de la grenouille, ou des lambeaux de membranes minces telles que le mésentère, prélevés sur le vivant, et à les observer aussitôt dans la solution colorante. (Dans ces différents cas, on se sert de lames et lamelles ou de lames à cellules comme il a été indiqué plus haut.)

L'immersion a été appliquée à l'*helix pomatia*. L'escargot est immergé de quelques heures à trois jours dans une solution de carmin d'indigo à 1 p. 250. La couleur se fixe sur les cristalloïdes des cellules rénales et sur les globules protéiques des cellules hépatiques. Elle persiste un mois si on laisse vivre l'animal.

Certains poissons peuvent vivre longtemps dans des solutions faibles de neutralroth à 1 p. 10000 ou p. 100000. Seules les granulations cellulaires se colorent et d'une manière fugace (Ehrlich).

**Injection de solutions colorantes.** — On peut faire pénétrer les solutions colorantes dans la circulation par les espaces lymphatiques, par les cavités séreuses, par injection hypodermique, par injection intraveineuse.

*Espaces lymphatiques.* — On s'adresse au sac lymphatique dorsal de la grenouille, dans lequel on peut injecter, à l'aide d'une seringue de Pravaz, de 1 à 3 centimètres cubes de la solution de bleu de méthylène au centième.

*Cavités séreuses.* — La cavité péritonéale est celle qui convient le mieux comme étant la plus étendue. On y injectera chez le lapin 20 centimètres cubes et chez le cobaye 10 centimètres cubes de solution de bleu de méthylène au centième dans le sérum physiologique (seringue de Roux).

*Injection hypodermique.* — Elle est plus lente et moins sûre que l'injection intravasculaire.

*Injection intravasculaire.* — En voici un exemple que nous retrouverons dans la technique appliquée.

Regaud injecte à un lapin par l'aorte abdominale, de cinq en cinq minutes, 5 centimètres cubes d'une solution de bleu de Méthylène à 3 ou 4 p. 100 dans le sérum physiologique. L'animal meurt le plus souvent après la troisième ou quatrième injection. Il faut alors, sous peine d'échec, se hâter de mettre le système nerveux à nu et de favoriser le contact de l'air par de multiples entailles (Voir p. 139).

**Alimentation par de la nourriture chargée de matières colorantes.** — La coloration des os par la garance était connue de la plus haute antiquité par les Chinois. La garance colore les os en rouge, la curcuma en jaune. Ces propriétés ont pu être mises à profit pour l'étude du développement des os en épaisseur (Duhamel).

Le bleu de méthylène médicinal n'ayant qu'une toxicité très faible est la matière colorante de choix pour ce mode de coloration vitale. On le mélange aux aliments dans une proportion qui varie avec le poids de l'animal. La ration journalière sera de 10 centigrammes par kilogramme d'animal et sera maintenue pendant huit jours au moins. Quel que soit le mode de pénétration de la matière colorante dans l'organisme, il importe de savoir que la coloration ne persiste pas sur les pièces prélevées, si on ne prend pas la précaution de les fixer immédiatement. En outre, certains modes de fixation devront être choisis qui respectent eux-mêmes l'imprégnation colorante. Il sera question de ces détails à propos de la fixation.

# CHAPITRE IV

## EXAMEN APRÈS FIXATION. — FIXATION ET IMPRÉGNATION

L'examen après fixation suppose une série de manipulations dont la fixation est le terme initial.

### FIXATION.

Les agents fixateurs seront d'abord étudiés, sans nous préoccuper d'épuiser le nombre des réactifs connus. Il paraît plus profitable d'en limiter l'énumération à ceux dont l'usage a reçu la consécration d'une longue pratique, afin d'étudier plus en détail ces derniers et de bien dégager les indications de leurs emplois respectifs. Ces données seront complétées par des considérations générales sur le choix des fixateurs et l'ensemble des précautions à observer pour assurer une fixation stable et fidèle. Les cas particuliers seront précisés en dernier lieu.

### AGENTS FIXATEURS.

Ce sont des *agents physiques* et des *agents chimiques*.

### § 1. — Agents physiques.

Les agents physiques interviennent dans la fixation pour la réaliser ou la favoriser. La chaleur humide à 70° peut fixer les tissus en coagulant les albumines cellulaires. L'action est à peu près instantanée dans l'eau bouillante, mais c'est là un type de procédé brutal qu'il y a lieu de condamner. Cependant, on ne doit pas regarder comme non susceptibles d'examen des tissus ayant subi une ébullition même prolongée. Ainsi, les viandes de conserve, sauf putréfaction avancée, montrent encore bien la striation musculaire et les sarcosporidies parasites des muscles.

C'est pour diminuer la durée de la fixation ou l'effectuer à la température normale des tissus que l'emploi de la chaleur est le plus avantageux. Nous aurons l'occasion de revenir sur cet important sujet.

Le froid est incapable de fixer les tissus, il ne fait que les durcir et suspendre soit les altérations cadavériques lorsqu'ils sont morts, soit, dans le cas contraire, certains phénomènes d'auto-digestion qui peuvent se produire dans les cellules glandulaires à grains de sécrétion. Pour obvier à l'auto-digestion, M. Borrel fait porter à la glacière, au-dessus de 0°, les pièces immergées dans un réactif osmié.

Au-dessous de 0°, à un degré qui varie avec la densité du suc cellulaire, celui-ci se congèle et subit une dilatation qui peut entraîner de graves désordres dans la structure cellulaire. Pour cette raison, la congélation paraît devoir être bannie de toutes les pratiques histologiques.

## § 2. — Agents chimiques.

Ce sont des acides, des sels minéraux, des alcools, aldéhydes, éthers et des mélanges.

**Acides**. — Employés à l'état dilué, jamais purs, les acides jouissent de la propriété de dissoudre les minéraux cellulaires. C'est cette même propriété qui les fait admettre ou rejeter suivant le cas. Admis comme décalcificateurs, les acides, sauf l'acide osmique, doivent être éliminés chaque fois qu'il s'agit de conserver les concrétions salines des tissus (cas très fréquent en histologie végétale). Les acides les plus employés sont les acides osmique, chromique, sulfurique, nitrique, picrique et acétique.

*Acide osmique.* — L'acide osmique se trouve dans le commerce sous la forme de cristaux verdâtres enfermés dans de petits tubes scellés à la lampe. Ces tubes sont d'une contenance variant de 10 centigrammes à 1 gramme (chez Grübler, Leipzig). Ils sont vendus à raison de 9 francs le gramme. Il est prudent, pour ne pas s'exposer aux vapeurs irritantes du produit, de briser le tube sous l'eau après avoir amorcé sa cassure d'un trait de lime. Cette opération demande à être faite avec une propreté absolue, car l'acide osmique se précipite au contact des moindres traces de matière organique. L'eau employée sera de l'eau distillée et soigneusement filtrée. Elle sera mesurée dans une éprouvette graduée décapée à l'alcool chlorhydrique et rincée elle-même à l'eau distillée. Il en sera de même du récipient, de sa fermeture à l'émeri, du tube scellé et de l'agitateur en verre qui servira à briser le tube dans le flacon. Les solutions d'acide osmique sont faites en général au centième, conservées à l'abri de la lumière et sous une cloche limitant l'atmosphère qui les entoure. Il y a lieu de n'en préparer à l'avance que la quantité dont l'emploi est prévu à bref délai, car les solutions d'acide osmique ont une tendance très marquée à s'épuiser spontanément en formant précipité. Le prix de ce produit contribuera d'ailleurs à le faire ménager.

L'acide osmique s'emploie en solution ou à l'état de vapeurs. Par ces dernières, il convient à merveille pour surprendre dans leur forme de petits animaux comme les infusoires, les rotifères, ou pour fixer des objets très minces comme des membranes, des cellules isolées, etc.

En solution, il est peu pénétrant et ne doit agir que sur des pièces au-dessous de un quart de centimètre cube. Pour ce volume maximum, la durée de la fixation est de douze heures. Il faut éviter d'exagérer cette durée, car l'acide osmique rend les objets très friables sous le rasoir et les noircit à l'excès. En outre, l'acide osmique ne donne pas une fixation assez tenace pour supporter les inclusions à la paraffine. Il gêne les colorations par l'hématéine et le carmin, mais n'en reste pas moins un fixateur de choix pour les éléments de la rétine, les cellules épithéliales, les grains de sécrétion, les cristalloïdes et pour les fibres nerveuses dont il colore la myéline en noir. Il exerce la même action colorante sur la graisse.

*Acide chromique.* — S'emploie rarement seul en histologie animale, comme fixateur. C'est un assez bon fixateur du sac embryonnaire en histologie végétale en solution au centième. Il a l'inconvénient de provoquer des réticules artificiels dans le protoplasma. La durée de la fixation est de vingt-quatre heures pour un volume de 0$^{cmc}$,5.

*Acides sulfurique et nitrique.* — S'emploient dans les mélanges.

*Acide picrique.* — Corps cristallisé en paillettes jaune-citron. Bon fixateur pour la cytologie végétale en solution au centième. S'emploie en mélange pour l'histologie animale, où il joue un rôle actif dans la décalcification. Employé seul, il fixe très lentement, en quarante-huit heures pour un volume maximum de 0$^{cmc}$,5.

*Acide acétique.* — S'emploie dans les mélanges. C'est l'acide acétique dit « glacial », ou cristallisable, qu'il faut se procurer.

**Sels.** — Le sublimé est un fixateur précieux, bien que l'acception de son emploi ne soit pas très étendue. Il convient surtout pour l'étude des planaires, des jeunes embryons de vertébrés et des testicules. Il se présente sous la forme d'une poudre blanche cristalline, très lourde, que sa haute toxicité commande d'employer avec prudence sans la laisser traîner à la portée de toutes les mains.

Le sublimé s'emploie le plus simplement sous la forme de solution saturée dans l'eau salée à la température ambiante. On emploiera comme eau salée la solution physiologique de sel, si on l'a toute prête sous la main. On en prélèvera 100 grammes auxquels on ajoutera environ 8 grammes de sublimé. Cette solution sera préparée au moment de s'en servir, car elle ne se conserve pas longtemps limpide. On pourra chauffer pour hâter la dissolution du sublimé. Il en restera toujours un excès qui se précipitera par refroidissement. Les objets à fixer, au moment où ils sont immergés dans cette solution, blanchissent rapidement à la surface en prenant un aspect porcelané qui permet de suivre les progrès de la fixation. Lorsque cette teinte spéciale est parvenue jusqu'au centre de l'objet, la fixation est achevée. La prolonger serait inutile et provoquerait une friabilité excessive des pièces.

Pour retirer l'objet de la solution fixatrice, il est bon de se servir d'une petite cuiller en corne ou en bois pour ne pas détériorer des pinces ou des spatules en métal.

La fixation achevée, le sublimé doit être éliminé de l'objet fixé, soit avant le débit en coupes, soit après. Il paraît plus avantageux de se débarrasser le plus tôt possible de cette opération, qui a moins d'inconvénients lorsqu'elle est effectuée sur la masse. Pour cela, l'objet est placé dans un récipient rempli d'alcool à 75°, auquel on ajoute goutte par goutte de la teinture d'iode jusqu'à l'obtention d'une teinte brune franchement transparente. On agite fréquemment. La coloration disparaît peu à peu par formation d'iodure de mercure. On rajoute alors de la teinture d'iode et ainsi de suite jusqu'à ce que l'alcool ne se décolore plus. Les pièces mal purgées de sublimé fournissent des préparations susceptibles de s'obscurcir par de fins précipités de ce sel. Il y a donc lieu d'obtenir son élimination complète. Au point de vue des colorations, non seulement le sublimé n'en gêne aucune, mais il permet les plus délicates, et notamment par le triacide d'Ehrlich.

**Alcools, aldéhydes, éthers.** — L'*alcool à 95°* est employé le plus couramment en histologie végétale pour la fixation de la racine, de la tige et des feuilles ; il durcit en même temps et permet d'obtenir de bonnes coupes d'anatomie microscopique. On peut aussi l'employer pour le système nerveux central. La durée de la fixation est de vingt-quatre heures pour un fragment de $0^{cmc},5$.

L'*alcool absolu* convient pour la fixation du sang, du pus, étalés par frottis.

L'*éther sulfurique* pur à 65°, associé à l'alcool absolu, donne pour le même usage un excellent fixateur. La durée de la fixation est la même, de quinze à vingt minutes.

L'*aldéhyde formique* est employée sous la forme de la solution commerciale à 40 p. 100. Cette solution est ramenée pour l'usage à 3 p. 100 pour les embryons, à 10 p. 100 pour le système nerveux central. C'est pour ce dernier que le formol donne les meilleurs résultats, en raison de sa puissance de pénétration. La durée de fixation pour un objet de $0^{cmc},5$ est de vingt-quatre heures.

Le formol est le plus souvent un fixateur incomplet lorsqu'il est employé seul.

**Mélanges fixateurs.** — Les mélanges permettent généralement d'obtenir des fixateurs plus puissants et plus complets que leurs éléments constitutifs employés seuls. Certaines formules que nous allons citer figurent au nombre de celles qui ont fourni la plus heureuse contribution à la technique.

*Liqueur de Flemming.* — La formule du « mélange fort » est la suivante :

| | | |
|---|---|---|
| Acide osmique, solution à 1 p. 100.. | 8 | volumes. |
| — chromique, solution à 1 p. 100. | 15 | — |
| — acétique cristallisable......... | 10 | — |
| Eau distillée....................... | 95 | — |

Ce réactif gagne peu en pénétration sur l'acide osmique employé seul et ne permet par conséquent pas de traiter de grosses pièces. Il ne faut pas dépasser un quart de centimètre cube. Pour ce volume, la durée de la fixation est de douze heures.

La liqueur de Flemming fixe très bien les figures de caryocinèse et chez les animaux et chez les végétaux. Elle définit bien le fuseau et les asters. C'est le réactif de choix pour les très jeunes embryons. La résistance de la fixation par le Flemming lui permet de supporter très bien les inclusions à la paraffine. Son emploi est donc tout indiqué pour la cytologie, qui exige des coupes très minces. Il assure la décalcification des os minces, mais ne permet pas de très bonnes colorations avec l'hématoxyline et l'hématéine. La safranine et les couleurs d'aniline s'en accommodent au contraire très bien.

*Liquide de Bouin.* — Sa composition est la suivante :

| | | | |
|---|---|---|---|
| Solution aqueuse saturée d'acide picrique........................ | 75 | cent. | cubes. |
| Formol à 40 p. 100.............. | 20 | — | — |
| Acide acétique glacial........... | 5 | — | — |

La note dominante de ce fixateur est sa puissance pénétrante. Cette puissance acquiert son maximum lorsqu'il est préparé au moment de s'en servir. Dans tous les cas, il demande à être conservé dans des flacons bien bouchés. On peut assurer en vingt-quatre heures la fixation solide d'une pièce de 2 centimètres cubes. La coloration jaune communiquée aux tissus permet d'ailleurs de surveiller la pénétration. Tout en se prêtant aux usages les plus divers qui en font un fixateur presque universel et, entre autres, à la décalcification des os minces, le réactif de Bouin est un fixateur de choix pour les structures glandulaires, où il conserve bien les grains de sécrétion. Il respecte les épithéliums et les cils vibratiles dans leur intégrité, mais réussit moins bien avec le rein et le testicule des mammifères. Il est à éliminer pour l'histologie végétale, car il dissout les minéraux cellulaires. Il permet d'excellentes colorations par l'hématoxyline et l'hématéine et ne nécessite aucun lavage après la fixation. En somme, il paraît avoir détrôné les divers mélanges à base d'acide picrique utilisés avant lui et doit être recommandé pour un usage courant, d'autant plus qu'il est facile à faire soi-même et à bon marché.

*Mélange de Van Gehuchten.* — Composition :

| | |
|---|---|
| Acide acétique cristallisable...... | 10 cent. cubes. |
| Alcool absolu.................... | 60 — — |
| Chloroforme...................... | 30 — — |

C'est un bon fixateur du rein, et c'est à ce seul titre qu'il figure ici.

*Mélange chromonitrique de Perenyi.* — Composition :

| | |
|---|---|
| Acide chromique à 1 p. 100...... | 15 cent. cubes. |
| — nitrique à 10 p. 100....... | 40 — — |
| Alcool à 95°..................... | 40 — — |

à utiliser pour les arthropodes.

*Liqueur de Müller.* — Composition :

| | |
|---|---|
| Bichromate de potasse............ | 20 grammes. |
| Sulfate de soude.................... | 10 — |
| Eau distillée........................ | 1 litre. |

On doit la fabriquer par 1 litre au moins à la fois, car elle demande à être renouvelée plusieurs fois pendant la durée de la fixation. Celle-ci est longue, mais permet de traiter des objets volumineux (plusieurs centimètres cubes). Il faut souvent de dix à quinze jours. Cette fixation ne paraît pas suffisante pour les inclusions à la paraffine. On améliore beaucoup la liqueur de Müller en lui ajoutant un vingtième environ de son volume de solution d'acide osmique au centième. La fixation est alors meilleure et plus rapide (vingt-quatre heures pour un demi-centimètre cube) (recommandé par Vialleton).

## § 3. — Considérations générales sur le choix du fixateur et son meilleur mode d'emploi.

La fixation est la pierre basale de l'édifice entier de la technique histologique. Aussi mérite-t-elle d'être examinée de près dans tous ses détails, à commencer par la détermination raisonnée du réactif qui doit la réaliser.

Le choix du fixateur doit être arrêté en fonction d'un certain nombre de données qu'il y aura lieu d'examiner toutes, sans en excepter une seule, de manière à n'avoir pas à regretter dans le résultat final de s'y être pris à la légère, la fixation ne pouvant pas être recommencée et certains objets rares ne pouvant pas toujours se retrouver dans des conditions favorables. Ces données sont : le volume de l'objet à fixer, la nature de cet objet, les modes d'inclusion et de coloration qu'on sait devoir lui être appliqués en raison du but à atteindre.

*Volume.* — Il ne saurait être question dans l'hypothèse présente que du cas où le volume de l'objet ne peut pas être réduit, par exemple celui d'un embryon dont on se propose de faire des coupes totales. Si l'embryon est gros, cette seule considération commandera le choix d'un fixateur très pénétrant dont le liquide de Bouin est le type. Au-dessous d'un volume d'un quart de centimètre cube, la liqueur de Flemming, le sublimé pourront suffire.

*Nature de l'objet.* — Pour certains objets, il existe des fixateurs tout désignés comme les meilleurs par la pratique courante. Par exemple, pour les glandes, ce sera l'acide osmique ou la liqueur de Bouin ; pour le testicule, le sublimé; pour le rein, le mélange de Van Gehuchten; pour les tissus embryonnaires en voie de division caryocinétique, la liqueur de Flemming, etc... Il faudra se préoccuper de savoir si, par sa nature chimique, le fixateur présumé ne dissoudra pas tels ou tels éléments qu'on désire conserver. Pour les minéraux cellulaires, les fixateurs acides sont à éliminer. On leur substituera le formol dilué dans l'eau ou mélangé à l'alcool. S'il s'agit de tissus graisseux, le chloroforme et l'éther seront évités. Avec ces derniers, l'acide osmique sera employé de préférence ou au contraire rejeté, suivant qu'on l'utilise comme réactif de la graisse où qu'on redoute une coloration noire trop massive. On multiplierait ainsi les exemples à l'infini. Ceux qui viennent d'être donnés suffisent à montrer que cette seule question mérite d'être mûrement réfléchie.

*Mode d'inclusion.* — Il est indispensable de savoir que l'inclusion à la paraffine exige des fixations particulièrement solides que certains fixateurs sont impuissants à donner : tels l'acide osmique employé seul et la liqueur de Müller. Au contraire le liquide de Bouin, la liqueur de Flemming donnent la ténacité de fixation requise.

*Mode de coloration.* — Les colorations étant des combinaisons chimiques entre la matière colorante et les tissus fixés, il y a lieu de prévoir que la nature chimique du fixateur n'est pas indifférente à la coloration. C'est ce qui se passe en réalité.

L'acide osmique gène la coloration par l'hématéine et le carmin. La liqueur de Flemming possède le même inconvénient, quoique à un degré moindre. Au contraire, elle s'accommode très bien de la safranine et en général de toutes les couleurs d'aniline. Les tissus imprégnés d'acide picrique donnent de belles élections nucléaires avec l'hématoxyline et l'hématéine. Le triacide réussit particulièrement bien avec le sublimé. On remarquera que nous avons déjà signalé les mêmes faits à propos de l'étude des fixateurs. Or cette redite est voulue, car on ne saurait trop insister sur les multiples points de vue auxquels il faut savoir se placer pour choisir un fixateur en connaissance de cause. Souvent, d'ailleurs, cette question ne laisse pas que d'être épineuse, car on peut se heurter à d'incompatibles desiderata. Dans ce cas, il s'agira de savoir renoncer à celui des résultats visés qui a le moins d'importance, le résultat obtenu ayant alors le double avantage d'être le meilleur possible et d'être tel qu'on l'a voulu, au lieu d'être quelconque.

Après le choix logique d'un fixateur, il reste à savoir l'employer dans les conditions les plus propres à réaliser cette fixation à la fois tenace et fidèle, qui doit s'approcher le plus possible de la fixation idéale. Il existe pour cela des données classiques touchant le volume relatif de l'objet et du liquide fixateur, la perméabilité de l'objet, le contact parfait de ce dernier avec le réactif, la durée de la fixation, que nous exposerons les premières afin de permettre à chacun d'assurer la fixation dans les conditions normales où elle est pratiquée aujourd'hui dans la majorité des laboratoires ; puis nous ferons valoir des données personnelles susceptibles d'améliorer la fixation.

*Données classiques.* — Le volume du fixateur doit être cinquante fois plus grand que celui de l'objet à fixer ; lorsque le fixateur agit lentement ou s'épuise rapidement, comme c'est le cas pour la liqueur de Müller, on le changera plusieurs fois pendant la durée de la fixation.

Tout ce qu'il est possible de faire pour augmenter la perméabilité de l'objet et hâter la fixation devra être fait. Chaque fois qu'on sera maître de modifier le volume de l'objet, c'est-à-dire lorsqu'il ne s'agit pas d'une coupe totale, le meilleur moyen d'assurer la perméabilité de l'objet consistera à lui donner une faible épaisseur, surtout en ce qui concerne la peau et les muscles, fort peu perméables par eux-mêmes.

Dans les œufs, le chorion sera détaché le plus tôt possible après le début de la fixation.

On favorisera la pénétration des gros embryons par quelques scarifications pratiquées sur le tégument.

La sclérotique, lorsque l'œil devra être traité en entier, sera émincée en plusieurs endroits jusqu'au contact de la choroïde, etc.

Le contact parfait entre l'objet à fixer et le liquide fixateur sera assuré soit en le suspendant au sein du liquide, soit en agitant fréquemment le récipient, de préférence par ces deux moyens à la fois. Les bulles d'air seront chassées avec précaution, de manière à ne pas provoquer de ruptures dans les tissus. Différents appareils peuvent être utilisés pour cela, les trompes de laboratoire, la pompe à mercure ; le plus simple est une poire en caoutchouc qu'on adapte, après l'avoir légèrement déprimée, sur le goulot du flacon où a lieu la fixation. La poire, en se redressant, fait un vide partiel et déplace les bulles d'air. Il vaut mieux recommencer plusieurs fois cette petite manœuvre que de créer d'un seul coup une dépression exagérée. Certains organes creux, comme le limaçon, se débarrassent assez difficilement de l'air qu'ils contiennent. Il ne faut pas hésiter à les inciser pour permettre le dégagement de l'air dans le vide, surtout lorsque ces organes sont destinés à être inclus dans la paraffine. Les dégâts volontairement effectués seront toujours moins étendus que ceux qui résultent d'une inclusion défectueuse et incomplète.

La durée de la fixation a été suffisamment définie pour chaque fixateur. En cas de doute, on saura qu'il y a moins d'inconvénients à prolonger la fixation qu'à la réaliser d'une manière insuffisante. Toutefois ce principe, généralement vrai, n'est applicable ni à l'acide osmique ni au sublimé, qui rendent les pièces extrêmement friables. Les fixations à la paraffine réclament, toutes choses égales d'ailleurs, une fixation plus solide, partant plus prolongée. On en prolongera d'un tiers la durée normale. Enfin la durée de la fixation peut être abrégée de moitié en portant le liquide fixateur à la température de 40°. Telles sont les règles les plus généralement appliquées dans la pratique courante.

## § 4. — Méthode générale de fixation de l'auteur ayant pour but de restreindre les artefacts.

Après Fischer, c'est une banalité de déclarer que la fixation, dans l'état actuel de la technique histologique, laisse encore beaucoup à désirer au point de vue de la conservation de l'intégrité structurale des tissus.

La « méthode des fixations convergentes » de Renaut, qui préconise pour l'étude d'un même tissu l'emploi du plus grand nombre possible de fixateurs, est la consécration de la suspicion légitime qui pèse sur chaque procédé pris en particulier. Depuis, un grand nombre de formules fixatrices nouvelles ont été proposées, comme pour tenter une solution chimique du problème de la fixation. On a ainsi obtenu une adaptation meilleure de certains mélanges à certains tissus, dont un exemple est celle du liquide de Bouin aux structures glandulaires ; mais, plus ou moins atténués dans certains cas particuliers, les artefacts de fixation persistent dans l'ensemble comme par le passé. Si l'on ajoute ce fait caractéristique que le même fixateur employé avec le même tissu ne donne pas forcément des résultats comparables à eux-mêmes, on est en droit de penser qu'une fixation fidèle à la nature ne peut être résolue par des moyens purement chimiques.

Les moyens physiques proposés pour améliorer la fixation consistent dans l'emploi de l'isotonie et de la chaleur.

Sjöbring a insisté sur l'importance de l'isotonie du fixateur et du protoplasma, mais chacun admettra qu'au cas même où cette isotonie pourrait être réalisée pour les différents sucs cellulaires, elle cesserait déjà d'exister dès le premier contact du liquide fixateur avec le tissu à fixer, du fait même de la modification des couches périphériques.

La chaleur a été employée par divers techniciens, moins souvent pour respecter les conditions normales de la vie que pour abréger la durée de la fixation.

En résumé, la pratique générale des laboratoires consiste aujourd'hui dans l'immersion pure et simple de l'objet à fixer dans le fixateur de choix, que ce dernier soit employé ou non sous certaines conditions d'isotonie et de température.

Cette manière de procéder, pour peu qu'on réfléchisse à la complexité de la vie, heurte l'esprit par ce qu'elle a de sommaire, voire même de brutal. Peu soucieuse du principe éternellement vrai de Leibniz : *Natura non facit saltus*, faisant table rase de la sensibilité de la matière vivante et des réactions qu'elle oppose aux agents extérieurs, cette méthode de fixation, si méthode il y a, inflige en réalité à la cellule vivante le changement de condition le plus violent, le plus ignoré de la nature qu'on puisse imaginer. Malgré cette violence, aucun trouble structural ne pourrait se produire si la fixation était assez puissante pour tuer instantanément les tissus, y empêchant toute modification dès l'instant précis du contact. En fait, cette condition est réalisée par le procédé réellement privilégié des injections interstitielles, qui dissocie les éléments sur lesquels il agit, les baignant en même temps par tous les points de leur surface; mais c'est là une exception et un procédé inapplicable à la majorité des matériaux qu'on doit étudier sous une épaisseur déterminée et dans les rapports normaux de leurs éléments.

De là ces inégales valeurs de la fixation que tous les histologistes ont remarquées dans les différentes couches des pièces et qu'entre autres le Dr B. Vasoin de Padoue signale pour la moelle. Une autre preuve de l'incapacité de la fixation à réaliser la suspension instantanée des phénomènes vitaux nous est fournie par l'auto-digestion des cellules glandulaires à grains de sécrétion, qui se produit au sein même des liquides fixateurs.

Il est donc bien établi que, dans la majorité des cas, la fixation ne peut pas être instantanée. Dès lors, entre l'instant du contact et celui de la fixation, il s'écoule un temps variable durant lequel se produit le choc brutal dont nous parlions plus haut et s'engage une lutte entre les éléments des tissus et le fixateur. Ce temps est le fauteur de la totalité des artefacts de fixation, dont l'élimination la plus complète possible reste la condition essentielle et la base technique de la cytologie normale et pathologique.

Cette phase de la fixation est donc décisive, et, puisqu'on ne peut l'éviter, il paraît rationnel de chercher, pour diminuer les dégâts dans les tissus, à atténuer la réaction cellulaire au moment du contact. Engagé dans cette voie, nous n'avons entrevu d'autre moyen que celui de diminuer les forces en présence, du côté de la cellule par l'anesthésie, du côté du fixateur par une gradation convenable de son emploi sous forme de dilutions successives de densité croissante.

Les premiers résultats obtenus n'ont pas été encourageants. Après avoir multiplié en vain les essais sur différents tissus traités dès l'instant précis de leur prélèvement sur l'animal vivant, modifiant tantôt la solution anesthésique dans laquelle ils étaient placés tout d'abord, tantôt la concentration des dilutions fixatrices initiales, nous sommes resté convaincu que nous nous heurtions à deux écueils : le premier et le moins grave provenait de l'anesthésie elle-même; le second, plus important, résultait de la lenteur exagérée de la fixation, laissant à des altérations du type cadavérique le temps de s'interposer (dégénérescence, trouble de l'épithélium des tubes du rein, rapetissement du noyau dans tous les tissus, etc.).

L'anesthésie était pratiquée au début de nos essais par l'immersion directe des tissus dans une solution de chlorhydrate de cocaïne ou d'hydrate de chloral. Cette dernière substance fut vite éliminée comme produisant elle-même la fixation. Quant à la cocaïne, elle parut avoir sur les cellules caliciformes des épithéliums traités vivants une action nettement excito-sécrétoire, avec tendance au déplacement des grains de sécrétion et à la vacuolisation des cellules. Cette action fut diminuée par réduction de la solution au titre du centième et disparut en appliquant à son mode d'emploi un procédé comparable à celui de la dilution. L'objet à traiter était placé dans un milieu conservateur, auquel on ajoutait des quantités progressivement croissantes de la solution de cocaïne faite dans le même milieu.

Restait l'obstacle beaucoup plus sérieux opposé par la lenteur de la fixation. Après une série de recherches touchant les moyens de le résoudre avec efficacité, nous nous sommes arrêté aux deux suivants :

1° Accélérer la fixation, non pas en augmentant la concentration des dilutions, mais en restreignant les pièces à un volume très faible de quelques millimètres cubes au plus, ce volume réduit permettant aux dilutions de se succéder plus rapidement ;

2° Employer simultanément deux moyens déjà connus, l'isotonie et l'isothermie, mais dans le but spécial de prolonger la vie des éléments jusqu'à une phase aussi rapprochée que possible de l'action efficace du fixateur. C'est ainsi que les tissus, à l'instant précis de leur prélèvement, étaient reçus dans un milieu isotonique maintenu à l'étuve à la température normale du tissu. L'isothermie avait pour but d'éviter toute déperdition d'énergie calorifique. L'isotonie devait contribuer également à prolonger la vie en évitant les échanges avec le milieu et la perte des matériaux cellulaires. Toutefois, cette dernière condition, impossible à réaliser exactement, se réduisait dans la pratique au choix d'un milieu conservateur naturel adapté au tissu. C'est ainsi que, par exemple, le muscle était placé dans le sérum sanguin de l'animal, le tissu nerveux dans le liquide céphalo-rachidien, les embryons de mammifères dans le liquide amniotique, les tissus végétaux dans la sève ou le suc de la plante exprimé au pressoir, etc.

Les résultats nous parurent alors de plus en plus satisfaisants, et, au fur et à mesure des modifications qui ont abouti à la technique dont on va lire le détail, les gouttes sarcodiques sont devenues extrêmement rares, nous n'avons plus constaté l'expulsion des grains de sécrétion, ni les rétractions du protoplasma, ni aucune lacune endocellulaire : en même temps, nous obtenions une excellente fixation de la karyokinèse, tant pour le noyau que pour les filaments directeurs, une conservation parfaite des cils vibratiles, de tous les détails de structure de la membrane d'enveloppe, de la striation musculaire, etc.

Toutefois, nous ne nous abusons pas au point de croire le problème de la fixation résolu. Nul doute qu'en persévérant dans cette voie ou dans toute autre ayant pour but de respecter la sensibilité des éléments (et cela avec des moyens plus complets que ceux qu'ont pu nous offrir nos ressources personnelles dans une petite ville de garnison) on parvienne à des résultats plus complets.

C'est pourquoi, sur le conseil de M. le professeur Prenant et dans l'espoir que plus d'un technicien s'intéressera au perfectionnement de ce procédé, nous avons voulu en faire connaître l'esprit et la technique.

### Technique détaillée.

Commencer par réunir le matériel et les produits nécessaires, savoir :

1° *Milieu isotonique ou conservateur approprié à l'objet d'étude.* — On en recueillera 100 fois le volume de l'objet. Comme ce volume ne doit pas dépasser quelques millimètres cubes, la quantité de liquide isotonique ne sera jamais au-dessus de nos ressources. Sur ces 100 volumes, 50 seront mis de côté pour faire la solution anesthésique ;

2° *Solution anesthésique.* — Elle sera préparée en dissolvant dans le liquide isotonique un centième de son poids de chlorhydrate de cocaïne ;

3° *Dilutions fixatrices.* — Il suffit d'en adopter quatre, la dernière étant représentée par le fixateur normal. Leur mode de préparation est le même, quel que soit le fixateur employé :

La dilution n° I se compose de $\frac{1}{4}$ fixateur normal, $\frac{3}{4}$ eau ;

La dilution n° II se compose de $\frac{1}{2}$ fixateur normal, $\frac{1}{2}$ eau ;

La dilution n° III se compose de $\frac{3}{4}$ fixateur normal, $\frac{1}{4}$ eau ;

4° *Un petit vase à précipité*, pourvu d'un bec, d'une capacité de 125 centimètres cubes environ, pour y mettre le liquide isotonique et y faire la substitution des liquides ;

5° *Une éprouvette graduée* de 50 centimètres cubes pour y placer le liquide anesthésique ;

6° *Quatre tubes de Borel*, étiquetés de 1 à 4, renfermant les dilutions correspondantes et remplis aux trois quarts. Ces tubes étant de forme cylindrique, il sera aisé, sans graduation, d'utiliser leur contenu par tiers successifs ;

7° *Etuve.* — Elle pourra être d'un modèle quelconque, pourvu qu'elle permette un réglage satisfaisant et dispose d'une capacité intérieure suffisante. (Le modèle qui sera décrit pour les inclusions à la paraffine se trouve juste assez grand, quand on a enlevé le rayon intérieur.)

Détails des manipulations. — Préparation de l'étuve : mettre dans l'étuve, au fond et à gauche, le vase à précipité renfermant le milieu isotonique, à gauche et en avant l'éprouvette contenant le liquide anesthésique. A droite, on mettra les tubes de Borel, le numéro 4 étant placé le premier au fond, puis successivement les numéros 3, 2 et 1, de manière que ce dernier soit sous la main.

L'étuve est alors allumée et portée à la température requise. (Il reste bien compris que l'emploi de l'étuve est commandé par la température normale des tissus. Pour les végétaux et les animaux à sang froid, les opérations seront exécutées à l'air libre. Si nous supposons ici l'emploi de l'étuve, c'est dans le but de donner à la technique son développement le plus complet.)

Anesthésie. — L'objet n'est prélevé que lorsque l'étuve fonctionne régulièrement. Porté dans le milieu isotonique et isothermique, il va être soumis aussitôt à l'anesthésie. Celle-ci débute par addition au milieu isotonique de un tiers de la solution de cocaïne. Au bout de dix minutes, un tiers du mélange est rejeté, puis un nouveau tiers de la solution anesthésique est ajouté, et ainsi de suite jusqu'à épuisement de cette dernière. L'anesthésie est achevée en une demi-heure. L'éprouvette devenue inutile est retirée de l'étuve.

Fixation progressive. — La dilution numéro 1 est substituée par tiers de dix minutes en dix minutes au milieu anesthésique. Les dilutions elles-mêmes se succèdent l'une à l'autre dans l'ordre de leurs numéros, de la même façon, un tiers ajouté pour un tiers rejeté. Les tubes de Borel sont retirés de l'étuve au fur et à mesure qu'ils deviennent inutiles, et on a soin de fermer, chaque fois qu'il le faut, la porte de l'étuve. On arrive ainsi en deux heures à l'emploi du fixateur normal. A l'étuve, aux environs de 37°, la durée normale de l'emploi de ce dernier est réduite de moitié. A froid, il faut le laisser agir pendant la durée normale de la fixation.

Confirmation de la fixation. — Lorsque la pièce doit subir l'inclusion à la paraffine, il est bon d'accentuer la fixation.

Si cette dernière a eu lieu à froid, on la prolongera, une fois terminée, dans l'étuve, en élevant graduellement la température d'environ 5° d'heure en heure jusqu'à ce qu'elle atteigne 40°.

Si la fixation a déjà eu lieu à chaud, la stabilité voulue est acquise d'emblée.

Cependant, pour les inclusions au delà de 55°, il est bon, dans les deux cas, d'élever la température du milieu fixateur jusqu'à 45°.

## § 5. — Cas particuliers de la fixation.

La méthode générale de fixation qui vient d'être décrite en détail convient à la grande majorité des cas. Cependant il existe un certain nombre de circonstances où l'intérêt de l'observation doit faire renoncer aux avantages qu'elle donne. Si, par exemple, nous voulons fixer le muscle dans son état d'activité ou de contraction, il faudra que la fixation s'effectue brusquement, à un moment précis.

A cette indication répond le procédé des injections interstitielles. Dans ce cas particulier, il consiste à injecter dans le muscle en état de travail mécanique, à l'aide d'une seringue convenable, un liquide fixateur énergique.

On peut utiliser pour cela une petite seringue en verre du modèle de Lüer employé couramment aujour-

8.

d'hui pour les injections hypodermiques. Le piston sera également en verre et l'aiguille en platine iridié. L'ensemble formera un tout inattaquable par les liqueurs osmiques, dont on se sert généralement pour les injections interstitielles. L'aiguille sera fichée au sein de muscle tout à la fois tendu et maintenu par un courant électrique à l'état de contraction; puis l'injection sera poussée lentement de manière à ne pas déchirer les tissus. On prépare ainsi les muscles striés à l'observation morphologique de la fibre musculaire à l'état de contraction.

Le même procédé d'injections interstitielles est appliqué utilement à l'étude des tissus conjonctifs (Ranvier).

Il a l'avantage, sur les procédés de fixation ordinaires, de démêler, en les écartant les uns des autres, les divers éléments du tissu conjonctif : d'où une observation plus facile. Pratiquée dans les tissus conjonctifs sous-muqueux et sous-cutané, l'injection interstitielle a en outre, sur tous autres moyens, la supériorité d'utiliser à la fois la pression du liquide injecté et les voies naturelles de pénétration réalisées par les lymphatiques. Il en résulte une pénétration extrêmement rapide, qui assure la quasi-instantanéité de la fixation. Il n'y a donc pas avec ce procédé à redouter ni les inconvénients du refroidissement des tissus, ni ceux de leur altération cadavérique par retard dans la fixation.

**Fixation par injections intravasculaires.** — Ces injections sont pratiquées par les artères de glandes volumineuses lorsqu'on se propose de les fixer en masse, alors que les procédés normaux de fixation ne permettraient pas une pénétration assez rapide. Elles doivent être alors précédées d'une injection de sérum physiologique chaud, de manière à chasser le plus possible de sang, le fixateur provoquant généralement la coagulation de ce dernier.

Ce procédé, réservé à l'anatomie microscopique, s'emploie surtout pour le foie. Il emprunte pour l'injection des liquides et la ligature des vaisseaux le même matériel et la même technique que l'injection de matières colorantes solidifiables (Voir p. 97).

*Fixation des colorations vitales.* — La technique suivante, due à Beethe, s'applique aux colorations vitales par le bleu de méthylène, colorations très fugaces si elles ne sont pas fixées très rapidement.

La pièce, quand elle a atteint la coloration bleue la plus intense après exposition de quelques minutes à l'air, est portée dans une solution fixatrice spéciale, dont voici la formule :

| | |
|---|---|
| Molybdate d'ammoniaque.......... | 1 gramme. |
| Eau oxygénée..................... | 1 cent. cube. |
| Acide chlorhydrique pur........... | 1 goutte. |
| Eau distillée...................... | 10 cent. cubes. |

(Le molybdate est d'abord dissous dans l'eau distillée. L'eau oxygénée et l'unique goutte d'acide chlorhydrique ne sont ajoutées qu'en dernier lieu.) Cette préparation est faite au moment de s'en servir.

Le rôle de l'eau oxygénée est de compléter l'action de l'air en avivant la coloration bleue ; celui du molybdate est de former avec le bleu de méthylène un précipité insoluble dans l'alcool. La fixation doit avoir lieu à la température de la glace fondante. Sa durée sera de cinq heures pour un volume de 1 demi-centimètre cube. Le traitement de la pièce est poussé aussi loin que possible à froid, non seulement pour le lavage qui doit durer une bonne heure dans l'eau distillée, mais pour le passage dans la série d'alcools. Après déshydratation, inclusion au collodion ou à la paraffine.

## § 6. — Imprégnations.

Les imprégnations, qu'elles aient recours ou non à l'usage préalable ou simultané d'un réactif fixateur, ne sont au fond que des procédés de fixation jouant le rôle de procédés de coloration.

Le nitrate d'argent, qu'on emploie si souvent aujourd'hui pour les imprégnations des tissus nerveux, est à la fois colorant et fixateur. Il suffit à mettre en évidence la karyokinèse, les cellules fixes du tissu conjonctif, etc. Dans ce cas, c'est le corps cellulaire qui bénéficie de la coloration, et l'imprégnation est dite positive. Si au contraire la réduction se limite à la membrane d'enveloppe de la cellule et au milieu extérieur à celle-ci, l'imprégnation est dite négative.

Les tissus peuvent être imprégnés par leur surface, par injection interstitielle, par immersion dans un bain de sel d'argent ou d'or d'après des méthodes diverses.

**Imprégnation par la surface.** — Sur le mésentère d'une grenouille disposé comme il a été dit page 110, après lavage à l'eau distillée, on dirige le jet d'une pissette renfermant une solution de nitrate d'argent à 1 p. 200. Lorsque le mésentère a blanchi, on achève de lui faire perdre sa rétractilité en l'arrosant d'alcool à 90°. On peut alors en découper un fragment à l'aide de ciseaux et le monter en préparation permanente, avec ou sans coloration complémentaire. Cette préparation tout à fait classique met bien en évidence, sous forme d'un trait noir régulier, le ciment intercellulaire, qui apparaît dessinant une élégante mosaïque.

**Imprégnation par injection interstitielle.** — Elle s'effectue dans les mêmes conditions que l'injection fixatrice (Voir p. 138); seulement on utilise la solution aqueuse de nitrate d'argent au centième ou de préférence le liquide picro-osmio-argentique de Renaut.

Ce liquide s'obtient en mélangeant, au moment de s'en servir, 1 volume de la solution de nitrate d'argent au centième et 4 volumes de la solution suivante :

| | |
|---|---|
| Solution aqueuse saturée d'acide picrique... | 8 cent. cubes. |
| Solution d'acide osmique au centième...... | 2 cent. cubes. |

L'injection est poussée très lentement en une ou deux minutes. La fixation est achevée dans l'alcool à 90° ; puis on achève la déshydratation et pratique l'inclusion dans le collodion ou dans la paraffine.

Ce mode d'imprégnation se prête particulièrement bien à l'étude des terminaisons nerveuses dans les papilles dermiques des doigts.

**Imprégnations par immersion.**— Certaines méthodes sont classiques : nous décrirons celle de Golgi, abrégée par Cajal, certaines méthodes propres à ce dernier, enfin l'imprégnation au chlorure d'or.

Méthode de Golgi abrégée par Cajal. — Il faut s'adresser à de petits mammifères nouveau-nés ou très jeunes. Le lapin de huit jours convient très bien. On prélève de petits fragments de 2 à 3 millimètres d'épaisseur au plus dans la moelle, le bulbe, le cervelet et l'écorce cérébrale.

Les pièces sont soumises d'abord au bain osmio-bichromique, dont voici la composition :

| | |
|---|---|
| Solution aqueuse de bichromate de potasse........................ | 100 cent. cubes. |
| Solution d'acide osmique au 100e. | 30 — |

Cette quantité suffit pour traiter un volume total de 2 centimètres cubes. On doit la laisser agir pendant un temps qui varie avec le résultat cherché : trois jours pour une bonne préparation des cellules névrogliques, cinq pour les cellules nerveuses et sept pour les fibres collatérales. La température du bain est maintenue constamment à 20-25°. Le temps voulu écoulé, les pièces sont essuyées sommairement au papier-filtre en évitant de les écraser et passent dans la solution de nitrate d'argent à 0gr,75 p. 100. Le temps qu'elles doivent y rester est très variable ; nous n'avons pas obtenu de résultat satisfaisant à moins de quatre jours d'immersion à froid (20°). Cette phase de l'imprégnation a lieu à l'obscurité. Les opérations se terminent par la déshydratation et l'inclusion.

*Montage des préparations.* — Les coupes de tissus traités par la méthode de Golgi tendent à se décolorer lorsqu'on les monte au baume du Canada entre lame et lamelle. C'est pourquoi l'on adopte le procédé spécial de montage suivant :

On prépare une lame de bois de quelques millimètres d'épaisseur du format courant. Dans le milieu de cette lame, on ménage un orifice de dimensions supérieures à celles de la coupe et inférieures à celles de la lamelle qui sera utilisée. Cet orifice est taillé rond de préférence si on emploie des lamelles carrées ou, inversement, taillé carré si on emploie des lamelles rondes. C'est sur les lamelles que se collent les coupes. Une fois celles-ci imprégnées de xylol, on les recouvre de baume, dont on enduit toute la face correspondante de la lamelle. On retourne alors celle-ci sur le cadre qui doit se trouver tout prêt, de manière que la lamelle repose par ses bords sur l'orifice central. Le baume assure le collage de l'ensemble, tout en servant de milieu de montage à la préparation. Celle-ci est examinée par le côté de la lamelle non enduit de baume.

Ce dispositif permet l'emploi des objectifs forts et à immersion qui serait rendu impossible si on pratiquait ce même montage sur lame de verre ordinaire.

Imprégnation neurofibrillaire. — Cette méthode est une des conquêtes les plus importantes de la technique histologique actuelle. Découverte par Ramon y Cajal, elle a mis en évidence, au sein de la cellule nerveuse, les réseaux d'origine et de terminaison du cylindre d'axe sous forme de plexus filamenteux très ténus appelés neurofibrilles.

Elle s'applique aussi bien au système nerveux des hirudinées qu'aux jeunes mammifères et, chez ces derniers, réussit d'autant mieux qu'on l'applique à une période plus voisine de la médullisation des fibres nerveuses. L'animal de choix est le lapin nouveau-né, qu'on peut utiliser jusqu'à trente jours après sa naissance. Des segments de moelle de 4 millimètres d'épaisseur au plus, de petits cubes empruntés au bulbe, au cervelet, à l'écorce cérébrale, sont répartis dans des poudriers bouchés à l'émeri, remplis d'une solution de nitrate d'argent à 1,5 p. 100, en nombre tel, pour chaque flacon, que : 1° le volume total soit toujours vingt fois moindre que celui du liquide ; 2° le poids du nitrate d'argent dissous dépasse toujours celui des pièces.

Les flacons sont portés bouchés à l'étuve à 37° C., à l'obscurité.

Au bout de quarante-huit heures, on essaie un morceau de la manière suivante :

A. Laver une minute dans l'eau distillée et égoutter sur papier buvard ;

B. L'introduire dans un flacon renfermant la solution suivante, préparée au moment de s'en servir :

| | |
|---|---|
| Eau distillée.................... | 100 cent. cubes. |
| Formol commercial à 40 p. 100.. | 10 — |
| Acide pyrogallique............. | 1 gramme. |

L'acide pyrogallique peut être remplacé par l'hydroquinone et la dose du réducteur portée au double, triple et quadruple, sans inconvénient ;

C. Laisser la réduction s'opérer, vingt-quatre heures durant, dans un endroit obscur;

D. Retirer. Laver une à deux minutes dans l'eau distillée et égoutter sur du buvard;

E. Inclure, avec tous les soins désirables, à la paraffine;

F. Couper de 20 à 5 μ suivant qu'on veut observer le détail ou les différents plans.

Si l'imprégnation est suffisante, on fait subir le même traitement à toutes les pièces; sinon on prolonge l'imprégnation jusqu'à quatre, cinq et même six jours. Cette méthode présente des variantes suivant l'espèce animale étudiée ou suivant le détail histologique plus spécialement étudié.

*Fibres sans myéline.* — Pièces fraîches ne dépassant pas 3 millimètres d'épaisseur. Les durcir pendant vingt-quatre heures dans :

| | |
|---|---|
| Alcool absolu.................... | 100 cent. cubes. |
| Ammoniaque pure.............. | XX gouttes. |

Laver deux à trois minutes dans l'eau distillée.

Immerger dans la solution de nitrate d'argent à 1,5 p. 100 pendant trois à cinq jours à 35-37°. Employer le bain réducteur et inclure comme précédemment.

*Fibres à myéline.* — Les pièces restent pendant vingt-quatre heures dans l'alcool absolu pur. Les manipulations sont les mêmes, mais on ajoute au réducteur 0gr,50 de sulfite de soude.

*Arborisations péricellulaires.* — On commence le traitement des pièces par une immersion de vingt-quatre heures dans le mélange suivant :

| | |
|---|---|
| Formol à 40 p. 100............. | 25 cent. cubes. |
| Ammoniaque.................. | 1 — |
| Eau.......................... | 100 — |

Laver de six à douze heures. Imprégner, réduire et inclure comme précédemment.

Les coupes une fois collées peuvent subir, sans distinction de la technique qui a permis de les obtenir, un virage-fixage qui a pour effet, en donnant un ton noir à l'imprégnation, de la rendre plus apparente dans tous ses détails. Ce virage-fixage s'obtient par immersion dans une formule photographique d'usage courant à base de chlorure d'or, hyposulfite de soude et sulfocyanure d'ammonium. Si on n'en a pas de toute prête, on en préparera une au moment de s'en servir en ajoutant 4 à 5 centimètres cubes d'une solution de chlorure d'or au 100ᵉ au mélange suivant :

| | |
|---|---|
| Eau............................ | 100 cent. cubes. |
| Sulfocyanure d'ammonium...... | 3 grammes. |
| Hyposulfite de soude........... | 3 — |

Imprégnation au chlorure d'or. — L'imprégnation au chlorure d'or est le plus souvent utilisée pour rendre apparentes les terminaisons nerveuses dans les fibres musculaires. En ce qui concerne l'imprégnation du tissu nerveux, elle est tellement inférieure à la technique de Cajal qu'il n'y a pas lieu de s'y arrêter. Voici la méthode classique pour les muscles : des fragments de muscle empruntés aux intercostaux du lézard gris ou bien au couturier du lapin sont plongés pendant dix minutes dans du jus de citron fraîchement exprimé et filtré, de manière à favoriser la réduction ultérieure du chlorure d'or. Une solution de ce sel au centième reçoit ensuite les fragments de muscle après qu'on les a rapidement passés à l'eau distillée pour enlever l'excès de jus de citron. L'immersion dans le chlorure d'or dure une demi-heure. Ce temps écoulé, les pièces sont portées dans une solution aqueuse d'acide formique à 25 p. 100. L'apparition d'une teinte violette annonce la fin de la réaction.

Le procédé le plus simple de préparation qu'il y ait lieu d'utiliser consiste dans la dissociation et le montage à la glycérine sous un lut bien occlusif (Voir p. 157).

*Manipulations consécutives à la fixation.* — Après la fixation, les tissus, pour la plupart, ne sont pas encore prêts à subir l'examen. Ils doivent encore être rendus translucides, soit par dissociation, soit par débit en coupes minces, puis colorés dans le but de rendre apparents tous les détails de leur structure ; enfin montés en préparations permanentes.

La coloration s'effectue parfois aussitôt après la fixation, le plus souvent dans le cours des opérations consécutives.

En outre, elle varie sensiblement suivant qu'elle s'exerce sur des éléments dissociés ou sur des coupes. C'est pourquoi nous étudierons ses différentes modalités dans l'ordre où elles se présentent au cours des manipulations. Nous appliquerons le même ordre d'exposé au montage, dont le doigté cesse d'être le même quand les tissus sont libres ou quand ils sont collés sur les lames.

De là le plan suivi dans les chapitres v, vi, vii et viii.

# CHAPITRE V

## COLORATION. — DISSOCIATION ET MONTAGE DES TISSUS DISSOCIÉS

### § 1. — Coloration en masse.

Elle a lieu après la fixation, au sortir du bain de lavage. Son emploi est indiqué pour les embryons et petits animaux destinés à être montés en entier, pour les objets à dissocier, et chaque fois qu'il y a lieu d'épargner aux tissus dissociés ou débités en coupes les manipulations de la coloration.

Le carmin boracique est la matière de choix pour la coloration en masse. On le prépare de la manière suivante : 1 gramme de carmin n° 40 et 4 grammes de borax pulvérisés dans un mortier sont mis dans un ballon de verre renfermant 100 centimètres cubes d'alcool à 70°. Après cinq minutes d'ébullition, on filtre à chaud. Pour éviter l'inflammation des vapeurs d'alcool, il faut faire une petite flamme, placer le ballon sur une toile métallique et opérer sous une cheminée à bon tirage.

Au sortir du bain de lavage, les pièces sont portées dans l'alcool à 70° pendant une heure, puis dans le carmin boracique pour une durée de six à douze heures (pièces de 1 demi-centimètre cube maximum). La différenciation a lieu dans :

| | |
|---|---|
| Alcool à 70° | 100 cent. cubes. |
| Hcl | III gouttes. |

Elle est terminée lorsque la couleur de la pièce est devenue plus brillante et plus transparente.

La déshydratation et l'inclusion ultérieures n'ont rien de spécial.

## § 2. — Dissociation.

**Matériel et produits nécessaires.** — La dissociation convient pour l'étude des éléments anatomiques tant qu'on ne se propose pas de conserver les rapports qu'ils ont entre eux.

Elle s'exerce sur du matériel déjà fixé, coloré, ou bien sur des tissus frais qui seront d'abord dissociés, puis fixés, avant d'être colorés. Ces variantes, propres à tels ou tels objets, bien qu'elles aient leur importance dans la pratique, ne modifient pas sensiblement la technique de la dissociation, qui reste simple et constitue l'exercice de choix par lequel il sera bon de débuter pour développer chez soi l'habileté manuelle.

Le matériel est à la portée de tous. Il comprend :

1° *Lames et lamelles.* — Les lamelles rondes conviennent pour les préparations qui sont destinées à être lutées ; les lamelles carrées sont préférées pour les frottis sur lamelles.

2° *Aiguilles à dissociation.* — Il en existe de différentes formes. Les plus répandues sont l'aiguille lancéolaire et l'aiguille ordinaire droite ou courbe. Elles sont montées sur un manche léger de bois norci.

L'aiguille lancéolaire aura la préférence, si on ne veut pas acheter un jeu complet d'aiguilles. Elle permet, par le plat, de fixer les tissus et, par la pointe ou le tranchant, de les séparer. Il va sans dire qu'il en faut au moins deux, une pour chaque main.

Comme il est commode d'avoir un jeu d'aiguilles de formes différentes, pour éviter une dépense trop élevée, on achètera deux roule-goupilles d'horloger, d'un modèle léger, dans la pince desquels on pourra serrer des aiguilles à coudre ordinaires.

La faible valeur de ces dernières permet d'en modi-

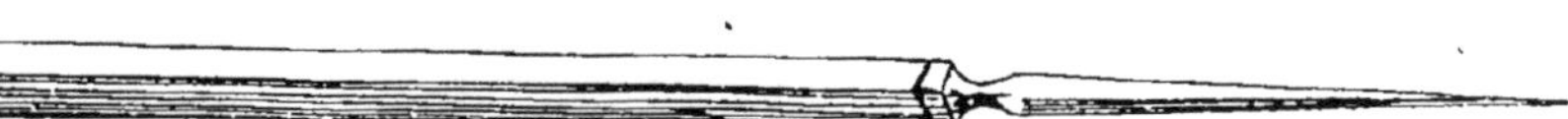

Fig. 29. — Aiguille à dissociation droite.

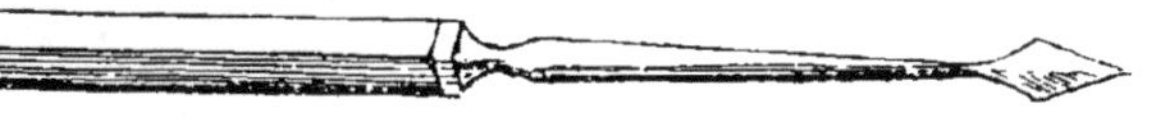

Fig. 30. — Aiguille à dissociation lancéolaire.

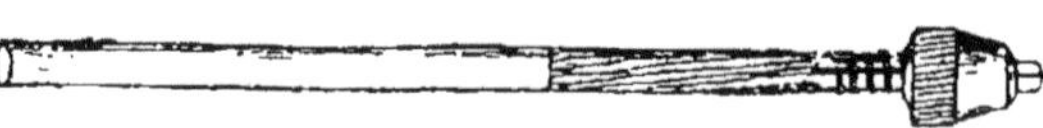

Fig. 31. — Roule-goupille d'horloger servant à serrer des aiguilles.

fier la pointe à sa guise après l'avoir détrempée dans la flamme d'une lampe à alcool.

3° *Statif à dissociation.* — L'utilité de ce statif est fort contestable. En effet, s'il s'agit de réaliser un grossissement au delà de celui des loupes courantes, le microscope est tout désigné pour servir de statif à dissociation, en utilisant bien entendu, dans ce but particulier, un objectif à long foyer, le numéro 2 de Nachet, par exemple. Comme il est commode d'avoir les mains placées à une certaine hauteur au-dessous de la platine, un ou deux livres d'épaisseur convenablement choisie, placés de chaque côté de l'appareil, feront tout simplement office d'appuis-main.

Enfin, on se rappellera qu'il existe un oculaire redresseur qui facilite beaucoup la dissociation sous le microscope. Pour les dissociations courantes, on les réalise très commodément sur une lame fixée à la table de travail par quatre punaises placées aux angles de la lame. On glisse sous celle-ci une feuille de papier blanc ou noir, suivant qu'on dissocie, par exemple, des muscles ou des nerfs. On se rend mieux compte de la sorte du degré de finesse atteint par la disso-

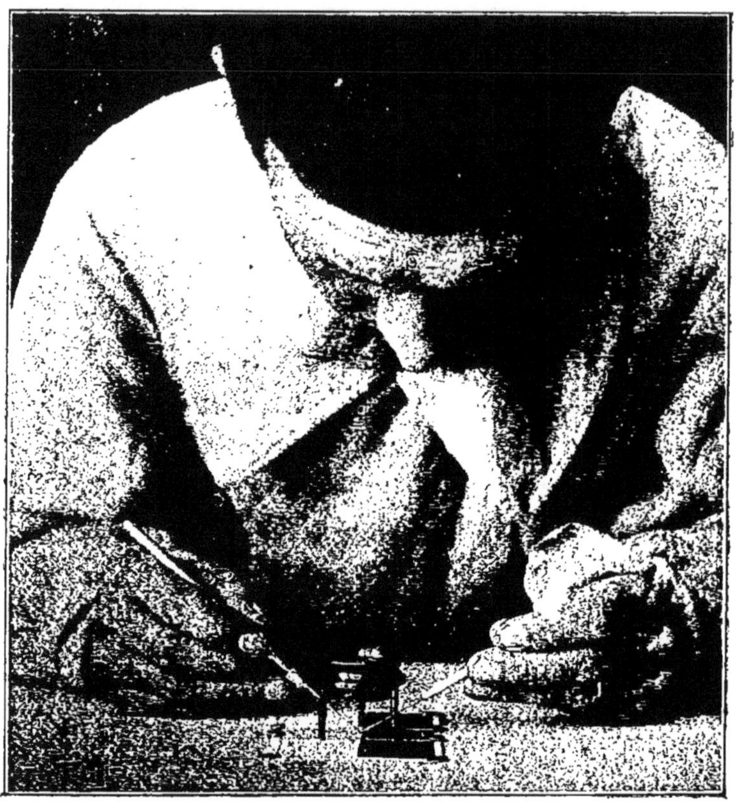

Fig. 32. — Dispositif simple pour la dissociation.

ciation. On s'aidera d'ailleurs d'une loupe articulée ou montée sur trépied qui ne gêne en rien le mouvement des aiguilles.

La loupe montée sur trépied est d'un modèle très courant dans le commerce pour le prix de 3 fr. 50.

4° *Verres de montre.* — Un ou deux suffisent. On y entrepose les objets à traiter.

5° *Tube à essai.* — Sert à agiter les objets à dissocier au sein du liquide dissociateur.

6° *Pipette.* — Sert au transport des liquides ou des tissus à dissocier.

7° *Tubes de Borel.* — Ils sont commodes pour la fixation des frottis sur lames.

8° *Tournette.* — Elle se compose d'un disque métallique plan de 8 à 10 centimètres de diamètre tournant sur un axe planté perpendiculairement à sa face inférieure au centre de celle-ci. Le disque doit avoir de 4 à 5 millimètres d'épaisseur, afin de réaliser un volant suffisant. L'axe tourne sur pointe dans une crapaudine enchâssée dans le bâti de l'appareil, sans jeu latéral. Que ce bâti soit en bois ou en métal, peu importe. Ce qu'il faut, c'est qu'il ménage à hauteur du disque, sur un côté de celui-ci, une surface d'appui pour la main ou le poignet.

Sur la face supérieure du disque rotatif doivent se trouver : 1° une série de cercles concentriques à l'axe de rotation gravés dans le métal et destinés à servir de repère au centrage de l'objet et de la lamelle; 2° un dispositif de serrage à taquets ou à volets pour fixer la lame dans une position invariable pendant le lutage.

9° *Pinceau.* — Il doit être d'un modèle des plus fins utilisés pour la peinture ou l'aquarelle. On l'entretient en bon état en le lavant à l'alcool absolu chaque fois qu'on a fini de s'en servir.

*Produits nécessaires.* — Les produits nécessaires à la seule dissociation consistent dans un petit nombre de liquides dissociateurs.

Aussi en aurions-nous vite fini avec leur énumération s'il n'y avait pas lieu de faire connaître, en outre, tous ceux qu'il faut avoir sous la main pour achever les préparations de tissus dissociés, colorants, différents milieux de montage et de fermeture.

*Réactifs dissociateurs et fixateurs.* — Les plus actifs sont la potasse à 40 p. 100 et l'acide azotique à 20 p. 100. L'alcool au tiers est un dissociateur lent qu'on obtient en mélangeant un volume d'alcool à 90° avec 2 volumes d'eau mesurés séparément.

L'acide osmique en solution au centième peut être employé en solution ou par ses vapeurs, pour réaliser la fixation, lorsque celle-ci a lieu après dissociation. Il doit être contenu dans un flacon en verre vert pourvu d'un large goulot bouchant à l'émeri.

L'alcool-éther est un fixateur très commode pour les dissociations par frottis (mélange à parties égales d'alcool et d'éther absolus).

Les matières colorantes à utiliser pour la coloration des tissus dissociés sont celles qui colorent le plus rapidement. Le carmin boracique et l'hémalun conviennent pour la coloration en masse, et ce dernier quand il s'agit de l'étude des tissus jeunes, méristèmes ou blastodermes en voie de segmentation.

Après fixation à l'acide osmique, ces colorants céderont la place au bleu-polychrome et à la safranine en solution formolée au centième (1 p. 100 de matière colorante et 2 p. 100 de formol).

*Les milieux de montagne sont :*

Les baumes : baume du Canada et résine Dammar (dissous dans le xylol), l'eau formolée à 3 p. 100, la glycérine pure et la glycérine gélatinée. Cette dernière se prépare de la manière suivante : 2 grammes de gélatine de pâtissier sont bouillis dans 20 grammes d'eau distillée jusqu'à dissolution complète et en remplaçant l'eau au fur et à mesure qu'elle s'évapore. Le produit est filtré sur de la flanelle et mélangé à 10 grammes de glycérine à 30°. Le mélange est évaporé de nouveau jusqu'à ce qu'il se prenne à froid en une gelée bien consistante.

Le montage dans les baumes nécessite un traitement préalable des tissus à l'alcool absolu et au xylol.

*Matériaux de lutage.* — La matière à luter est très variable. Il existe différents vernis noirs ou de couleur, le maskenlak, l'émail noir pour les métaux, etc. Le produit qui nous a donné les meilleurs résultats comme propreté et comme solidité est tout simplement une émulsion de cire à cacheter dans l'alcool absolu. Pour la préparer, on se procure un bâton de cire à cacheter de la meilleure qualité possible. La couleur importe peu pourvu que la teinte soit claire. On brise le bâton en menus fragments qu'on mélange à volume égal d'alcool absolu. Le tout est agité fréquemment jusqu'à ce que l'émulsion soit achevée. Tel est un excellent lut dont l'usage ne demande d'autre précaution que celle de l'agiter avant de s'en servir.

## Technique de la dissociation.

La dissociation a recours à des moyens chimiques, à des moyens mécaniques et le plus souvent aux deux à la fois.

**Dissociation chimique.** — Elle libère les éléments des tissus par la dissolution du ciment intercellulaire. Peu de réactifs sont à eux seuls capables de réaliser la dissociation. Citons une base et un acide.

La potasse à 40 p. 100 suffit à isoler les fibres musculaires du cœur, les fibres lisses des tuniques vasculaires, du tube digestif, de l'utérus et de la vessie. Elle jouit encore de la propriété de dissoudre tous les éléments du tissu conjonctif, à l'exception des fibres élastiques, qu'elle permet d'isoler.

Pour obtenir ces différents résultats, on fait agir la solution sur un petit fragment de tissu placé dans un verre de montre. Ce récipient trouve naturellement sa place dans l'orifice central de la platine du microscope et permet de suivre commodément les progrès de la dissociation.

Il est à noter que la potasse employée à un titre de solution plus faible attaque les éléments cellulaires plutôt qu'elle ne les dissocie.

L'acide azotique à 20 p. 100 jouit d'une action moins rapide et moins complète, qu'il faut déjà aider en secouant le verre de montre. En somme, la dissociation chimique pure est d'une acception restreinte. Elle a, en outre, l'inconvénient de ne pas admettre une excellente conservation des éléments qu'elle a traités et qui finissent par se désagréger plus ou moins complètement.

**Dissociation mécanique.** — Elle s'effectue par tractions sur les tissus à l'aide des aiguilles, par brossage au pinceau, par raclage et par frottis.

**Dissociation par les aiguilles.** — Elle s'applique aux méristèmes végétaux, aux épithéliums, aux muscles, aux nerfs, etc.

Qu'elle s'exerce sur du matériel frais ou fixé, elle doit en prévenir la dessiccation, soit en s'effectuant dans une goutte de glycérine ou de matière colorante, soit en maintenant les tissus dans une atmosphère humide, par exemple, en dirigeant sur eux le souffle expiratoire. Ce dernier moyen indiqué par Ranvier est connu sous le nom de « procédé par demi-dessiccation ». Il n'est pas applicable qu'aux nerfs, mais aux muscles, aux fibres textiles fraîches et favorise réellement la séparation des éléments anatomiques dans ces différents cas.

Telle est une première condition de la dissociation mécanique. Une deuxième, non moins importante, tient compte de la direction des fibres constitutives des tissus et des plans de clivage qui permettent, tout en séparant les éléments anatomiques, de les déchirer le moins possible.

Par exemple, les muscles et les nerfs ont une direction générale très visible de leurs faisceaux ou de leurs fibres.

Les aiguilles s'efforceront d'agir dans le même sens. L'une d'elles fixera le fragment de tissu à plat par l'une de ses extrémités, qui sera ainsi sacrifiée et perdue pour l'observation ; mais l'aiguille restée libre, sûre d'un point d'appui, aura libre jeu pour diviser l'autre extrémité, dans la direction des files cellulaires, en un pinceau de plus en plus étalé sur lequel l'examen microscopique pourra porter avec fruit.

**Dissociation par brossage.** — Ce mode de dissociation s'exerce sur des tranches minces pratiquées dans des organes lymphoïdes comme la rate, les ganglions lymphatiques, le thymus, à l'état frais. Il a pour effet de balayer les globules blancs afin de faciliter l'observation des éléments fixes et en particulier du tissu réticulé. Ce brossage s'effectue avec un pinceau humecté de sérum physiologique.

**Dissociation par raclage.** — Elle s'effectue sur les tissus animaux et principalement sur les tumeurs à l'aide d'un couteau mousse. Le produit du raclage est porté directement sur une lame ou dans un verre de montre suivant qu'on veut l'examiner à l'état vivant ou après fixation.

**Dissociation par frottis.** — Elle est applicable à tous les tissus de consistance liquide ou molle, sang, sperme, pus, exsudats muqueux ou pseudo-membraneux, moelle osseuse, pulpe splénique, ganglions ramollis, sarcomes encéphaloïdes, tumeurs actinomycosiques, etc.

Il y a différentes manières de l'effectuer.

S'il s'agit de sang, de sperme ou de pus, on en dépose une fine gouttelette au milieu d'une lame, puis, à l'aide d'une deuxième lame qu'on présente perpendiculairement à la première et qu'on fait glisser sur elle en évitant d'appuyer, on étale la gouttelette entre les deux faces au contact, en une nappe aussi mince et aussi régulière que possible. S'il est question d'un organe diffluent comme le testicule du ver de terre, on peut se contenter de promener la lame à sa surface jusqu'à ce qu'elle porte la trace du contact. Si on veut prélever des éléments d'une tumeur ou d'un tissu mou en un point donné de leur masse, on prélève une parcelle à l'extrémité d'un bistouri, et on l'étale ensuite entre deux lames, comme il a été dit plus haut. C'est le cas, par exemple, pour les grains jaunes des tumeurs actinomycosiques et pour la recherche du spirochète de la syphilis dans le chancre initial.

**Dissociation mixte**. — Elle s'effectue par le concours des agents chimiques et mécaniques, les premiers préparant et assurant l'action des derniers.

Un des procédés les plus simples consiste à placer un fragment de tissu à dissocier dans un tube à essai renfermant quelques centimètres cubes de liquide dissociateur et à secouer le tube pour achever la dissociation, lorsqu'au bout de vingt-quatre heures environ le ciment intercellulaire a été suffisamment ramolli.

Il suffit quelquefois, pour obtenir le même résultat, de battre avec un agitateur le verre de montre où s'effectue la dissociation. D'une manière générale, plus les vibrations communiquées au milieu dissociateur sont rapides, plus la dissociation est activée. On peut utiliser, pour faire l'application de ce principe, une règle métallique flexible, à l'extrémité de laquelle on ficelle un petit tube à insecte renfermant un peu de liquide dissociateur avec l'objet à dissocier. En serrant la règle en un point donné de sa longueur, dans un étau, on fait varier à volonté le nombre des vibrations et la durée de la dissociation.

## § 3. — Fixation, coloration et montage des tissus dissociés.

Le procédé le plus expéditif et peut-être le plus sûr pour faire de bonnes préparations de tissus dissociés consiste à pratiquer la dissociation sur des matériaux déjà fixés et colorés en masse.

Cependant il peut arriver que ce ne soit pas possible, soit en raison du mode de dissociation employé, soit qu'on veuille bénéficier tout d'abord de l'observation à l'état vivant.

La première opération qu'il y ait lieu de faire après la dissociation est la fixation lorsqu'aucun liquide dissociateur ne l'a encore réalisée. Le moyen le plus simple pour cela consiste à placer les tissus dissociés en suspension dans une petite goutte d'eau déposée au milieu d'une lame et à retourner celle-ci sur le goulot d'un flacon d'acide osmique en solution au centième.

Quelques minutes suffiront, sans qu'il y ait lieu d'insister au delà, pour éviter un noircissement ultérieur exagéré des tissus.

Les frottis, lorsqu'ils sont encore humides, peuvent bénéficier de ce mode de fixation rapide, et particulièrement ceux qui auraient une tendance à se détacher de la lame dans les liquides fixateurs. Ceux qui sont très adhérents comme les frottis de sang, de pus et de tous liquides renfermant de la fibrine, peuvent être immergés directement dans l'alcool-éther sans aucun risque de décollement.

Voici un procédé qui réussit le plus souvent aux frottis peu adhérents :

Le frottis est fait entre lamelles carrées. Celle des deux qui est le mieux réussie comme étalement est renversée sur un verre de montre dans le fond duquel se trouvent quelques gouttes d'un liquide fixateur. On fait en sorte que ce dernier ne déborde pas la lamelle, mais ne la mouille qu'à sa face inférieure (la forme carrée de la lamelle permet d'atteindre plus facilement ce résultat). Dans de telles conditions, la tension superficielle contribue à maintenir le frottis, en attendant que la fixation l'ait rendu plus solide. On peut alors laver et colorer la lamelle à part.

La coloration suit la fixation ; elle s'effectue le plus simplement en déposant une goutte de solution colorante sur les tissus dissociés et fixés. Cette solution colorante doit être choisie parmi celles qui colorent rapidement et prennent bien après l'action de l'acide osmique. La safranine en solution formolée au centième, le bleu polychrome répondent bien à ces desiderata.

Si on veut ensuite faire subir aux tissus un lavage ayant pour but d'entraîner l'excès de matière colorante, il faut déjà modifier la technique et effectuer la coloration dans un verre de montre ou sous la lamelle.

*Coloration dans un verre de montre.* — Elle nécessite un échange de liquides qui devra s'effectuer sans entraîner au dehors les tissus dissociés. Pour éviter cette perte, on les pousse à l'aide d'une aiguille à dissociation sur un bord du verre pendant qu'on le vide en l'inclinant du côté opposé. Les liquides neufs sont ajoutés à la pipette effilée et les tissus ramenés chaque fois par le mouvement du liquide au fond du verre de montre. Ces derniers sont ensuite transportés sur la lame avec l'aiguille à dissociation ou à l'aide de la pipette.

*Coloration sous la lamelle.* — Elle met à profit la capillarité. Une goutte de matière colorante déposée sur un des bords de la lamelle ne tarde pas à disparaitre sous celle-ci. La coloration étant réalisée sous le microscope, on chasse l'excès de colorant de la manière suivante : une goutte d'eau ou d'alcool (suivant la constitution aqueuse ou alcoolique du colorant) est déposée sur un des bords de la lamelle pendant que l'excès de liquide est recueilli sur le bord opposé à l'aide d'une languette de papier buvard. Cette petite opération est reproduite tant qu'il apparaît des nuages de matière colorante sous la lamelle.

MONTAGE. — Le procédé de montage le plus couramment employé après dissociation est le montage dans l'eau formolée ou dans la glycérine pure avec lutage hermétique consécutif. C'est un procédé d'acception très générale, utilisable pour le montage de coupes non collées, d'objets délicats et particulièrement indiqué lorsqu'il s'agit d'épargner à des tissus fixés et colorés d'une manière peu solide le contact des agents nécessaires pour le montage dans le baume et surtout celui de l'alcool absolu. Nous le décrirons une fois pour toutes :

La lamelle est parfaitement essuyée et asséchée sur les bords. Pour la commodité du lutage, elle doit être ronde.

Ces conditions remplies, le lutage s'effectue de la manière suivante :

La lame est fixée sur la platine de la tournette à l'aide des valets ou des taquets de celle-ci, dans une position telle que la lamelle tourne bien rond. Le pinceau, modérément chargé à sa pointe d'émulsion de cire bien agitée, est tenu verticalement de la main droite et présenté par cette même pointe au bord de la lamelle en un point quelconque. Il y dépose une gouttelette de cire qui empiète également sur la lame et la lamelle, puis répète cette opération en quatre ou cinq points équidistants à la périphérie de la lamelle. Lorsque celle-ci est immobilisée au bout d'une heure de séchage, on revient à la tournette, où la main droite reprend la même position, armée du pinceau trempé à nouveau dans l'émulsion; mais, cette fois, la main gauche imprime au plateau de la tournette un mouvement de rotation. Une couronne de lut se dessine alors tout au-

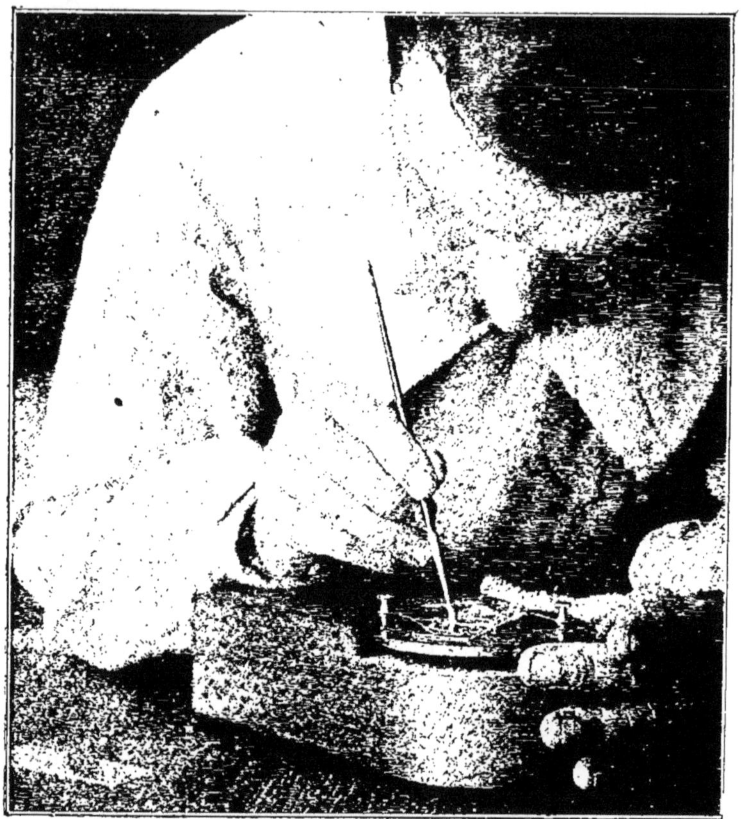

Fig. 33. — Tournette et lutage.

tour de la lamelle, d'abord mince, puis accentuée par un étalement convenable de la pointe du pinceau. Le séchage est complet en quarante-huit heures, et l'occlusion hermétique, même avec la glycérine, si on a luté avec toute la propreté voulue.

*Montage à la gélatine glycérinée.* — Ce montage est

utilisé chaque fois qu'on peut redouter un déplacement des objets dans le milieu de montage et lorsque les baumes ne conviennent pas. Une parcelle de gélatine glycérinée est déposée sur le milieu d'une lame. On l'y fait fondre sur la lampe à alcool et de préférence sur le couvercle d'un bain-marie. Quand la gélatine est en fusion, on y dépose les tissus à l'aide de l'aiguille à dissociation, et on couvre de la lamelle. Le tout se prend par refroidissement, en un bloc capable de supporter le transport.

*Montage au baume du Canada.* — Le montage au baume du Canada, pour s'effectuer commodément, doit se préparer dans un verre de montre. Les tissus dissociés, fixés et colorés, y sont passés à l'alcool absolu, puis au xylol. Si la déshydratation par l'alcool absolu a été suffisante, ils deviennent transparents dans le xylol. C'est à cette seule condition qu'on peut les transporter dans le baume. Une goutte de ce dernier étant placée sur le milieu d'une lame, on y dépose les tissus au sortir du xylol, en les chargeant sur la pointe d'une aiguille à dissociation. Pour de très petits objets, une fine pipette peut remplir le même office de transport en les puisant dans le xylol.

La goutte de baume est ensuite recouverte d'une lamelle. Le montage au baume de bonne qualité ne nécessite aucun lutage.

# CHAPITRE VI

## COUPES A MAIN LEVÉE, AU MICROTOME DE RANVIER, AU MICROTOME A CONGÉLATION ET A LA CELLOÏDINE

### § 1. — Coupes à main levée.

Les coupes à main levée ne nécessitent qu'un matériel très restreint : 1° un rasoir à barbe à lame pleine d'une seule pièce ; 2° quelques cylindres de moelle de sureau ; 3° une pelote de gros fil ; 4° une soucoupe et un petit cristallisoir plat remplis d'alcool à 90°.

Dans l'objet fixé ou suffisamment durci par immersion dans l'alcool, on prélève une tranche ou un cube, qu'on serre modérément dans un cylindre de moelle de sureau. A cet effet, le cylindre de moelle est fendu sur une partie de sa hauteur, la tranche engagée dans la fente et le tout modérément serré par quelques tours de fil. Si l'objet, au lieu d'avoir une section mince, est taillé en cube, on procédera de même, après avoir aménagé la place voulue par une petite excavation creusée aux dépens des deux moitiés de moelle qui se font face. On évitera ainsi une compression exagérée.

Cela fait, le cylindre de moelle est tenu verticalement entre le pouce et l'index, de manière que l'ongle du pouce se présente perpendiculairement au cylindre de moelle immédiatement au-dessous de son extrémité libre, dans laquelle est serrée l'objet.

Le rasoir tenu de l'autre main vient glisser sur le plan d'appui que lui offre l'ongle du pouce et entame la moelle de sureau par le talon de la lame pour en finir la section par l'autre extrémité, de manière à couper obliquement en utilisant toute la longueur du tranchant. L'enlèvement des coupes est rendu beaucoup plus facile et régulier, si, avant chaque tranche, on

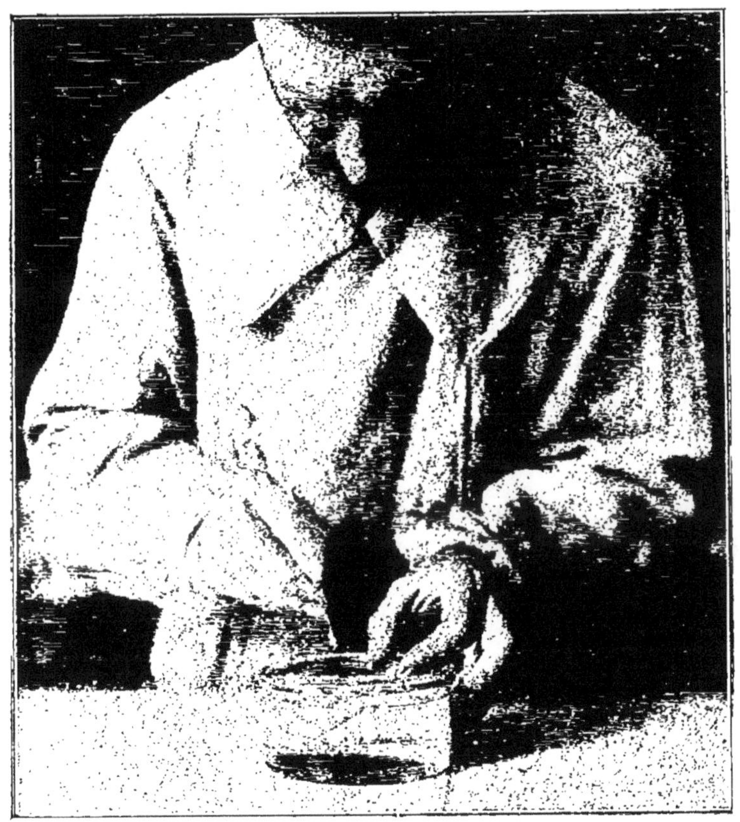

Fig. 34. — Manière de recueillir une coupe sur une lame.

trempe la lame du rasoir et l'extrémité du cylindre de moelle dans la soucoupe d'alcool.

Les coupes obtenues sont d'épaisseur très irrégulière. Les plus minces seules sont recueillies dans le cristallisoir rempli d'alcool. Pour faciliter le choix de celles-ci, on place le cristallisoir, suivant la couleur des coupes, sur fond blanc ou sur fond noir. On rejette les mauvaises et on recueille les meilleures une à une, en glissant une lame au-dessous de la coupe flottant dans le liquide et maintenant la coupe sur la lame au moyen d'une aiguille à dissociation.

Après coloration, le montage peut se faire indifféremment dans l'eau formolée, dans la glycérine ou dans le baume (Voir p. 159).

Cette manière de procéder suppose une habileté manuelle qui s'acquiert peu à peu. Elle est surtout applicable à l'histologie végétale, où elle suffit pour les coupes de racines, de tiges et de feuilles. Les tissus animaux même fixés sont généralement trop mous pour s'en accommoder.

### § 2. — Coupes au microtome de Ranvier.

On abrège beaucoup la durée de l'apprentissage des coupes faites à la main en se servant du microtome de Ranvier.

Ce petit appareil présente, en effet, une surface plane pour guider le rasoir et une vis micrométrique pour régler l'épaisseur des coupes.

Dans le cylindre central creux, le morceau de moelle de sureau renfermant l'objet peut être calé avec de menus fragments de moelle occupant les espaces vides. Certains modèles fabriqués à l'étranger, dont un de Reichert, présentent une pince intérieure destinée à fixer le cylindre de moelle et à serrer ses deux moitiés. Ce sont de beaucoup les plus pratiques.

Pour faire les coupes, le microtome étant tenu dans une main, le rasoir est manié comme pour les coupes à main levée, mais sa face inférieure doit toujours rester appliquée à plat sur la plate-forme du microtome et jamais obliquement, sous peine de détériorer le tranchant. Le rasoir est humecté d'alcool, et les coupes sont reçues comme précédemment.

Lorsqu'il s'agit de couper certains tissus délicats, comme la rétine, qui ne peuvent pas supporter sans dégâts la compression de la moelle, on ménage à l'extrémité du cylindre de moelle une cavité de la grandeur de l'objet, où on l'immobilise par un enrobage à la cire et à l'huile.

**Enrobage à la cire.** — Un mélange de cire vierge et d'huile d'olive, dans les proportions de 2 à 1, est fondu à feu doux. Le morceau de moelle préparé comme il vient d'être dit ainsi que l'objet sont placés quelques minutes dans l'alcool à 90°. Cela fait, l'objet est placé dans sa logette et arrosé par l'enrobage à l'état de fusion. Celui-ci pénètre dans les interstices et immobilise la pièce après refroidissement.

**Enrobage au collodion.** — Cet enrobage est commode et expéditif pour faire des coupes parallèles à la surface de certains organes, comme l'iris. On ménage à l'extrémité d'un cylindre de moelle une surface bien plane qu'on humecte d'alcool à 90° et sur laquelle on répand une couche de collodion non riciné. On y place l'iris à plat après l'avoir bien déshydraté à l'alcool ; puis on le recouvre d'une nouvelle couche de collodion. On assure la prise du tout en une masse solide en l'arrosant de quelques gouttes de chloroforme. Au bout d'une heure ou deux, on peut couper au microtome de Ranvier.

Les coupes sont recueillies dans l'acool à 90°, déshydratées, éclaircies au xylol et montées au baume.

## § 3. — Coupes au microtome à congélation.

Tout microtome peut être disposé pour fonctionner à congélation par l'adaptation d'un porte-objet spécial. Ce porte-objet, métallique, est creux. Dans sa cavité s'évapore un liquide très volatil comme le chlorure d'éthyle amené par une tuyauterie ; ou bien c'est un gaz liquéfié comme l'acide carbonique liquide, qui, par sa détente brusque, provoque un abaissement énorme de température.

L'objet peut être placé sur le porte-objet à l'état frais ou après fixation. Le collage est assuré par la congélation de quelques gouttes d'eau interposées entre l'objet et le porte-objet.

Ce procédé est expéditif, puisqu'il permet de couper des tissus à l'état frais. Aussi s'en sert-on surtout dans les laboratoires annexes des services de chirurgie, où on peut avoir besoin d'être fixé rapidement sur la nature d'une tumeur. Au point de vue de la bonne conservation histologique des tissus, il est très variable et généralement mauvais, le refroidissement obtenu ne pouvant être gradué avec précision et la congélation brutale qui en résulte parfois étant un procédé inadmissible en technique histologique.

C'est pourquoi, et au risque de n'être pas d'accord avec tous, nous passons ce procédé sans plus amples détails. Il n'y a d'ailleurs rien de spécial à ce genre de coupes, qui se recueillent et se traitent comme les coupes à main levée.

## § 4. — Coupes au collodion et à la celloïdine.

L'emploi du collodion tend à être abandonné aujourd'hui à cause de la difficulté qu'il y a d'en régler l'évaporation.

La celloïdine prétend atténuer cet inconvénient et jouit de la faveur du jour. Quoi qu'il en soit, le *modus faciendi* reste le même pour ces milieux d'inclusion, dont l'usage répond également aux mêmes indications : traiter les tissus qui durciraient d'une manière exagérée dans la paraffine comme les tissus nerveux adultes, le foie, le cordon ombilical, ceux qui sont peu perméables par leur volume, comme toutes les grosses pièces, ou par leur nature, comme les téguments.

En revanche, l'inclusion à la celloïdine est lente et ne permet pas d'obtenir de coupes régulières au-dessous de 10 μ. En outre, l'obtention des coupes sériées exige, comme on le verra, des manipulations fastidieuses qui la rendent impropre à ce but particulier.

Le matériel nécessaire comprend :

1° Une collection de récipients à large goulot destinés à recevoir les pièces et les divers milieux de déshydratation et d'inclusion ;

2° Quelques boîtes que chacun peut confectionner avec du papier, une paire de ciseaux et un peu de colle. Ces boîtes seront faites de dimensions appropriées aux objets et serviront à les contenir pendant le durcissement de la masse d'inclusion ;

3° Une boîte en verre à couvercle, assez haute pour recevoir les précédentes, où on versera le liquide durcissant ;

4° Un microtome à rasoir mobile et inclinable type Reichert, Leitz, Jung ou autre.

Les produits nécessaires sont :

1° Des alcools à 65, 90 et 95°, qui, au cas où les pièces n'auront pas été fixées à l'alcool fort, serviront de milieux de passage entre l'eau et l'alcool absolu ;

2° Alcool absolu. Il faut en avoir 1 litre en provision ;

3° Ether sulfurique pur à 65°, même quantité ;

4° Celloïdine. On se la procure chez Grübler, par tablettes de 40 grammes, qu'on dissout dans un mélange à parties égales d'alcool absolu et d'éther.

Il n'y a rien à peser ni à mesurer. On ajoute la celloïdine par fragments, jusqu'à ce qu'on ait obtenu une solution épaisse, sirupeuse. Cette solution sert à faire la solution fluide en l'allongeant de 2 volumes du mélange alcool absolu-éther ;

5° Chloroforme. Une provision de 250 centimètres cubes suffit ;

6° Solution très fluide de collodion non riciné pour le collodionnage des lames en vue du collage des coupes. Elle doit être franchement liquide.

Technique. — Si les pièces n'ont pas été fixées dans l'alcool fort, ce qui est le cas général pour les tissus nerveux qu'on destine aux coupes à la celloïdine, on les fait passer rapidement dans la série des alcools à 65, 90, 95°, à raison de une heure ou deux pour chacun de ces alcools. Les opérations suivantes se succèdent comme ci-dessous :

1° Immersion de douze à vingt-quatre heures suivant le volume des pièces dans 50 volumes d'alcool absolu ;
2° Immersion de six à douze heures suivant le volume des pièces dans 30 volumes d'éther;
3° Immersion de un à cinq jours suivant le volume des pièces dans 50 volumes de solution fluide;
4° Immersion de un à deux jours suivant le volume des pièces dans 30 volumes de solution épaisse.

Pour achever l'inclusion d'une pièce, on la porte dans une boîte en papier de dimensions appropriées, où on la recouvre de la solution épaisse. Lorsque cette dernière commence à former par évaporation, une croûte assez ferme à la surface, on immerge le tout dans le chloroforme, où le durcissement s'achève dans les quarante-huit heures.

Si on n'est pas disposé à pratiquer les coupes de suite, on laisse les objets dans le chloroforme.

*Fonctionnement du microtome.* — L'objet sorti du chloroforme doit être collé sur un morceau de bois blanc de forme appropriée à la pince du microtome, cylindrique ou cubique, suivant le cas. Le collage s'effectue avec la solution épaisse de celloïdine.

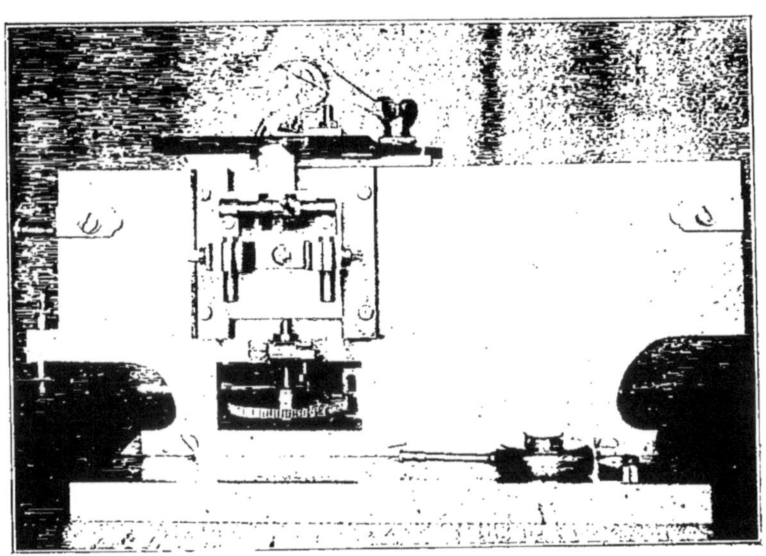

Fig. 35. — Microtome à celloïdine.

Les faces de l'objet et de son support qui doivent être en contact sont enduites de cette solution, mises au contact après une évaporation de quelques minutes, puis le tout est immergé de nouveau dans le chloroforme.

Quand ce collage est bien solide, le bloc de bois est serré sur le microtome. Quant au bloc de celloïdine renfermant l'objet, il est taillé de manière à se présenter par un angle au tranchant du rasoir. Ce dernier est incliné de manière telle qu'en se mouvant sur sa coulisse il commence à couper par le talon et achève la coupe par l'extrémité opposée de la lame.

Il s'agit ensuite de mouiller le rasoir avant chaque tranche avec de l'alcool, qu'on verse goutte à goutte avec un compte-gouttes sur la face supérieure de la lame. On réalise ainsi une nappe liquide dans laquelle la coupe s'étale plus facilement. Certains microtomes sont pourvus à cet effet d'un réservoir à alcool qui se meut avec le rasoir et se vide sur lui goutte à goutte. Il est facile d'improviser un appareil semblable avec un flacon compte-gouttes maintenu sur la coulisse porte-rasoir, comme le montre la figure 35.

Chaque coupe est recueillie dans l'alcool à 80°, où elle restera jusqu'à la coloration.

*Coupes sériées.* — Les coupes sont rangées dans l'ordre de leur succession sur des bandelettes de papier mince et dépourvu de colle. Ces bandelettes, pour éviter la dessiccation des coupes, sont déposées sur du papier Joseph imbibé d'alcool à 80°.

Quand on a une bandelette complète, on la renverse sur une lame fraîchement collodionnée, où les coupes adhèrent; procédé lent et fastidieux, s'il en fut, quand il s'agit de débiter un objet en entier.

*Collage et montage des coupes au collodion.* — Pour coller les coupes à la celloïdine, on ne traite qu'une lame à la fois. Celle-ci est recouverte sur une de ses faces d'une nappe de la solution de collodion spéciale à cet usage, dont on fait égoutter l'excès dans le flacon. Pendant que cette fine pellicule de collodion est encore molle, on y dépose la coupe, et, quand on peut retourner la lame sans qu'elle se déplace, on la recouvre d'une deuxième nappe de collodion fluide, dont l'excès est évacué de la même manière. La coupe est ainsi solidement maintenue entre deux pellicules de collodion dont la supérieure ne gêne en rien ni la coloration, ni le montage. La déshydratation s'effectue à l'alcool absolu, l'éclaircissement de la coupe au xylol, et le baume est ajouté en dernier lieu.

Il n'y a pas lieu de se préoccuper de la celloïdine, qui conserve toute sa transparence dans le baume, comme le collodion qui a servi pour le collage.

---

## CHAPITRE VII

### COUPES A LA PARAFFINE

La paraffine est le milieu d'inclusion le plus parfait dont puisse disposer la technique histologique contemporaine.

Cette substance, grâce à de précieuses propriétés moléculaires, est la seule qui permette aux coupes d'atteindre le degré de finesse requis aujourd'hui dans les études cytologiques et de se succéder en série continue d'un bout à l'autre de l'objet.

Bien que l'inclusion à la paraffine, par l'élévation de température qu'elle impose aux tissus, laisse souvent à désirer quant à leur bonne conservation, surtout quand elle est prolongée à l'excès, elle reste supérieure à tout autre procédé par la beauté et la régularité des coupes, sans préjudice de toutes les dispositions favorables qui peuvent être prises pour atténuer les inconvénients de ce mode d'inclusion. Il ne faut donc pas se laisser détourner de ce procédé par la complication de la technique, mais suivre mot à mot l'auteur dans l'exposé peut-être un peu long qu'il devra en faire pour ne négliger aucun de ces multiples détails desquels dépend le bon résultat final.

Un principe capital domine toute la technique des coupes à la paraffine : *la durée de l'inclusion doit être abrégée le plus possible.*

Le corollaire obligé de ce principe est la nécessité de réduire les pièces traitées à un volume très faible. Il est incontestable que les meilleures coupes sont celles qu'on obtient avec des pièces de quelques millimètres cubes. Sauf de rares exceptions, qui ont trait à des tissus très perméables, comme les méristèmes végétaux et les très jeunes embryons d'animaux, il y aura lieu de ne jamais se départir de cette règle.

Cela posé, la technique des coupes à la paraffine sera scindée pour la clarté du texte en autant de parties qu'elle comporte d'opérations fondamentales, savoir :

*Manipulations préparatoires à l'inclusion ;*

*Inclusion ;*

*Section ;*

*Montage des coupes.*

Dans chacune de ces parties, le matériel et les produits nécessaires seront présentés les premiers ; puis la manière de les utiliser sera exposée avec toute la précision possible, à charge pour le lecteur de ne pas chercher à abréger pour commencer, la pratique étant seule capable de rendre l'opérateur expéditif dans la limite compatible avec l'efficacité et la sécurité de ses opérations.

## § 1. — Manipulations préparatoires à l'inclusion.

(*Déshydratation. — Éclaircissement des pièces.*)

Le matériel comprend :

1° Une collection de six à douze tubes à fond plat de dimensions assorties variant de 4 à 6 centimètres de hauteur sur 2 à 3 centimètres de diamètre. Ils sont commodes parce que peu encombrants et dépourvus de saillies intérieures. Leur usage doit être réservé à de petites pièces dont le volume atteint au plus la cinquantième partie de leur capacité, c'est-à dire 1/4 de centimètre cube pour les plus petits tubes et 1/2 centimètre cube pour les plus grands. Ils doivent rester constamment bouchés pendant la durée de la déshydratation à l'aide d'un bouchon de caoutchouc. Ces tubes, quoique d'un prix minime, n'ont rien d'obligatoire. On peut les remplacer par de petits poudriers à large goulot de même contenance. Toutefois l'angle vif qui existe dans le fond des poudriers et le ressaut intérieur au niveau du goulot retiennent les pièces et obligent à secouer le récipient, ce qui, en principe, doit toujours être évité ;

2° Une éprouvette graduée de 0 à 100 centimètres cubes par centimètre cube. On l'emploie pour mesurer des volumes donnés d'alcool ;

3° Un alcoomètre centésimal de Gay-Lussac, gradué de 0 à 100° par degré ;

4° Un thermomètre à mercure de précision gradué de 0 à 100° par degré, qui servira d'ailleurs à plusieurs fins.

Les produits nécessaires sont :

L'alcool bon goût à 90° à 95° ;

L'alcool absolu (pesant 100° à + 15° C.) ;

Le xylol pur. (Le toluène est équivalent.)

Il sera plus avantageux d'acheter ces produits par litre.

Avec l'alcool à 90-95°, on préparera les alcools à 45 et 65°, qui sont des milieux de passage obligatoires pour les pièces à inclure. On peut se contenter, dans la pratique, de les préparer par mélange d'alcool et d'eau, d'après les indications ci-contre, empruntées à la table de Pfersdorff, à la condition de mesurer séparément dans l'éprouvette les volumes d'eau et d'alcool et de ne les mélanger qu'ensuite.

## TABLE DE PFERSDORFF (EXTRAITS).

*Pour réduire l'alcool à 90° en alcool à :*

| | 85° | 80° | 75° | 70° | 65° | 60° | 55° | 50° | 45° | 40° | 35° | 30° | 25° | 20° | 15° |
|---|---|---|---|---|---|---|---|---|---|---|---|---|---|---|---|
| *Prendre parties alcool à 90° :* | 92,9 | 85,8 | 79,1 | 72,9 | 65,8 | 60,0 | 54,1 | 48,8 | 44,7 | 34,9 | 34,1 | 30,0 | 26,4 | 21.7 | 17,6 |
| *et mélanger avec parties eau :* | 7,1 | 14,2 | 20,9 | 27,1 | 34,2 | 40,0 | 45,9 | 51,2 | 55,3 | 60,6 | 65.9 | 70.0 | 73,6 | 78,3 | 82.4 |

*Pour réduire l'alcool à 92° en alcool à :*

| | 90° | 85° | 80° | 75° | 70° | 65° | 60° | 55° | 50° | 45° | 40° | 35° | 30° | 25° | 20° |
|---|---|---|---|---|---|---|---|---|---|---|---|---|---|---|---|
| *prendre parties alcool à 92° :* | 97,3 | 90,4 | 83,6 | 77,0 | 71,0 | 64,1 | 58,4 | 52.6 | 47,5 | 43,5 | 38,3 | 33.2 | 29,2 | 25,7 | 21,1 |
| *et mélanger avec parties eau :* | 2,7 | 9,6 | 16,4 | 23,0 | 29,0 | 35.9 | 41,6 | 47,4 | 52,5 | 56,5 | 61,7 | 66,8 | 70,8 | 74,3 | 78,9 |

*Pour réduire l'alcool à 95° en alcool à :*

| | 92° | 90° | 85° | 80° | 75° | 70° | 65° | 60° | 55° | 50° | 45° | 40° | 35° | 30° | 25° | 20° | 15° |
|---|---|---|---|---|---|---|---|---|---|---|---|---|---|---|---|---|---|
| *prendre parties alcool à 95° :* | 95,2 | 92,6 | 86,1 | 79,6 | 73,3 | 67,6 | 61,0 | 55,6 | 50.1 | 45,2 | 41,4 | 36,5 | 31,6 | 27,8 | 24,5 | 20.1 | 16.3 |
| *et mélanger avec parties eau :* | 4,8 | 7.4 | 13,9 | 20,4 | 26.7 | 32,4 | 39,0 | 44,4 | 49,9 | 54,8 | 58,6 | 63,5 | 68,4 | 72.2 | 75,5 | 79,9 | 83,7 |

*Pour réduire l'alcool à 100° en alcool à :*

| | 95° | 92° | 90° | 85° | 80° | 75° | 70° | 65° | 60° | 55° | 50° | 45° | 40° | 35° | 30° | 25° | 20° |
|---|---|---|---|---|---|---|---|---|---|---|---|---|---|---|---|---|---|
| *prendre parties alcool à 100° :* | 91,7 | 87.3 | 85 | 79 | 73 | 67,3 | 62,0 | 55 | 51 | 46 | 41,5 | 38 | 35,5 | 29 | 25,5 | 22.5 | 18,5 |
| *et mélanger avec parties eau :* | 8,3 | 12,7 | 15 | 21 | 27 | 32,7 | 38,0 | 45 | 49 | 54 | 58,5 | 62 | 64,5 | 71 | 74,5 | 77,5 | 81,5 |

**Vérification du degré exact des alcools du commerce.** — Les données qui précèdent supposent qu'on connaît exactement le degré de l'alcool soumis à la dilution. Il ne faut pas se fier pour cela aux affirmations des commerçants, qui peuvent d'ailleurs eux-mêmes être trompés. Il faut le vérifier soi-même, surtout en ce qui concerne l'alcool absolu. Ce dernier ne doit marquer ni 98° ni 99°, mais bel et bien 100° après la correction de température. C'est pourquoi nous avons prévu le matériel nécessaire pour cette vérification. Voici maintenant comment on la pratique :

Dans un récipient de forme convenable, mesure en étain, éprouvette, vase à oignon de jacinthe parfaitement séché au préalable, on verse l'alcool à vérifier. On y plonge ensuite l'alcoomètre en s'assurant qu'il flotte bien librement, puis le thermomètre, qui permet de noter la température de l'expérience. Si cette température est de 15°, il n'y a pas de correction à faire; sinon il suffit, pour avoir le degré exact, d'appliquer, au-dessus de + 15° la formule :

$$x = n - b\theta,$$

et, au-dessous de + 15°, la formule :

$$x = n + b\theta,$$

formules dans lesquelles :

$x$ = le degré alcoolique corrigé;
$n$ = le degré alcoolique lu à la température ambiante;
$b$ = 0,4 (coefficient constant) ;
$\theta$ = différence en degrés thermométriques entre 15° et la température ambiante.

En ce qui concerne la détermination du point 100 exact, il y a lieu de remarquer qu'elle n'a pas seulement pour but de s'assurer qu'on n'a pas été trompé sur le degré réel de l'alcool (l'alcool absolu vaut le double de l'alcool à 95°), mais de se prémunir contre l'échec de la déshydratation, qui entraîne celui de toutes les opérations consécutives.

On dispose d'ailleurs d'autres moyens de savoir si on a réellement affaire à de l'alcool absolu :

1° L'alcool à 100° forme avec le xylol un mélange qui ne louchit pas ;

2° Il ne bleuit pas le sulfate de cuivre anhydre.

Pour terminer cette importante question de l'alcool absolu, nous conseillons, dans le but de le conserver tel, de ne jamais le laisser en vidange dans un flacon de forte contenance, mais de prendre le soin de répartir sa provision, dès qu'elle est entamée, en petits flacons d'une centaine de grammes remplis jusqu'au goulot et bouchés avec un liège sec bien souple et bien plein.

*Xylol.* — Le xylol peut être conservé dans le flacon où il est reçu, pourvu que ce flacon ne renferme pas d'eau. Celle-ci, d'ailleurs, reste adhérente aux parois, ou tend a se collecter au fond. On s'en débarrasse aisément en décantant lentement :

### Technique.

### *Déshydratation.*

On fera agir l'alcool à 45° pendant 15' ;
— — 65° — 15' ;
— — 90° — 20' ;

à raison d'une seule pièce par récipient. Pour échanger les liquides, on décantera prudemment de manière à ne pas entraîner l'objet au dehors.

L'alcool absolu achève la déshydratation par trois bains espacés de vingt minutes en vingt minutes. En le remplaçant ainsi trois fois, on est plus sûr de déplacer les dernières traces d'eau.

*Éclaircissement des pièces.* — On fera agir un

mélange à parties égales d'alcool absolu et de xylol pendant trente minutes. On égouttera bien, puis on fera un premier bain de xylol pur pendant trente minutes. Dans ce bain, les pièces prennent une demi-transparence de plus en plus accusée. On dit qu'elles s'éclaircissent. Enfin on effectue un dernier bain de xylol pur, de trente minutes également, pour être sûr d'avoir bien déplacé les dernières traces d'alcool absolu.

*Écueils.* — Il y a trois écueils :

Le durcissement exagéré des pièces;

L'échec de la déshydratation;

La présence de bulles d'air.

Le durcissement exagéré des pièces se produit quand elles restent trop longtemps dans l'alcool absolu. C'est pourquoi il y a intérêt à multiplier les bains d'alcool absolú pour activer la déshydratation. C'est aussi une question de tissus pour quelques cas assez rares d'ailleurs (vitellus, gélatine de Warthon).

L'échec de la déshydratation ne saurait se produire si on a suivi les conseils précédents; ou bien les pièces sont imperméables, et il faut recommencer sur des tranches plus minces.

Les bulles d'air ne doivent plus exister à cette phase des manipulations. On a dû les faire disparaître au moment de la fixation. Cependant, si elles ont échappé, il est encore temps de les déplacer par le même procédé qui a été décrit à propos de la fixation.

## § 2. — Inclusion.

Le matériel comprend :

1° *Tubes de verre.* — Ce sont les mêmes qui viennent de servir. Les pièces y resteront encore pendant le séjour à l'étuve, mais, avant d'y placer les tubes, on prend la précaution, si ce n'est déja fait, de les pourvoir chacun d'une étiquette portant mention du contenu ainsi qu'un numéro d'ordre 1, 2, 3, 4, etc...

Mêmes remarques au sujet de l'emploi des poudriers.

2° *Verres de montre.* — Ce sont des verres de montre du vieux modèle, très larges et très concaves. Il en faut autant que de tubes. Il est bon qu'ils présentent au pôle de leur face convexe une petite facette plane destinée à leur donner de l'assiette. Sur cette facette, on inscrira un numéro d'ordre correspondant à un numéro de la série des tubes, mais, comme les verres de montre sont destinés à aller dans l'eau, ce numéro devra être gravé à l'acide où à la meule, ou encore simplement à l'encre grasse siccative. Par l'un de ces procédés, on tracera également de part et d'autre de la facette deux traits appartenant à un même diamètre du verre de montre. Ces traits serviront de repère pour l'orientation de l'objet au moment de l'inclusion.

3° *Capsule à manche.* — Elle sera de préférence en cuivre rouge nickelé, d'une contenance de 125 grammes. Le manche sera en bois ou en os. On tient dans cette capsule la quantité de paraffine qui devra être utilisée pour les bains successifs.

4° *Cristallisoir.* — C'est un cristallisoir plat, d'un demi-litre environ, qui sera rempli d'eau fraîche au moment voulu pour le refroidissement brusque de la matière d'inclusion.

5° *Étuve.* — Elle sera choisie carrée, à cause de l'usage qu'on peut faire de la plate-forme supérieure pour l'étalement des coupes. Elle sera à doubles parois pour admettre un liquide isolant. Ce liquide sera de préférence de l'eau. Les dimensions intérieures minima sont 15 × 15 × 15 centimètres. A mi-hauteur, la cavité de l'étuve présentera une étagère amovible en cuivre rouge ou en verre. Sur la plate-forme supérieure, l'étuve présentera trois goulots ; celui du milieu donnant accès dans la cavité de l'étuve livrera passage au thermomètre. Les deux autres rejetés en arrière, de façon à gêner le moins possible, donnent accès dans la double paroi. L'un sert

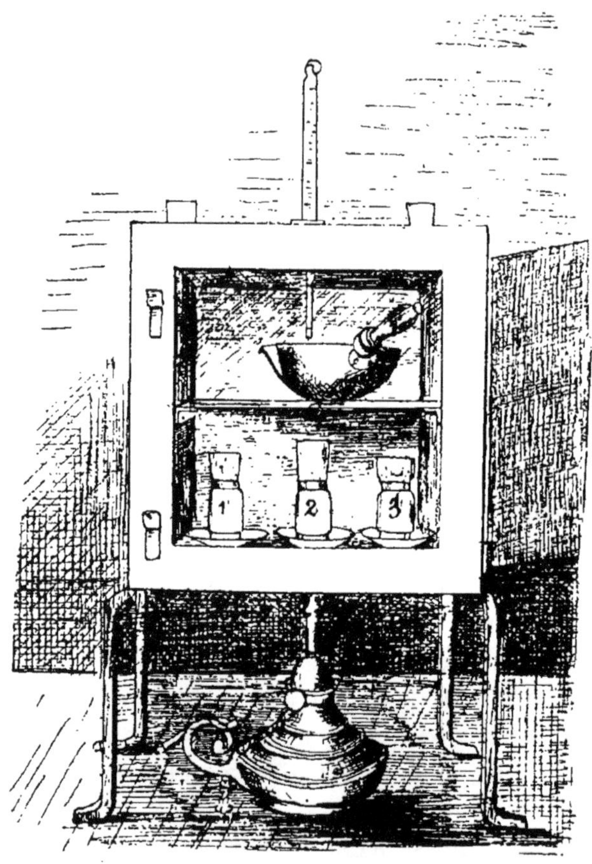


Fig. 36. — Dispositif d'étuve simplifié pour inclusion.

pour introduire l'eau, l'autre livre passage à la branche plongeante du thermo-régulateur. Il n'est pas indispensable, mais il est très commode que la porte de l'étuve soit vitrée.

L'étuve sera montée sur quatre pieds assez hauts pour

qu'on puisse glisser au-dessous un bec Bunsen de dimensions courantes.

La source de chaleur sera, si on dispose du gaz, un bec de Bunsen à veilleuse commandé par un régulateur à mercure. Il ne faut pas d'ailleurs avoir une confiance illimitée dans cet appareil : 1° parce que, dans toutes les villes, il se produit dans la pression du gaz de brusques variations qui modifient la flamme ; 2° parce qu'un écart de température, même passager, de quelques degrés, peut compromettre l'inclusion.

Personnellement, nous avons de bonne heure renoncé au gaz pour nous contenter d'une simple petite lampe à essence, dite lampe Pigeon, du modèle le plus bas qui existe et qui permet, sous les conditions qui vont être exposées, d'obtenir un réglage très satisfaisant.

Il faut prendre la précaution de faire une flamme très petite, de 10 à 15 millimètres de hauteur, au grand maximum. On évite ainsi l'échauffement de la lampe, qui grandit progressivement la flamme en augmentant la tension de vapeur de l'essence.

La flamme restant fixe, le réglage est obtenu par le calage de la lampe à distance convenable du fond de l'étuve au moyen de rondelles de carton qu'on retranche ou ajoute jusqu'à l'obtention de la température voulue. Ce petit moyen, tout en mettant à l'abri des fantaisies du gaz, a également l'avantage de dispenser de l'achat d'un thermo-régulateur à mercure, appareil d'un fonctionnement très souvent défectueux.

Telle est l'installation que nous recommandons en raison de sa simplicité, chaque fois que l'on ne disposera pas des modèles perfectionnés des laboratoires, bien qu'avec tous les dispositifs imaginables il soit prudent d'exercer une surveillance quasi constante.

Produits nécessaires. — *Paraffine*. — Nous conseillons l'usage de la paraffine pure, à 55°. Cette matière d'inclusion possède des propriétés moyennes qui la rendent précieuse. Au-dessous de 55°, les coupes fines (de 5 à 1 μ) sont malaisées à obtenir, ou s'étalent difficilement. Au-dessus de 55°, on a une grande commodité pour couper jusqu'à 1 μ, mais il faut alors recourir à des températures d'inclusion qui nécessitent une fixation particulièrement solide.

En outre, il est plus commode, surtout pour les apprentis, de se faire à l'emploi d'une paraffine donnée, pour que l'exécution et la manutention des coupes n'aient pas à subir, chaque fois, de nouveaux tâtonnements.

Quel que soit le point de fusion adopté, la paraffine doit remplir deux conditions essentielles :

1° Être exempte de tous corps étrangers capables d'ébrécher le rasoir, morceaux de bois, grains de sable, etc...

2° Ne pas renfermer de gouttelettes d'eau.

Les corps étrangers s'éliminent par filtration à chaud sur papier-filtre ordinaire, en portant la paraffine à une température assez élevée pour que la solidification n'ait pas lieu pendant la durée de cette opération.

Pour éliminer l'eau, on fond en bloc la provision de paraffine, et, quand l'eau s'est collectée au fond du récipient, on décante lentement dans une assiette bien sèche et discrètement glycérinée.

La paraffine que nous avons eue en provenance directe de Grübler ne nous a jamais demandé cette épuration préalable.

Pour en finir avec la paraffine, il faut signaler deux données physiques très importantes sur le point de fusion et la constitution cristalline de cette substance.

En tant que mélange de divers carbures de points de fusion différents, la paraffine ne suit pas le moins du monde la loi de constance de la température pendant la durée de la fusion qui s'applique aux corps simples.

Il ne faut donc pas croire que la température de fusion n'est pas dépassée tant qu'il reste un culot de cette substance à l'état solide. Ce serait là une erreur fatale pour les pièces. L'exactitude du point de fusion ne se reconnaît fidèlement dans la pratique qu'à la formation d'une pellicule solide à la surface de la paraffine fondue.

Quant à la constitution cristalline de la paraffine, elle s'accuse d'autant plus que le refroidissement en est plus lent, d'où la nécessité de refroidir aussi brusquement que possible la masse d'inclusion, sous peine de déchirures se produisant au sein des objets par formation d'aiguilles de paraffine.

*Glycérine.* — Il en faut pour chaque verre de montre une demi-goutte bien uniformément répartie sur toute la surface concave, pour faciliter le décollement de la masse d'inclusion après refroidissement.

## Technique.

Nous admettrons ici que l'inclusion consiste dans l'ensemble des manipulations à effectuer depuis le moment où les pièces sont éclaircies par le xylol jusqu'au moment où le bloc est formé.

Ces manipulations se succèdent dans l'ordre suivant :

1° Réglage de l'étuve ; 2° installation des pièces dans l'étuve ; 3° bains de paraffine provisoires ; 4° bain de paraffine définitif ; 5° inclusion proprement dite.

1° *Réglage de l'étuve.* — L'étuve est réglée à 1° au-dessus du point de fusion de la paraffine et continue à fonctionner avec une tolérance de 1° en plus ou en moins. Pour qu'il puisse en être sûrement ainsi, il est bon d'allumer l'étuve à l'avance, afin d'avoir le temps de s'assurer de la fixité de température. Il faut également avoir soin de ne pas placer l'étuve dans l'embrasure d'une fenêtre, mais, au contraire, dans une atmosphère aussi inerte que possible.

2° *Installation des pièces dans l'étuve.* — Comme nous le savons déjà, en ce point des manipulations les pièces se trouvent contenues chacune dans un tube étiqueté rempli de xylol. On vide alors les tubes jusqu'à moitié et on remplace le xylol enlevé par un volume égal de paraffine râpée. Les tubes sont ensuite enfermés dans l'étuve avec les verres de montre également tout prêts à servir, c'est-à-dire numérotés, repérés et glycérinés, sans oublier la capsule à manche remplie d'une centaine de grammes de paraffine à son point de fusion.

Les tubes restent en l'état une heure.

3° *Bains de paraffine provisoires.* — Le premier bain est effectué comme suit : le tube numéro 1 est sorti de l'étuve, vidé, puis rempli de la paraffine versée de la capsule à manche et réintégré. La même opération se reproduit pour les tubes suivants, rapidement, comme sans précipitation, et sans oublier de fermer l'étuve en dernier lieu. Le tout reste en l'état une deuxième heure.

Un deuxième bain de paraffine provisoire de même durée est nécessaire dans la majorité des cas. Un troisième bain sera pratiqué pour peu que la pièce soit volumineuse ou difficile à pénétrer. Ces bains sont effectués dans les mêmes conditions que le premier.

4° *Bain de paraffine définitif.* — Il ne dure plus qu'une demi-heure et a pour but d'absorber les dernières traces de xylol. Pendant ce temps, on prépare le cristallisoir rempli d'eau fraîche, dont on va bientôt se servir.

5° *Inclusion proprement dite.* — Le verre de montre numéro 1 est sorti de l'étuve et disposé sur un champ bien libre ; puis on y verse en totalité le contenu du tube numéro 1, y compris l'objet. On referme l'étuve, et, sans tarder, on oriente l'objet dans une position convenable : le plan de coupe regardant le fond du verre de montre et la grande dimension de l'objet dirigée suivant le trait de repère. Cette manœuvre s'effectue en quelques secondes à l'aide d'une épingle à cheveux légèrement chauffée sur la lampe à alcool. Il s'agit alors de prendre le verre de montre entre le pouce et l'index et de le porter, dans une position bien horizontale, sur le cristallisoir, de manière que le niveau de l'eau le baigne par la plus grande partie possible de sa face inférieure, sans risquer cependant de submerger trop tôt la paraffine. On souffle doucement sur celle-ci pour activer la solidification à la surface, et, quand elle s'est uniformément recouverte d'une pellicule assez épaisse pour ne pas se laisser crever par l'eau, on laisse couler le verre de montre au fond du cristallisoir.

Quelques minutes après, la lentille de paraffine se détache d'elle-même et remonte à la surface ; mais il faut prévenir ce phénomène, afin de pouvoir reproduire sur la surface libre de cette lentille la direction du repère diamétral, avant qu'elle se détache. On a ensuite tout son temps pour inscrire le numéro du verre et le nom de la pièce qu'on trouve sur l'étiquette du tube numéro 1. Ces inscriptions se font sur la paraffine avec la pointe d'une épingle. L'inclusion de la pièce numéro 1 est alors terminée, et on procède absolument de même pour les pièces 2, 3, 4, etc...

*Écueils.* — Ils consistent dans une pénétration incomplète ou dans une dureté excessive des pièces. En suivant la méthode qui vient d'être indiquée à la lettre, on réussira d'emblée la majorité des inclusions. On apprendra de bonne heure par l'expérience quels sont les tissus récalcitrants. Ils sont au nombre de trois principaux : le tégument externe, le foie et le tissu nerveux. Pour la peau, qui est très peu perméable, on traitera des tranches très minces par une inclusion prolongée (double durée) ; pour le foie et le tissu nerveux, qui durcissent énormément, on abrégera au contraire l'inclusion, quitte à n'inclure que des fragments petits ou réduits à 1 millimètre d'épaisseur.

## § 3. — Section.

Dans cette partie, où le mécanisme joue un rôle prépondérant, nous insisterons sur la question de l'outillage, de l'adaptation ou du bon entretien duquel dépendent en grande partie les qualités de planéité, d'intégrité et de régularité en série des coupes.

Nous nous inspirerons, dans l'exposé de l'outillage, de cette grande vérité qu'il vaut mieux renoncer aux coupes à la paraffine que d'en poursuivre l'exécution avec un matériel défectueux. Pour cette raison, nous passons sous silence les appareils à bon marché, bien qu'ils soient en réalité les plus onéreux de tous. En outre, ces derniers disparaissent de plus en plus des laboratoires, qui n'offrent aujourd'hui qu'un petit nombre de modèles dont l'emploi ait résisté à l'épreuve d'une longue pratique.

Cependant, il y a lieu de prendre en considération que certains appareils construits pour l'usage de la gomme, du collodion et de la celloïdine peuvent être adaptés d'une manière satisfaisante à l'usage de la paraffine.

Comme ces appareils peuvent se trouver entre les mains du lecteur, ce ne sera pas œuvre inutile de lui montrer par quels moyens simples cette adaptation peut se faire ; bref, nous croyons devoir donner à cette question du mécanisme des microtomes le développement convenable pour rendre chacun maître d'un fonctionnement régulier avec les divers modèles en usage.

**Microtomes à paraffine.** — La paraffine exige un appareil de construction soignée ne permettant ni flexion ni vibration des pièces du mécanisme, y compris le rasoir.

Le dispositif général qui satisfait le mieux à ce principe a été reconnu dans la pratique comme étant le suivant : le rasoir est immobile, solidement fixé aux deux extrémités de sa lame, de manière à faire corps avec le bâti de l'appareil. C'est l'objet qui se meut à la rencontre du tranchant avec une force vive qui doit l'emporter franchement sur la résistance à vaincre. Cette force vive est elle-même acquise plutôt par la masse des parties mobiles que par une vitesse exagérée de ces dernières, en vue d'éviter tout ébranlement.

Peu de microtomes réalisent ce dispositif. C'est pourquoi nous en citerons trois types seulement : le « rocking », le Minot et le Radais.

Microtome « rocking » (1) (fig. 37). — C'est un appareil simple, mécaniquement original, caractérisé par l'absence de coulisses et se trouvant de ce côté à l'abri de l'usure. Les coulisses y sont, en effet, remplacées par des axes robustes travaillant dans le sens de leur longueur par des mouvements lents et limités. L'axe supérieur repose par ses extrémités sur des gorges demi-cylindriques et n'y est maintenu que par l'effet d'un ressort à boudin. Il en résulte que ce modèle cesse de fonctionner régulièrement lorsque la résistance de l'objet à la coupe devient trop grande, et cela se produit dans deux cas : lorsque l'objet est trop gros et lorsque la consistance en est trop dure.

Le « rocking » ne convient donc bien que pour de petites pièces. En outre, ce microtome débite des coupes

(1) C'est-à-dire microtome à bascule.

courbes dont chaque point appartient à un plan différent du voisin. C'est le meilleur marché parmi les appareils de fonctionnement sûr. Il doit être livré avec une pièce à orientation à trois axes indépendants et non avec une pince à genouillère, qui est insuffisante.

MICROTOME DE MINOT (fig. 38). — C'est à juste titre

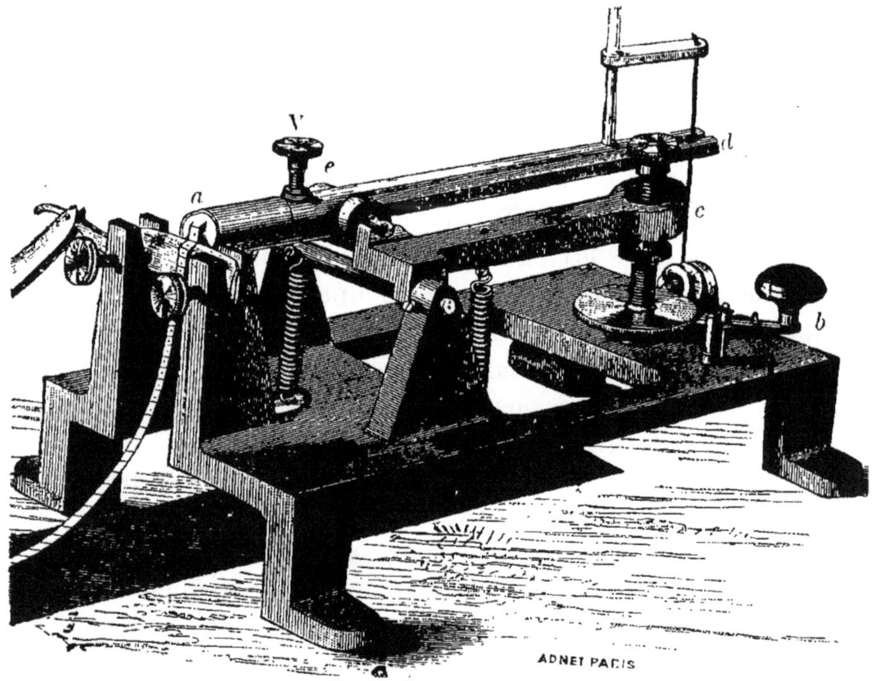


Fig. 37. — Microtome « rocking » (Adnet).

le plus en faveur. Il doit à un volant bien équilibré, à un minimum de frottements, d'avoir un fonctionnement doux et rapide. Toutefois, la rapidité même du mouvement dans la coulisse verticale tend à y produire de l'usure et un jeu nuisible. Elle doit être pourvue d'un dispositif convenable pour le faire disparaître, c'est-à-dire d'un coulisseau mobile à deux ou quatre vis de réglage. Celles-ci doivent être serrées jusqu'à ce que le jeu latéral ait disparu, sans excès de serrage donnant de la dureté au fonctionnement de l'appareil. C'est là d'ailleurs le seul entretien qu'il exige en plus de la propreté et de

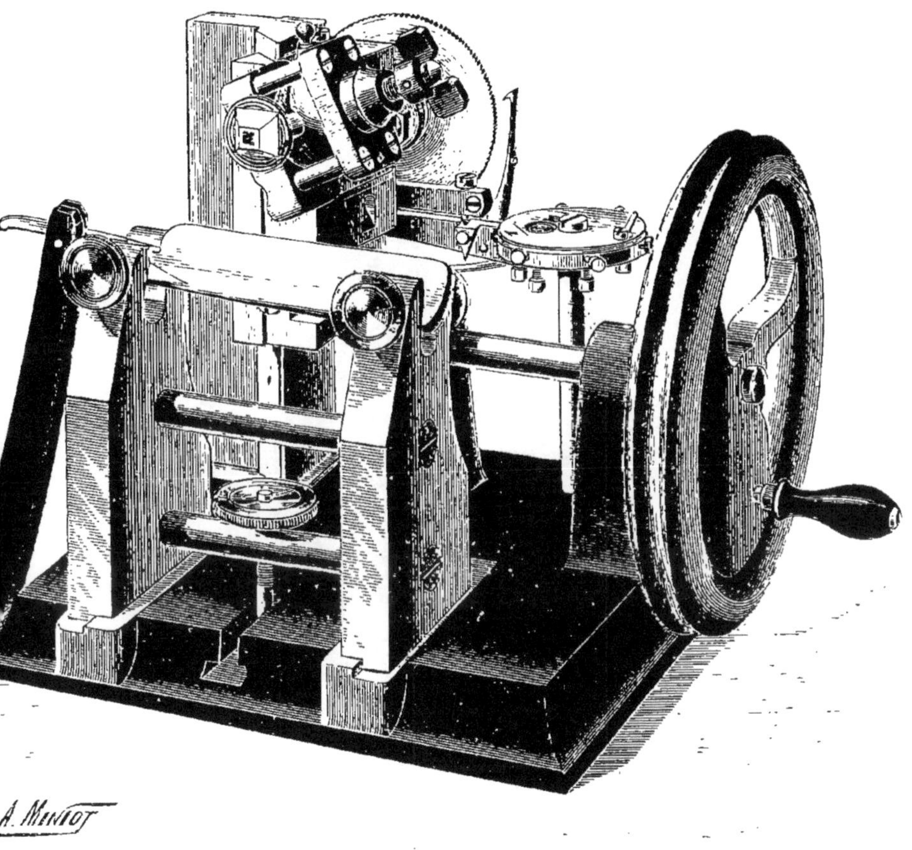


Fig. 38. — Microtome de Minot (Nachet).

la lubrification parfaites des surfaces de frottement. Dans ces conditions, ce microtome permet de débiter régulièrement jusqu'à 1 μ des pièces doubles de celles que le « rocking » peut admettre. Cependant, au delà de 20 millimètres de côté, il faut un modèle plus fort que le modèle courant.

Cette nécessité, jointe aux inconvénients des inclusions prolongées qu'exigent les grosses pièces, contribuera sans doute à faire renoncer à la paraffine pour la pratique des coupes très étendues.

Même remarque au sujet de la pince à orientation que pour le « rocking ».

Microtome de Radais (fig. 39). — C'est un appareil

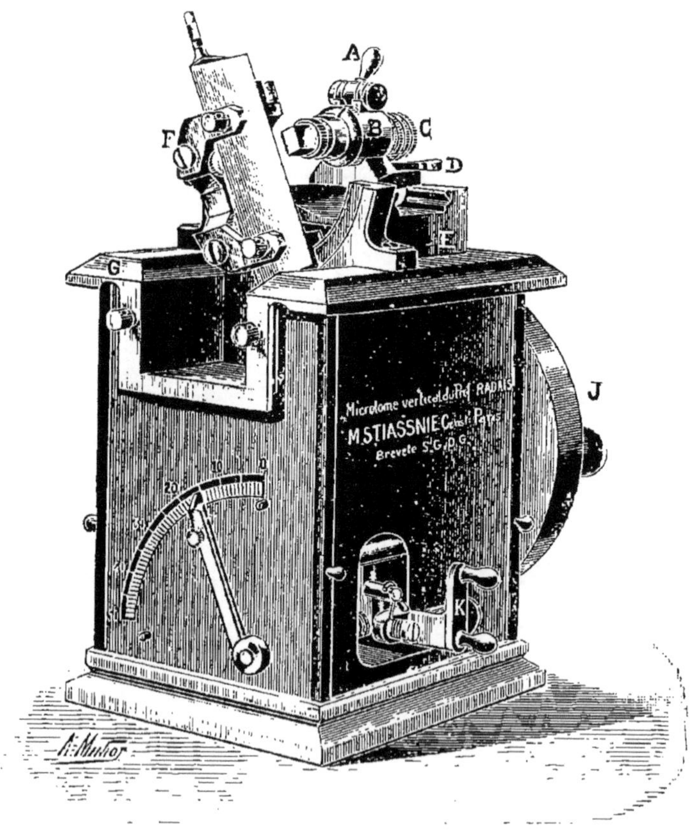


Fig. 39. — Microtome de Radais (Stiassnie).

qui permet indifféremment l'emploi de la paraffine ou celui de la celloïdine. Cette commodité est obtenue par l'addition d'un dispositif propre à modifier convenablement l'inclinaison du rasoir. Le mécanisme de l'appareil est enfermé dans un carter en tôle qui l'abrite de la poussière. Le prix de ce microtome est élevé. Il en existe un modèle un peu moins cher sans carter (1).

L'utilité de ces appareils coûteux est contestable, car, pour la somme qu'il faut consacrer à leur acquisition, on peut acheter deux microtomes, l'un à paraffine, l'autre au collodion, qui peuvent occuper deux personnes. En outre, parmi ceux qui sont livrés à leurs propres moyens, bien peu se servent concurremment de la paraffine et du collodion, chacun tendant à adopter une méthode de coupes unique, celle qui a le plus d'acceptions ou celle qui lui réussit le mieux.

Adaptation d'un microtome quelconque aux coupes a la paraffine. — Tous les microtomes dans lesquels le rasoir est mobile se déplaçant le long d'une coulisse, d'une glissière, ou tournant dans un plan perpendiculaire à un axe monté sur pointes, ont les mêmes inconvénients :

1° Le rasoir libre à une extrémité manque de rigidité ;

2° Son mouvement ne permet pas l'inertie absolue du tranchant, auquel il tend toujours à communiquer quelques vibrations ;

3° Le déplacement du rasoir entraîne celui du ruban de coupes et favorise la fragmentation de ce dernier (2).

Néanmoins, et bien qu'il ne faille pas compter obtenir d'aussi bons résultats qu'avec les microtomes des types « rocking » et Minot, on peut obtenir de bons services de ces appareils, en prenant les dispositions propres à atténuer les inconvénients qui viennent d'être signalés.

(1) Chez Zimmermann, Leipzig.

(2) Il existe divers modèles d'appareil dévideur adaptables au rasoir, dont l'emploi constitue, à notre avis, une complication inutile.

On disposera le rasoir perpendiculairement à la direction de sa marche, et, au lieu de le fixer par une extrémité, on limitera le plus possible la portion libre de la lame vibrante en la serrant par le milieu, à l'aide d'une pince spéciale pourvue d'un dispositif pour l'inclinaison du tranchant (1).

En ce qui concerne le ruban de coupes, il sera pru-

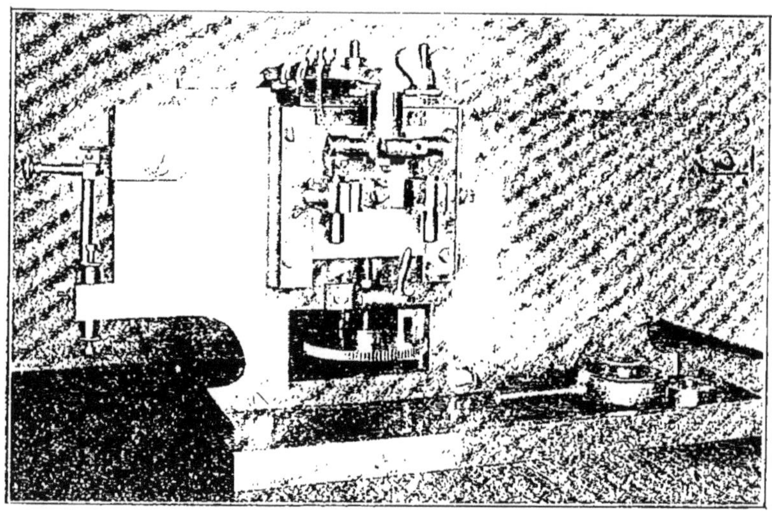

Fig. 40. — Microtome à celloïdine disposé pour couper la paraffine.

dent d'en régler la fragmentation en ne lui laissant prendre qu'une longueur voulue. Il sera ainsi prélevé par segments en laissant chaque fois une coupe adhérente au rasoir pour maintenir la série amorcée. On évitera de la sorte la confusion qui résulte de la déchirure inopinée du ruban.

Les modèles qui conviendront le mieux pour l'adaptation à la paraffine seront toujours les plus massifs et, parmi ces derniers, ceux à coulisse (Leitz, Jung,

(1) La fig. 40 montre le rasoir serré dans une pince de ce genre.

Reichert, Miehe, etc.). On obtiendra, en règle générale, un assez mauvais rendement des petits appareils légers à rasoir oscillant autour d'un pivot.

Quant au mouvement automatique, on peut fort bien s'en passer. La course du rasoir étant guidée par une main, l'autre reste libre pour faire avancer le rochet.

Rasoirs. — Les rasoirs destinés aux microtomes à paraffine doivent présenter une masse suffisante pour ne pas vibrer sous l'effort de la tranche. Ce résultat est obtenu par une épaisseur de 5 à 6 imllimètres donnée au dos du rasoir. On peut utiliser les rasoirs ordinaires lorsqu'ils réalisent cette condition. Cependant les modèles spéciaux sont toujours préférables comme plus massifs.

Peu importe que leurs faces soient planes ou concaves, car, dans les deux cas, ils ne cessent pas d'agir à la manière du coin. Ce qu'il faut, avant tout, c'est : 1° une inclinaison convenable du tranchant ; 2° un bon aiguisage.

*Inclinaison du tranchant.* — Elle est obtenue soit à l'aide des vis calantes qui servent à fixer le rasoir, soit à l'aide de la pince spéciale dont nous avons déjà parlé. Elle doit être suffisante pour éviter toute friction du rasoir sur la surface de coupe après l'action du tranchant, mais elle ne doit pas être exagérée au point d'augmenter inutilement la résistance à la section. Ce détail est à noter, car, plus d'une fois, la mauvaise inclinaison du rasoir est la cause méconnue d'un fonctionnement défectueux du microtome. Il faut y songer et savoir, entre autres, que l'aiguisage du rasoir sur une pierre ou un cuir usés vers le milieu en surface concave arrondit le tranchant et nécessite une inclinaison plus marquée de la lame.

*Aiguisage.* — Les rasoirs de microtome qui n'ont pas de manche doivent avoir une queue permettant de les monter au bout d'une poignée pour les avoir bien en main pendant l'aiguisage. Il faut apprendre à aiguiser soi-même, pour que le résultat final ne tienne pas à un rémouleur, qui vous gâtera d'ailleurs votre rasoir 99 fois sur 100. L'aiguisage nécessite une bonne pierre d'Arkansas et un bon cuir. Il existe des modèles de cuir à quatre faces, dont une en pierre d'émeri fine, qui peuvent suffire à la rigueur pour enlever les plus petites brèches. L'aiguisage se pratique sur la pierre d'Arkansas à de rares intervalles, quand le tranchant est arrondi ou ébréché. Pour cela, on doit huiler copieusement la pierre avec de l'huile de pied de bœuf. La lame est présentée bien à plat sur la pierre, mais obliquement par rapport à la grande dimension de celle-ci. On la déplace ensuite d'avant en arrière et d'arrière en avant, de telle sorte que le dos (1) soit toujours le premier dans le sens du mouvement. L'obliquité de la lame par rapport à la pierre est maintenue constamment de manière que le tranchant reste en contact avec celle-ci par la plus grande longueur possible. On obtient ainsi l'usure partout égale qui permet de conserver le tranchant bien plan et bien rectiligne. L'aiguisage sur le cuir se fait de la même façon. Avec le cuir à quatre faces, on a soin d'essuyer soigneusement la lame en passant d'une face sur l'autre. On arrive ainsi à conserver à chaque face le grain qu'elle doit avoir, et, l'aiguisage une fois terminé, on a un rasoir parfaitement propre, condition indispensable pour un bon glissement des coupes sur sa face supérieure. Il y a lieu, d'ailleurs, pour s'assurer que le tranchant est en parfait état, de l'observer sous le microscope avec un objectif à long foyer, à 20 diamètres environ, ou bien à l'aide d'un fort doublet.

(1) Le tranchant ne se place en avant que pour le morfilage qui a lieu après l'aiguisage sur les meules. C'est le contraire qu'il faut faire ici.

## Technique de la section.

Nous avons quitté les manipulations une fois l'inclusion achevée. Il s'agit maintenant, avant de faire fonctionner le microtome, de réaliser le *taillage*, le *montage* et l'*orientation du bloc*. On donne le nom de bloc à la masse de paraffine renfermant l'objet inclus, lorsqu'elle est taillée en un cube régulier propre à être monté sur le microtome. Ce taillage est une condition *sine quâ non* pour le débit des coupes en série. En effet, la série s'obtient par l'adhérence spontanée des coupes les unes aux autres, dans le sens de leur succession, lorsque le bloc présente deux bords bien rectilignes et bien parallèles au tranchant. La rectitude de ces bords permet aux aiguilles de paraffine de deux coupes consécutives de s'enchevêtrer les unes dans les autres sur une longueur suffisante pour assurer leur adhérence. Quant à cette pénétration elle-même, la force qui la produit n'est autre que le choc exercé par la coupe qui se détache du tranchant sur celle qui la précède. Il en résulte la formation automatique, lorsque le microtome fonctionne sans arrêt, d'un long ruban ou tænia dont chaque segment renferme une coupe.

Le parallélisme des bords du bloc au tranchant permet aux coupes de se succéder en un ruban bien rectiligne, car, si le bloc est plus étroit d'un côté que de l'autre, le ruban s'incurve en arc de cercle, dont le centre regarde le petit côté. Pour réaliser ces deux conditions de continuité et de rectitude du ruban, il suffit de tailler les quatre faces du bloc à angle droit. Le résultat n'est pas modifié si l'on donne une certaine obliquité à l'une des faces latérales ; mais il en résulte, sur l'un des côtés du ruban, la production d'une série de dents qu'on peut utiliser pour en vérifier le sens, lorsqu'il a été divisé en fragments.

Le taillage du bloc, tout en réalisant ces exigences, peut être également conduit de manière à corriger en partie l'orientation sommaire qui a été donnée à la pièce au moment de l'inclusion. Voici comment on procède. On commence par reproduire sur la face convexe du disque de paraffine la direction du repère qui a été tracé sur la face opposée. Cela fait, l'objet confusément vu par transparence sera circonscrit par quatre incisions passant largement en dehors de ses limites. Ces quatre incisions seront faites à petits coups avec la pointe d'un couteau très fin, de manière à éviter une rupture qui pourrait intéresser l'objet. Deux de ces incisions seront disposées parallèlement à la grande dimension de l'objet, les deux autres perpendiculairement aux précédentes. La paraffine en excès située en dehors de ces incisions est éliminée par cassure et recueillie pour servir à nouveau. On a ainsi dans les mains un bloc rectangulaire grossier renfermant l'objet qu'il va s'agir d'élaguer avec plus de précision pour réaliser les conditions de section et d'orientation requises. La méthode à suivre dans ce petit travail consiste à tailler d'abord une première face, qui servira à son tour à déterminer toutes les autres.

La première face à tailler sera celle qui répond à la surface de coupe. Rappelons que celle-ci a été tournée contre le fond du verre de montre et répond par conséquent à la partie convexe du bloc brut que nous venons de détacher. En grattant cette partie avec un couteau, on la transformera en un plan régulier qui déterminera la face supérieure du bloc. La face opposée lui sera taillée parallèlement et collée sur la plate-forme de la pince à orientation. Dès lors, l'achèvement du taillage se fera la pièce étant en place sur le microtome.

Cette petite opération du collage consiste à présenter

le bloc à la plate-forme chauffée au degré de fusion de la paraffine. Quand le bloc se met à fondre par la surface de contact, on plonge le tout dans l'eau fraîche, en ayant soin de maintenir la plate-forme bien horizontale pour éviter tout glissement.

Il ne reste plus alors qu'à tailler les quatre faces latérales du bloc. Les deux grands côtés seront taillés de telle sorte qu'ils soient parallèles entre eux et perpendiculaires à la surface de la plate-forme, cette dernière condition ayant pour but d'assurer un écartement égal des coupes. En même temps la plate-forme sera serrée dans une position telle que ses deux grands côtés se présentent bien parallèlement au rasoir. Quant aux deux petits côtés, on peut les tailler perpendiculairement aux précédents ou laisser à l'un deux une certaine obliquité, si l'on veut une denture sur un des bords du ruban. Enfin on s'arrangera de manière à laisser dans tous les sens autour de l'objet une bordure de paraffine d'au moins 2 millimètres. Ces menues opérations de taillage réclament un couteau léger à lame mince. Aussi le couteau à cataracte triangulaire convient-il très bien.

*Fonctionnement du microtome.* Il comprend : 1° la préparation de l'appareil ; 2° l'achèvement de l'orientation ; 3° le débit des coupes.

*Préparation de l'appareil.* — Elle a pour but de s'assurer que rien ne gênera le bon fonctionnement de l'appareil. Toutes les surfaces de frottement seront minutieusement essuyées avec un chiffon imbibé de pétrole, puis lubrifiées partout avec de l'huile de vaseline. On réglera ensuite le microtome, faisant disparaître tout jeu dans les pièces. Le rasoir sera serré à fond et la vis micrométrique réglée pour débiter à 5 $\mu$, à titre d'essai.

*Achèvement de l'orientation.* — La plate-forme est serrée à fond dans la pince à orientation dans une position telle que l'objet se présente bien au rasoir comme il a été dit et soit porté juste à hauteur du tranchant. On fait alors fonctionner le microtome de 5 en 5 μ jusqu'à ce que, la surface supérieure du bloc étant bien affranchie, l'appareil commence à donner la série. On doit avoir ménagé assez de paraffine pour que l'objet ne soit pas encore entamé. La transparence de la paraffine s'étant alors accentuée, le moment est venu de chercher à préciser encore l'orientation par une inclinaison convenable des axes de la pince. Il peut arriver d'ailleurs que cette opération ne puisse se faire que dans le cours de la série, mais il faut faire tout son possible pour la réaliser d'emblée.

*Débit des coupes.* — Quand tout est prêt, la série est amorcée à 5 μ, puis, si le fonctionnement est bon et si le besoin s'en fait sentir, on peut régler le débit à une épaisseur moindre. Il ne faut cependant pas faire systématiquement de coupes trop minces, qui augmenteraient le nombre des lames immobilisées. L'anatomie microscopique s'accommode à merveille des coupes de 5 μ, et, seules, les études cytologiques peuvent réclamer une finesse plus grande. Si l'objet n'est pas très épais, on peut le débiter d'un bout à l'autre, sinon il est préférable d'en faire plusieurs segments, en laissant chaque fois une coupe adhérente au rasoir.

Quel que soit le mode de débit, le ruban est appelé à être monté en entier sur une série de lames. Cette opération demande à être conduite avec méthode, de manière à ne pas intervertir l'ordre des coupes. Pour cela, le ruban soulevé sur deux crayons est transporté, à l'abri des courants d'air, sur une surface très propre. Le premier segment, prélevé à partir du point initial du ruban, est calculé d'une longueur telle qu'il puisse se placer sur une lame de format déterminé. On se sert, pour couper le ruban, d'un couteau à cataracte qu'on fait agir dans l'intervalle des coupes.

Le premier segment est donc transporté sur une surface propre, feuille de carton, par exemple, en haut de laquelle on le fixe en écrasant avec l'ongle la bordure des coupes extrêmes. Sa position est telle que les coupes sont lues dans l'ordre des lettres d'une ligne. En regard de ce segment, on inscrit le numéro d'ordre 1.

Le second segment est placé au-dessous, dans les mêmes conditions, avec le numéro d'ordre 2, et ainsi de suite.

## § 4. — Montage des coupes.

MATÉRIEL ET PRODUITS NÉCESSAIRES. — *Lames de verre.* — Elles doivent être parfaitement propres et débarrassées de toute trace de graisse et d'empreintes de doigts, qui feraient échouer le collage. On les rince à l'alcool chlorhydrique, et on les essuie avec un linge non pelucheux, réservé à cet usage.

Elles sont ensuite numérotées, en nombre suffisant, à leur extrémité droite, de 1 à $x$, avec l'encre spéciale à écrire sur verre.

*Albumine-colle de Mayer.* — Elle se prépare de la manière suivante : un blanc d'œuf bien frais est dilacéré dans une assiette de manière à détruire la membrane qui l'entoure et gênerait la filtration. Celle-ci a lieu sur papier-filtre blanc discrètement humecté d'eau distillée. Le produit de filtration est recueilli au bout de quarante-huit heures, mélangé à partie égale de glycérine neutre et additionné finalement de 1 gramme de salicylate de soude.

*Agitateur.* — Sert à étaler la colle. Il doit être constamment tenu très propre pour ne pas agglutiner les poussières atmosphériques.

*Support-étagère pour lames.* — Il existe deux modèles courants pour six et douze préparations de format 76×26.

Bien que le prix n'en soit pas très élevé, on peut construire soi-même un support semblable en découpant les montants dans une feuille de tôle et les réunissant par deux ou trois entretoises d'égale longueur en fil de

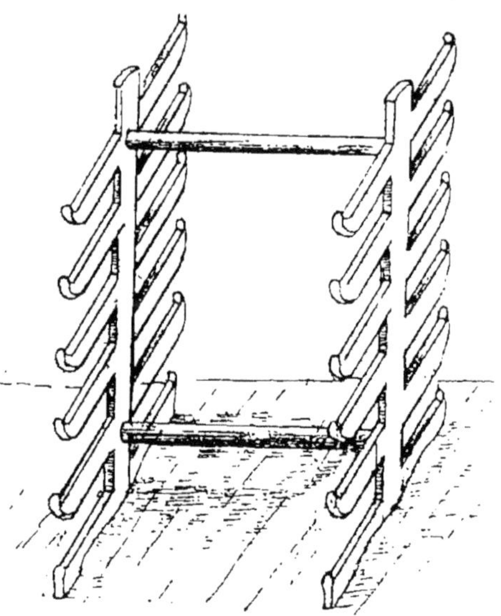

Fig. 41. — Support-étagère pour lames.

laiton de 3 millimètres de diamètre, qu'on rive après les avoir engagés dans des trous pratiqués sur les montants (fig. 41).

*Étuve.* — Elle a été décrite à propos de l'inclusion. Sa plate-forme supérieure et le rayon intérieur permettent de sécher vingt-quatre préparations.

Technique. — Le montage des coupes comprend deux séries d'opérations dans l'intervalle desquelles prend place la coloration. Celle-ci devant être traitée à part, nous décrirons ici l'étalement et le collage des coupes, l'extraction de la paraffine et le montage dans les résines.

*Étalement et collage des coupes.* — Ces deux opérations, qui s'exécutent en même temps, ne méritent pas d'être traitées à la légère, sous peine de gâcher tout le travail fait jusque-là et sans espoir de réparer la perte.

C'est là qu'il importe le plus de dégager le champ des manipulations de tout objet inutile, de manière à disposer de mouvements bien libres.

On rangera l'outillage, de gauche à droite, dans l'ordre où on devra s'en servir : lames de verre, support-étagère, flacon d'albumine-colle, agitateur, étuve.

On prend alors la lame numéro 1 parfaitement propre, et on dépose en son milieu une gouttelette d'albumine-colle. Cette goutte est étalée avec l'agitateur en une couche d'égale épaisseur sur toute la surface de la lame; puis celle-ci est placée sur le support-étagère, la face enduite en haut. C'est cette face qu'on arrose avec la pissette ou le compte-gouttes d'un filet d'eau qui doit faire une nappe continue sur la lame.

Le fragment de ruban initial numéro 1 est alors divisé dans l'intervalle des coupes en morceaux égaux de longueur adaptée à celle du couvre-objet. Ces morceaux sont portés un à un sur la couche d'eau dans l'ordre de leur succession, ou, ce qui est équivalent, dans l'ordre de lecture des lignes d'un livre. Les rubans ne doivent pas se toucher pour que l'étalement ne soit pas entravé. Cela fait, la lame est prise entre le pouce et l'index, maintenue bien horizontalement et portée sur l'étuve sans renverser la nappe liquide qui entraînerait les coupes dans sa chute.

L'étuve a été réglée au préalable à quelques degrés au-dessous du point de fusion de la paraffine employée. Dans ces conditions, l'étalement se fera de lui-même, sans aucun risque de fusion. Comme la fusion de la paraffine, avec ce procédé de collage, empêche l'adhérence des coupes à la lame et entraîne par suite leur perte, nous déconseillons, comme très aléatoire, l'emploi de la platine chauffante et celui d'une veilleuse ou d'une flamme quelconque. L'étalement effectué, les deux tiers du liquide albumineux sont rejetés goutte par goutte, de manière à éviter le glissement des coupes; puis la lame est abandonnée à l'évaporation, non sans une certaine surveillance. En effet, tant qu'il reste du liquide sur la lame, les rubans ont une tendance à se déplacer. Si cela se produit, on les remet à leur place, en agissant par la pointe d'un scalpel ou d'une épingle sur la bordure de paraffine des rubans déplacés.

Lorsque le liquide a complètement disparu par évaporation, les coupes sont immobilisées, mais le collage n'est suffisamment solide qu'au bout de deux heures de séchage.

Il est à noter que l'étalement doit se faire rapidement et qu'il nécessite par suite une température aussi voisine que possible du point de fusion de la paraffine. Quant au collage, il est préférable qu'il soit effectué à une température plus basse, de 40 à 45°. Au delà, les gaz dissous dans l'albumine-colle ou dans la nappe liquide qui la recouvre ont une tendance à se dégager en formant une infinité de petites bulles d'air qui, en soulevant les coupes, nuisent à leur planéité ou provoquent des décollements partiels. On fait donc baisser en conséquence la température de l'étuve.

Pendant le séchage, il est bon de mettre les coupes à l'abri de la poussière. L'intérieur de l'étuve est tout indiqué pour cela. On dispose les lames sur le support-étagère et on aère de temps à autre.

*Écueils du collage.* — L'écueil le plus banal est le décollement des coupes pendant les manipulations ultérieures et notamment dans les bains de matières colorantes. Il est certain que les acides minéraux en solution à plus de 3 à 4 p. 100 ont une tendance à décoller les coupes, et d'une manière générale tous les dissolvants de l'albumine, mais, 99 fois sur 100, le décollement provient d'un manque d'adhérence entre le liquide collant et le verre. Le verre ne s'est pas laissé mouiller parce qu'il était gras. Cette cause d'échec est la plus commune ; il suffit d'essuyer une lame avec un chiffon déjà employé pour un autre usage, ou de toucher avec les doigts la surface qui recevra les coupes pour qu'il en soit à peu près infailliblement ainsi. D'autres écueils consistent dans les décollements partiels et les plissements des coupes.

Nous avons déjà indiqué, en ce qui concerne la tempétature de l'étuve pendant le collage, l'opportunité d'une température de 40-45° maxima. On évite encore plus complètement le dégagement des bulles d'air sous les coupes en faisant bouillir l'eau qui sert à faire l'albumine-colle et à soutendre les coupes pendant le collage. Cette ébullition doit être prolongée pendant un quart d'heure, et l'eau doit être mise encore chaude dans la pissette ou de préférence dans un récipient où elle ne pourra plus récupérer d'air (compte-gouttes).

Les plissements des coupes proviennent le plus souvent de la présence de cartilages et de fibro-cartilages dans les tissus. Dans ce cas, il n'y a pas grand remède. Le mieux à faire est de réaliser l'étalement par un petit « coup de feu », manœuvre qui ne cesse pas d'être dangereuse au point de vue de la sécurité des coupes.

Parfois aussi cet inconvénient provient de ce qu'on a employé une paraffine trop molle, à point de fusion trop peu élevé. Il en résulte que les coupes s'affaissent avant de s'être complètement déplissées. Dans cette circonstance, il faut agir inversement et étaler très lentement. En somme, l'étalement et le collage des coupes réalisent un temps délicat de manipulations, auquel il faut donner toute son attention

*Extraction de la paraffine des coupes.* — Pour que les coupes puissent être colorées, il faut les débarrasser de la paraffine qui les pénètre intimement. Pour cela, on tient sous la main, dans des flacons compte-gouttes, du xylol, de l'alcool absolu, de l'alcool à 90° et de l'alcool à 65°, ces derniers ayant pour but de servir de milieux de passage entre l'alcool absolu et l'eau, ou *vice versâ*, et d'épargner aux tissus des changements moléculaires brusques.

Toutefois, il est bien évident que, si la coloration a lieu dans une solution alcoolique à 90°, le passage dans les alcools à 90 et 65° devient inutile.

Après l'action de l'alcool à 65°, on lave à l'eau, lorsque la solution colorante est aqueuse. Ce lavage, fait à la pissette, risque d'être trop brutal. Le récipient le plus commode dans ce but particulier est le récipient florentin.

Cela posé, voici comment on procède pour l'extraction de la paraffine : la lame tenue entre le pouce et l'index, la préparation en haut, on verse sur la coupe quelques gouttes de xylol. Lorsque la bordure de paraffine a complètement disparu, on verse de nouveau quelques gouttes de xylol pour chasser toute la paraffine. On fait, en somme, un lavage de la coupe au xylol en inclinant la lame convenablement. L'alcool absolu est ensuite répandu sur la lame de manière à la recouvrir uniformément d'abord, puis goutte à goutte, en inclinant et relevant alternativement chacune des extrémités de la lame. On fait agir de même, mais plus rapidement, les alcools à 90 et 65°, et l'eau en dernier lieu. L'eau ne doit tomber sur les coupes que d'une faible hauteur. C'est pourquoi le bec du récipient florentin, qui permet d'arroser les coupes à bout portant, est très commode.

Les coupes sont alors prêtes à subir la coloration, et, pendant la durée de celle-ci, on prépare les lames suivantes. Lorsque la coloration de la première lame est achevée, il ne reste plus, avant le montage dans le baume, qu'à la faire passer par la même série de liquides, mais en sens inverse : eau, alcools à 65 à 90°, alcool absolu, afin d'assurer une déshydratation parfaite. Si on y a réussi, les coupes s'éclaircissent très bien dans le xylol. On les lave copieusement avec ce liquide, de

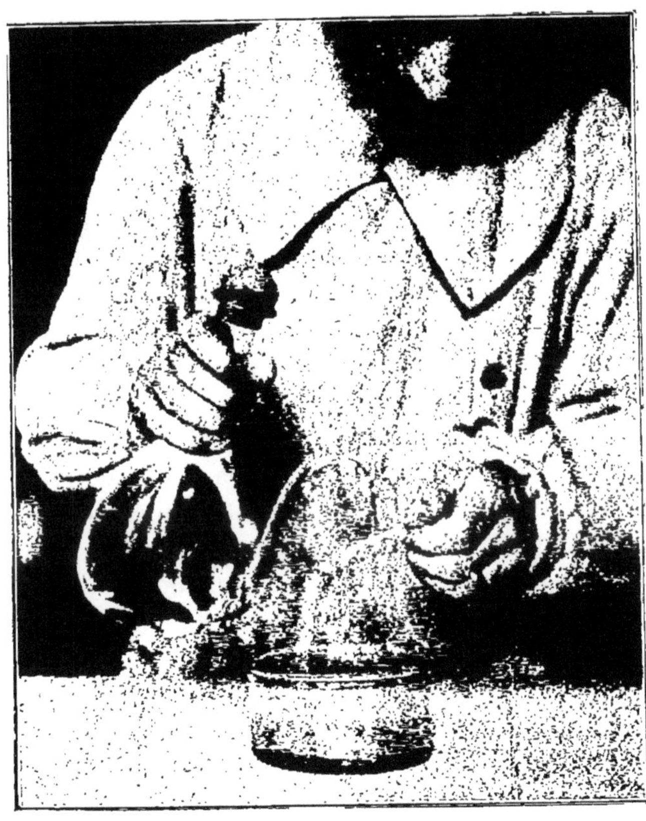

Fig. 42. — Lavage des lames avec le récipient florentin.

manière à entraîner toute trace d'alcool absolu, puis, après avoir essuyé rapidement la lame en dehors des coupes, on recouvre celles-ci d'une lamelle de dimensions suffisantes sur le milieu de laquelle on a mis une goutte de baume du Canada dissous dans le xylol. La résine Dammar s'emploie de même (il faut exiger que les baumes soient parfaitement limpides et neutres ; on les trouve tels chez Grübler).

Comme le xylol est très volatile, il est bon, pour ne pas exposer les coupes à se sécher et à s'hydrater au contact de l'air, d'avoir été prévoyant et d'avoir tenu la lamelle toute prête, bien propre, avec la gouttelette de baume, avant de sortir la lame du dernier bain de matière colorante. On peut, en effet, exécuter ces menus préparatifs pendant la durée de la coloration, rincer les lamelles à l'alcool chlorhydrique, les sécher, etc.

Pour que le montage soit propre, il importe également de ne pas employer une quantité excessive de baume au point qu'elle vienne déborder la lame.

*Écueils.* — Le montage des coupes est menacé par un grand nombre de maladresses que l'expérience seule permet d'éviter toutes. Le principal échec résulte d'une déshydratation insuffisante qui se traduit d'abord par des traînées blanchâtres dans le baume, puis par la séparation d'une infinité de gouttelettes microscopiques d'eau, qui obscurcissent les coupes.

Il y a remède à cela. On décolle la lamelle en l'inondant de xylol et en s'aidant d'une douce chaleur (40 à 45°). En quelques passages alternatifs dans l'alcool absolu et le xylol, on arrive à éliminer ce qui reste d'eau, et on remonte au baume. C'est en faisant cette opération qu'on se rend compte des précautions infinies qu'il faut prendre lorsqu'on veut déplacer une lamelle qui recouvre des coupes. Il faut attendre que le baume soit bien ramolli et éviter toute pression sur la lamelle qui déchire infailliblement les coupes, lorsqu'elle est combinée avec un mouvement de glissement.

Il suffira d'être prévenu de ce fait pour être sobre à l'avenir des pressions qu'on exerce volontiers sur la lamelle pour chasser les bulles d'air.

## CHAPITRE VIII

### COLORATION DES COUPES. — ÉTIQUETAGE

#### § 1. — Colorations (généralités).

La coloration poursuit le double but de rendre plus complet l'examen microscopique et de faire l'analyse chromatique des tissus.

Pour définir cette analyse, quelques données préalables sont nécessaires sur la nature même de la coloration.

Si l'on prend, par exemple, une matière colorante rouge comme la safranine pour la faire agir sur du cartilage, on constatera qu'elle donne pour la substance fondamentale et pour les cellules du cartilage deux colorations très distinctes, qui se répéteront invariablement chaque fois qu'on recommencera l'expérience.

Cette propriété d'une matière colorante est appelée « métachromasie ». Elle suppose que les colorations sont le résultat de combinaisons chimiques entre le principe colorant et les tissus. Bien que cette combinaison ait été niée, un fait persiste que personne ne récuse, c'est la constance de la coloration obtenue par un même colorant agissant sur un même tissu.

C'est précisément ce fait qui est la donnée fondamentale de l'analyse chromatique. En effet, si, partant d'un tissu et d'une matière colorante donnés, on obtient une coloration invariable, réciproquement, lorsqu'on aura sous les yeux cette même coloration, sachant quelle matière colorante a permis de l'obtenir, il deviendra possible de nommer le tissu.

L'analyse chromatique permet non seulement de reconnaître dans un organe ses différents tissus constitutifs, et en particulier toutes les variétés de tissus conjonctifs, mais elle permet encore, dans chaque élément de tissu, c'est-à-dire dans les cellules, de reconnaître ses parties constituantes, le noyau, le protoplasma et; dans ce dernier, par exemple, certaines granulations caractéristiques dont l'étude a pris, il y a peu d'années, pour les cellules glandulaires et les globules blancs, un développement considérable.

Toutefois, il arrive assez souvent qu'on ne puisse pas reproduire dans un laboratoire des résultats exactement identiques à ceux qui sont signalés par un autre. La difficulté est encore plus grande pour ceux qui travaillent livrés à eux-mêmes, parce qu'ils manquent de points de repère.

Ces désaccords ne sont qu'apparents et viennent, il faut bien le savoir, de ce que l'on compare des choses qui ne sont pas comparables. Bien des facteurs, en effet, peuvent intervenir pour provoquer des divergences, l'âge des tissus, le fixateur employé, la pureté de la matière colorante.

C'est pourquoi il faut se placer, chaque fois qu'on veut reproduire des résultats, dans les mêmes conditions où ils ont été obtenus, sans se croire autorisé à introduire la moindre modification dans la technique indiquée.

En outre, il est bon de savoir que les matières colorantes font beaucoup pour l'identité des résultats, surtout quand il s'agit de couleurs d'aniline, dont la pureté varie d'un fournisseur à l'autre. Il faut donc s'approvisionner aux sources désignées et savoir dire soi-même quand on a obtenu telle ou telle différenciation avec du bleu

Victoria, si ce bleu Victoria sort de chez Grübler, de chez Merck ou d'une autre maison.

Ces points de pratique sont d'une importance capitale. Cela posé, voyons quels sont les procédés les plus généraux de l'analyse chromatique.

Celle-ci, grâce à la métachromasie, peut n'utiliser qu'une matière colorante unique, mais, le plus souvent, elle emploie simultanément ou successivement deux ou plusieurs matières colorantes ; on a ainsi les doubles et multiples colorations.

Doubles colorations. — Elles ont recours à deux catégories tout à fait opposées de matières colorantes. Les unes sont basiques, les autres acides. Les premières se fixent sur le noyau, les dernières sur le protoplasma (en règle générale).

Dans le premier groupe figurent des matières colorantes empruntées aux règnes animal et végétal : le carmin et l'hématoxyline. Cette dernière forme avec les tissus fixés une laque très solide qui défie les années, mais elle ne donne pas l'élection nucléaire d'emblée, comme son dérivé l'hématéine. Cette substance, employée associée avec l'alun ou hémalun, fournit un colorant nucléaire électif type.

Parmi les matières colorantes d'alinine basiques, vert de méthyle, safranine, violet de gentiane, etc., aucune ne réalise seule l'élection nucléaire. Il faut enlever l'excès par l'alcool ou déplacer par un colorant plasmatique acide la partie du colorant basique qui s'est fixée sur le protoplasma. Toutefois ces couleurs ont l'avantage d'agir sans le mordançage préalable, qui est nécessaire avec l'hématoxyline.

Contrairement à ce qui se passe pour les colorants basiques, les colorants plasmatiques acides agissent presque instantanément, d'où une certaine difficulté pour graduer leur action. Cependant il faut la régler, sous peine de les voir se substituer dans le noyau au colorant nucléaire.

Cette difficulté est particulièrement sensible pour la safranine avec le vert-lumière et pour l'hémalun avec le carmin d'indigo picrique et le Van Gieson.

On résout la difficulté par une dilution convenable du colorant plasmatique et en surveillant son action sous le microscope.

Certains colorants plasmatiques sont diffus, tel l'éosine, et conviennent pour mettre en évidence les ponts intercellulaires. D'autres jouissent d'une électivité spéciale sur certains éléments, qui peut les rendre précieux. C'est le cas pour l'orcéine, qui est le meilleur réactif colorant des fibres élastiques.

Les colorants basiques et acides peuvent agir successivement ou simultanément en mélange. Toutefois quelques mélanges seulement ont été consacrés par la pratique comme donnant suffisamment d'emblée la double élection. Les plus usités sont le picrocarmin et le bleu polychrome. Encore ce dernier nécessite-t-il l'intervention d'un liquide différenciateur.

Colorations multiples. — Elles se proposent de compléter la coloration en faisant apparaître sous des teintes variées soit les divers éléments de la cellule (nucléole, grains de sécrétion etc.), soit les différents tissus des organes.

Le carmin d'indigo dissous dans une solution aqueuse saturée d'acide picrique, le mélange de Van Gieson (fuchsine et acide picrique), lorsqu'ils agissent après la coloration nucléaire, donnent, dans tous les organes riches en tissus conjonctifs, en particulier dans les cartilages d'accroissement des os, dans les bourgeons dentaires, des colorations multiples très complètes et très instructives.

Telles sont, dans leur ensemble, les ressources de la coloration.

Dans la pratique, il faut tenir compte, pour faire le choix d'une coloration, d'une foule de détails. Nous avons déjà signalé, à propos de la fixation, certaines incompatibilités qu'il y aura lieu d'avoir présentes à l'esprit. D'autres raisons, plus modestes, interviennent pour limiter le choix, par exemple le fait banal que les coupes sont traitées libres ou après collage sur lame. Pour ces dernières, la manutention étant très commode, on peut les soumettre à des bains colorants et à des lavages répétés. Pour les coupes libres, qui sont traitées dans les verres de montre ou bien sous la lamelle, les colorations les plus simples sont les meilleures. Les carmins auront alors la préférence comme donnant de bonnes différenciations au prix d'un minimum de manipulations.

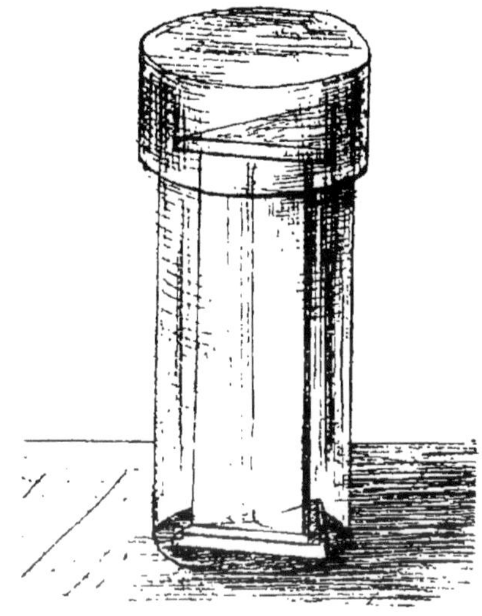

Fig. 43. — Tube de Borel avec prisme à trois faces.

Après ces quelques données générales, nous indiquerons séparément pour les tissus végétaux et pour les tissus animaux les procédés de coloration d'acception générale, les cas particuliers devant être étudiés dans la technique appliquée.

Les matières colorantes seront présentées avec les colorations qu'elles doivent donner.

Quant au matériel, il se réduit soit à des verres de montre quand on traite des coupes non collées, soit à des récipients de hauteur et de largeur voulues pour admettre les lames. Parmi ces derniers, les plus employés sont les tubes de Borel, parce qu'ils sont commodes, pourvus d'un couvercle qui les abrite bien de la poussière et n'immobilisent qu'une petite quantité de solution colorante, surtout quand on les complète par un prisme de verre à trois faces, qui permet de traiter trois lames à la fois (fig. 43).

## § 2. — Coloration des tissus végétaux.

Les réactions colorantes qui varient à l'infini au service de l'histologie animale sont relativement peu nombreuses pour l'étude des tissus végétaux.

Chez ces derniers, on peut classer les colorations en deux groupes principaux : celles qui se proposent de mettre en relief les détails cytologiques dans les différents états de repos ou d'activité vitale et reproductive d'une part, et, d'autre part, celles qui ont pour but de faire apparaître sous différentes couleurs caractéristiques les éléments chimiquement différents, qui constituent soit la charpente des tissus comme le liège, la cellulose, la lignine, soit encore les produits de l'activité cellulaire, comme les matières grasses, les résines, etc.

Le premier groupe de colorations, qui appartient en somme à l'histologie générale, n'utilise pas de réactifs spéciaux, mais bien les mêmes colorants nucléaires et plasmatiques que nous retrouverons en tête des colorations usitées pour les tissus animaux (hématoxyline, hématéine, vert de méthyle, safranine, comme colorants nucléaires; orange, éosine, triacide, etc., comme colorants plasmatiques). On les retrouvera d'ailleurs à propos de la cytologie végétale.

Seuls les réactifs des tissus ou des formations spéciales aux végétaux seront indiqués ici :

*Vert d'iode.* — C'est un colorant énergique, qui teint l'ensemble des tissus, mais avec une électivité très marquée pour la lignine, électivité qui apparaît par le lavage à l'eau des coupes colorées, les éléments du bois restant finalement les seuls à conserver la couleur verte.

Le bain de vert d'iode se prépare en mettant dans un verre de montre rempli d'eau une ou deux gouttes de solution aqueuse saturée de cette matière colorante.

*Carmin aluné* (formule de Grenacher). — Colorant électif de la cellulose qu'il teint en rouge. On le prépare en dissolvant 1 gramme de carmin dans 100 grammes d'eau où on a préalablement fait dissoudre 5 grammes d'alun ordinaire (alun de potasse). On fait bouillir pendant dix minutes et on filtre à froid.

*Fuchsine ammoniacale.* — C'est encore un colorant électif de la cellulose qu'il teint aussi en rouge. Pour le préparer, on fait une solution saturée de fuchsine dans l'eau qu'on verse goutte à goutte dans de l'ammoniaque. Chaque goutte s'y décolore instantanément, et on continue jusqu'à ce que l'ammoniaque tende à prendre une très légère teinte rosée.

L'*indol* et la *phloroglucine* sont encore des réactifs colorants de la cellulose. Le premier la colore en bleu, après mordançage à l'acide sulfurique, et la phloroglucine en violet après l'action d'acide chlorhydrique.

*Brun Bismarck.* — Ce colorant s'adapte avec avantage aux méristèmes et convient pour la microphotographie sur les plaques ordinaires; mais il n'est pas stable. On le prépare comme le vert d'iode.

La *teinture d'orcanette* colore en rouge les matières grasses et les résines.

L'*iode* est un réactif très important, qui sert à déceler la cellulose et l'amidon. On l'emploie sous bien des formes différentes.

L'*eau iodée simple* est la plus courante. C'est une

solution saturée d'iode dans l'eau. Elle colore les grains d'amidon en bleu. Additionnée de quelques gouttes d'acide sulfurique (dans un verre de montre), elle colore la cellulose en violet.

Le *chlorure de zinc iodé* la colore en bleu. Pour le préparer, on fait une solution de zinc dans l'acide chlorhydrique, qu'on évapore jusqu'à densité de 1,8; on ajoute à 100 parties de ce liquide 6 parties d'iodure de potassium et de l'iode à saturation. On obtient une solution couleur brun clair.

L'*acide phosphorique iodé* a la même propriété. Sa préparation sera indiquée comme étant plus simple. On dissout 4 volumes d'acide phosphorique cristallisé dans 1 volume d'eau (cette proportion n'a pas besoin d'être exactement mesurée), et on ajoute à cette solution quelques paillettes d'iode et quelques cristaux d'iodure de potassium.

L'*hypochlorite de soude* est utilisé pour détruire le contenu cellulaire et favoriser l'étude des parois cellulaires.

Technique de la coloration. — Elle est très simple. Les pièces destinées aux études cytologiques ont été incluses à la paraffine. Dès lors les coupes sont toutes collées sur lame et colorées dans les bains que nous décrirons plus loin.

Quant aux coupes d'anatomie microscopique, elles sont faites le plus souvent à main levée ou au microtome de Ranvier. Dans ce cas, on les traite dans des verres de montre.

Lorsqu'on traite les coupes dans l'hypochlorite de soude, afin de bien dégager les parois cellulaires, il faut prendre la précaution de limiter l'action de ce liquide à quelques secondes, s'il s'agit de tissus très jeunes qui pourraient être dissous en entier. Pour les tissus adultes, on peut faire agir l'hypochlorite jusqu'à cinq minutes.

Doubles colorations. — Pour celles-ci, les matières colorantes de choix sont le vert d'iode et le carmin aluné.

Voici l'ordre des opérations : 1° lavage des coupes cinq minutes, si elles ont passé dans l'hypochlorite de soude ; 2° passage au vert d'iode. Les coupes sont tenues au bout d'une aiguille pour n'être pas perdues dans la matière colorante : quelques secondes suffisent ; 3° lavage à l'eau dix minutes ; 4° passage au carmin aluné, une heure ; 5° lavage à l'eau, une à deux minutes, en agitant sans cesse. Monter à la glycérine et luter.

Le bois est coloré en vert foncé et la cellulose en rouge limpide.

Il existe d'autres doubles colorations, mais il n'en existe pas d'aussi pures. Citons : fuchsine ammoniacale et bleu d'aniline, dans laquelle le bleu d'aniline se superpose à la fuchsine sur le bois pour donner des tons violacés qui tranchent mal sur le bleu de la cellulose. En outre, cette coloration n'est pas stable (Voir *Triple coloration de Prenant*).

## § 3. — Coloration des tissus animaux.

Laque ferrique. — Ce procédé utilise l'hématoxyline et l'alun de fer. La meilleure hématoxyline à l'état solide n'est pas la plus incolore. Il faut au contraire rechercher l'hématoxyline couleur brun clair, qui fournit des précipités moins pulvérulents. La quantité nécessaire pour la contenance d'un tube de Borel est de 0gr,25, qu'on dissout dans la quantité strictement nécessaire d'alcool à 90-95°. On complète le tube avec de l'eau.

Dans un deuxième tube de Borel, on fait dissoudre dans l'eau un cristal d'alun de fer de la grosseur d'une noisette.

La solution d'alun de fer est prête à servir immédiatement, mais il n'en est pas de même de la solution d'hématoxyline, qui demande à mûrir une dizaine de jours. Sa conservation laisse à désirer vers le vingtième jour ; il se dépose sur les parois du récipient un précipité brun en plaques qui peut souiller les préparations. Si à ce moment on filtre, il ne passe plus qu'un liquide impropre à la coloration. Il faut donc, dès qu'une solution d'hématoxyline arrive à maturité, avoir la prévoyance d'en préparer une autre.

La coloration comprend :

12 heures de mordançage dans la solution d'alun de fer.
12 — de coloration — d'hématoxyline.

Les coupes en sortent noires et doivent subir alors la coloration régressive.

On les lave sous le bec du récipient florentin ; on essuie la lame à sa face inférieure, et, après avoir déposé quelques gouttes de la solution d'alun de fer sur les coupes, on porte la lame sur la platine du microscope.

Sous un grossissement de 200 diamètres, on peut suivre les progrès de la décoloration et l'arrêter au moment opportun. Lorsqu'on ne recherche que l'élection nucléaire, on arrête l'action de l'alun de fer, c'est-à-dire qu'on lave la lame, lorsque les noyaux seuls restent colorés en noir ou en brun foncé ; mais on peut obtenir beaucoup d'autres différenciations en poussant moins loin la régression : coloration en noir des disques sombres ou plutôt de leurs éléments constitutifs, des grains de sécrétion du protoplasme des cellules glandulaires, des fibres nerveuses, etc.

En somme, la coloration régressive est à noter comme laissant une grande marge à l'observation.

Le procédé de la laque ferrique permet d'employer bon nombre de doubles et multiples colorations.

Double coloration : *Hématoxyline-éosine.* — L'éosine s'emploie sous forme de solution saturée dans l'alcool à 95°, à l'aide d'un flacon compte-gouttes.

Au sortir du bain d'alun de fer, les coupes sont lavées, passées à l'alcool à 65° et recouvertes de quelques gouttes de la solution d'éosine. On observe sous le microscope et on arrête la coloration un peu au delà du point désiré, car elle baissera sensiblement pendant le passage dans l'alcool absolu. Ce passage devra être très rapide.

Double coloration : *Hématoxyline-orange* G. — Procédé identique.

Coloration multiple : *Hématoxyline-Van Gieson.* — La solution de Van-Gieson, obtenue, en ajoutant 10 centimètres cubes de solution aqueuse de fuchsine S au centième à 100 centimètres cubes de solution aqueuse saturée d'acide picrique, versée sur la lame, exerce son action en quelques secondes.

Certains éléments du noyau dits sidérophiles restent colorés en noir ou en gris, tandis que le plasma du noyau se teint en rose.

Le tissu musculaire, les globules rouges sont teints en jaune ; le tissu conjonctif, y compris l'os, est coloré en rose. En faisant agir la solution d'orcéine avant celle de Van Gieson, on obtient une quadruple coloration, les fibres élastiques prenant une coloration noire tout à fait distincte :

| | |
|---|---|
| Orcéine | 0gr,50 |
| Eau | 20 grammes. |
| Alcool à 95° | 45 — |
| Acide azotique | XX gouttes. |

Il faut prendre soin de laver après la solution d'orcéine.

Triple coloration de Prenant. — « On colore les coupes à l'hématoxyline ferrique comme d'habitude et, après avoir complété la coloration par un colorant de fond, méthyléosine ou érythrosine, on fait agir, sur la préparation débarrassée par lavage à l'eau de l'excès de teinture rouge, du vert-lumière en solution aqueuse forte; dans ces conditions, la chromatine nucléaire et les formations qui retiennent la laque d'hématoxyline étant colorées en noir, le protoplasma a une teinte rose, et le tissu conjonctif est coloré en vert; cette triple coloration peut s'appliquer aussi à des tissus végétaux, la cellulose retenant le vert-lumière avec autant d'élection que le fait la substance collagène des tissus animaux. »

Le carmin d'indigo, employé seul ou associé à l'acide picrique, donne avec l'hématoxyline de bonnes colorations pour la microphotographie ; mais il a une tendance à se superposer partout à la laque ferrique.

Hémalun de Mayer. — Cette solution colorante a le grand avantage, sur l'hématoxyline ferrique, de fournir d'emblée l'élection nucléaire ; la coloration est également différente, bleue au lieu de noire. Par contre, elle ne présente ni la gamme de la laque ferrique, ni aucune électivité sur les grains de sécrétion.

On prépare l'hémalun en versant dans une solution d'alun à 5 p. 100 faite à chaud, puis refroidie, un millième en poids d'hématéine dissoute dans la quantité minima d'alcool à 90°. La durée de la coloration est de une heure; après quoi, pour rendre plus vive la coloration nucléaire et la faire virer au bleu franc, un lavage de cinq minutes au moins à l'eau distillée est nécessaire.

L'hémalun admet les mêmes colorations plasmatiques que la laque ferrique.

Safranine. — Spécifions qu'il s'agit ici de la safranine O de Grübler. Il faut à la safranine un mordant. Nous conseillons le formol à la dose de 2 p. 100. L'adjonction de formol a d'ailleurs pour effet de rendre la coloration plus stable. La quantité de safranine à ajouter à l'eau formolée est de $0^{gr},50$ p. 100. On obtient ainsi un bain dans lequel la durée de la coloration est de douze à vingt-quatre heures.

La safranine colore le noyau en rouge vif, le cartilage de la même façon, le protoplasma des cellules cartilagineuses en rouge violacé.

La caractéristique de la safranine au point de vue de l'action ultérieure des colorants plasmatiques est la grande facilité avec laquelle ces derniers arrivent à la déplacer. Il en résulte qu'il est prudent, en présence de la safranine, de les faire agir un temps très court et de préférence sous le microscope.

La double coloration safranine-vert-lumière est classique et connue sous le nom de coloration de Benda. Sur les coupes collées et colorées à la safranine, on fait agir quelques gouttes de solution saturée de vert-lumière dans l'alcool à 95°. Lorsque le tissu conjonctif, sauf le cartilage, est coloré en vert, la réaction est terminée. Le noyau doit rester rutilant. On a ainsi un contraste parfait et des différenciations particulièrement remarquables dans les tissus riches en éléments conjonctifs. La safranine donne également d'assez belles colorations doubles avec le concours de l'orange G et du carmin d'indigo picrique.

Ce serait une matière colorante parfaite si elle n'avait pas le grave défaut d'être peu stable et de diffuser dans le milieu de montage, même dans le baume du Canada.

Il y a lieu, pour éviter une décoloration trop hâtive, de ne pas laisser les coupes exposées à l'action directe de la lumière solaire.

Coloration multiple par le picrocarmin. — Le picrocarmin est resté dans la technique parce qu'il permet d'obtenir une bonne différenciation des tissus par l'immersion dans un seul bain colorant. A ce titre, il est particulièrement commode pour la coloration des coupes non collées.

La préparation du picrocarmin est entourée de difficultés pratiques, qui ne sont pas en rapport avec son prix peu élevé. Il est donc préférable de l'acheter en solution prête pour l'usage ou en poudre qu'on fera dissoudre dans 100 parties d'eau (chez Grübler, Leipzig).

Le picrocarmin doit être filtré au moment de s'en servir. On le fait agir sur les coupes libres dans un verre de montre ou sur lame dans un tube de Borel. Il faut, en moyenne, un quart d'heure pour la coloration ; mais, chaque fois qu'on peut le faire, il est préférable d'en suivre les progrès sous le microscope. Les noyaux sont teints en rose vif, le protoplasma en jaune orangé, les fibres musculaires lisses ou striées en rouge orangé, les faisceaux connectifs en rose pâle et les fibres élastiques en jaune-citron. C'est avec la peau que les différenciations les plus nettes sont obtenues.

Il existe cependant beaucoup de restrictions à l'emploi du picrocarmin. Il réclame la fixation par l'alcool, le formol ou le sublimé, exige des soins tout particuliers, au moment du montage des coupes. Le baume est le milieu qui convient le moins, car la déshydratation préalable qu'il nécessite fait disparaître certains éléments caractéristiques de la coloration, et en particulier celle des fibres élastiques.

La glycérine est le milieu de montage indiqué. Les coupes y passent directement au sortir du picrocarmin, car elles se décoloreraient dans l'eau. Au contraire, la différenciation se complète dans la glycérine. On la remplace tant qu'elle se charge de nuages de picrocarmin, et le montage s'achève dans la glycérine picro-carminée préparée en ajoutant quelques gouttes de picrocarmin à de la glycérine ordinaire, cette addition ayant pour but de prévenir la décoloration ultérieure.

Personnellement, sans nier le droit de cité légitimement acquis par le picrocarmin dans la technique des colorations, nous y avons renoncé en faveur du carmin d'indigo picrique, qui n'est pas soumis à toutes ces restrictions et qui s'emploie comme colorant plasmatique et colorant multiple, de préférence après l'hématéine et la safranine. On l'obtient en ajoutant 0gr,25 de carmin d'indigo de Grübler à 100 grammes de solution aqueuse saturée d'acide picrique.

Cette matière colorante, qui agit très rapidement, doit être surveillée sous le microscope. Elle donne également de très belles différenciations dans le tissu conjonctif, bien qu'ici les tons roses soient remplacés par des tons bleus. En outre, elle donne toujours les mêmes résultats et n'a pas l'inconstance d'action du picrocarmin.

Coloration multiple par le bleu polychrome. — Le *Polychromesmethylenblau*, préparé par Grübler (de Leipzig), d'après la formule de Unna, est un colorant multiple qui s'adresse à la cellule plutôt qu'aux tissus. On peut l'employer dans ceux qui renferment des fibres musculaires lisses et striées, parce qu'il les colore en vert. Il en est de même pour les globules rouges du sang.

C'est un réactif à employer spécialement pour la recherche des granulations chromophiles des cellules nerveuses qu'il colore en bleu, pour celle des matzellen et des plasmazellen qu'il colore en rouge violacé.

Le bleu polychrome colore en une vingtaine de minutes. Au bout de ce temps, on lave à l'eau distillée et l'on fait agir sous le microscope quelques gouttes d'une solution spéciale (*Glycerinæthermischung*, X gouttes; eau distillée, 20 centimètres cubes).

Pour la cellule nerveuse, on peut différencier dans le mélange de Gotha :

| | | |
|---|---|---|
| Alcool absolu | 16 | cent. cubes. |
| Xylol | 4 | — |
| Essence de cajeput | 4 | — |
| Créosote de hêtre | 4 | — |

## § 4. — Étiquetage des préparations.

On peut adopter, pour l'étiquetage des préparations, l'un ou l'autre des deux procédés suivants : le premier consiste à donner à chaque lame un numéro d'ordre renvoyant à un numéro correspondant d'un registre *ad hoc*, où on a toute la place voulue pour une description même détaillée de la préparation ; le second, plus simple, plus sûr, mais moins complet, se contente d'étiquettes collées de part et d'autre de la lamelle.

Dans l'un et l'autre cas, l'étiquetage doit indiquer le minimum suivant : 1° la nature de l'objet ; 2° le sens de la coupe ; 3° la coloration employée ; 4° le milieu et la date du montage ; 5° les particularités de la préparation dignes d'intérêt ; 6° leur repérage par croquis ou par indication en chiffres de la lecture des verniers de la platine mobile.

En ce qui concerne le sens des coupes, il y a lieu de distinguer entre les coupes totales et les coupes d'organes.

Coupes totales. — S'il s'agit, par exemple, de coupes totales d'un embryon de vertébré, les coupes seront dénommées *sagittales* quand elles passeront par la notocorde suivant un plan qui diviserait le corps en deux parties égales, sinon symétriques ; *transversales* quand elles seront perpendiculaires à la notocorde ; *frontales* quand elles lui seront parallèles, tout en étant perpendiculaires aux plans des coupes précédentes.

Coupes d'organes. — Pour les centres nerveux, les mêmes dénominations persistent. Pour les autres organes, des exemples fixeront les idées. Pour le foie : on écrira « coupes parallèles » ou « coupes perpendiculaires à la capsule ». Pour le rein, les coupes seront ou « tangentielles à la capsule », ou « passant par le hile et le bord convexe », ou « transversales ». Pour le cœur, on dira « coupes parallèles » ou « coupes perpendiculaires à la cloison inter-auriculo-ventriculaire ». Enfin, pour certains organes dans lesquels une des dimensions l'emporte largement sur l'autre, on écrit simplement « coupes longitudinales ou transversales ». C'est le cas pour l'intestin, les artères, les muscles, les nerfs, etc.

*Végétaux.* — Pour la plupart des végétaux, il n'existe pas de coupes totales ; pour la racine et la tige, on fait des coupes longitudinales ou transversales qu'on dénomme telles.

Pour la feuille, les coupes sont « transversales » ou « tangentielles ». Les coupes transversales sont perpendiculaires tout à la fois à la surface et à la grande longueur de la feuille.

Les coupes de fleurs sont « longitudinales » ou « transversales ». Les coupes longitudinales passent par le plan de symétrie ou lui sont parallèles. Les coupes transversales sont perpendiculaires aux précédentes dans le sens des diagrammes floraux.

# TROISIÈME PARTIE

## TECHNIQUE APPLIQUÉE

## TECHNIQUE APPLIQUÉE AUX VÉGÉTAUX

## CHAPITRE PREMIER

### TISSUS VÉGÉTAUX

En se reportant aux données de la deuxième partie en ce qui concerne : 1° la fixation ; 2° les colorations spéciales aux végétaux ; 3° les procédés de coupe à main levée ou autres, chacun sera suffisamment armé pour entreprendre la préparation microscopique des tissus végétaux, qui est la plus simple de toutes.

L'essentiel est de savoir s'adresser à des matériaux d'étude convenables, et c'est pour cette raison que nous en indiquons un choix dans le tableau qui va suivre.

Ce tableau se trouvera complété par les indications fournies dans la partie cytologique qui termine cet ouvrage.

*Tableau d'un choix de matériaux pour l'histologie végétale.*

| TISSU OU OBJET À ÉTUDIER. | PLANTE. | PARTIE DE LA PLANTE. | MODE DE PRÉPARATION. |
|---|---|---|---|
| Méristème ou tissu d'origine. | Jacinthe. | Racine (pointe). | Coupe longitudinale |
| Parenchyme en palissade. | Laurier-cerise. | Feuille. | — transversale. |
| Parenchyme à cellules étoilées. | Jonc. | Tige. | — — |
| Parenchyme lacuneux. | Caltha palustris. | Pétiole. | — — |
| Collenchyme. | Courge. | Tige. | — — |
| — | Clématite. | Entre-nœud. | — — |
| — | Pomme de terre. | Tige. | — — |
| Sclérenchyme. | Lin, jute. | Tige. | — — |
| Liège sous-épidermique. | Sureau. | Rameau jeune. | — — |
| — au niveau du péricycle. | Ronce. | Tige. | — — |
| — au niveau du liber secondaire. | Genèvrier. | Rameau déjà fort. | — — |
| — couches annuelles. | Chêne. | Rameau déjà âgé. | — — |
| Laticifères. | Euphorbes, pissenlit. | Tige. | — longitudinale. |
| Racine structure primaire. | Renoncule rampante. | Racine. | — transversale. |
| — — secondaire. | Fraisier. | Racine. | — — |
| Tubercules (inuline). | Dahlia. | Tubercule. | Coupe quelconque. |
| — (amidon). | Pomme de terre. | Tubercule. | Coupe — |
| Bulbes. | Oignon. | Bulbe. | Coupe perpendicula[ire] aux squames. |
| Rhizomes. | Asperge. | Rhizome. | Coupe transversale. |
| Tige structure primaire. | Iris florentina. | Tige. | — — |
| — — | Courge. | Tige. | — — |
| — — | Haricot. | Tige. | — — |
| Tige structure secondaire. | Fraisier. | Tige. | — — |
| Lenticelles. | Bouleau blanc. | Écorce. | — — |
| Feuille, épiderme. | Lierre. | Feuille. | Décollement des épid[er]mes par ébullition |
| — stomates, | Lierre. | Feuille. | Décollement des épid[er]mes par ébullition |
| — cryptes stomatifères. | Laurier-rose. | Feuille. | Coupe transversale. |
| — transformations. | Nénuphar. | Fleur. | Coupe transversale [des] feuilles. |
| Fleur, bractée. | Charme. | Bractée. | Coupe transversale. |
| — pétale. | Pensée. | Fleur. | — — |
| — anthère et pollen. | Lis candide. | Bouton floral. | — longitudinale. |
| — style et ovaire. | Couronne impériale. | Fleur. | — — |
| Fruit, embryon et cotylédon. | Maïs. | Graine. | — orientée. |
| — — | Haricot. | Graine. | — — |
| — capsule. | Chêne. | Gland. | — longitudinale. |
| — épicarpe. | Pêcher. | Fruit. | quelconque. |
| — sarcocarpe. | Poirier. | Fruit. | — — |
| Appareils reproducteurs spéciaux. | Fougères. | Sporanges. | Coupe transversale [de] la feuille. |
| Appareils reproducteurs spéciaux. | Fucus vésiculeux. | Taches jaunes. | Coupe transversale. |
| Type de symbiose. | Lichens. | Partie quelconque. | Coupe — |
| — de parasitisme. | Épine-vinette. | Feuille. | Coupe — |

Nous n'avons d'ailleurs pas la prétention de faire par là un programme complet de travaux pratiques, mais simplement l'intention de diriger les débuts des isolés vers les grandes lignes de l'histologie végétale.

Indépendamment de ces matériaux, on peut dire que la plupart des végétaux s'accommodent des méthodes générales de préparation des tissus qui ont été décrites dans la deuxième partie de cet ouvrage. Il faut cependant mettre à part les algues et les champignons, qui, pour un grand nombre de leurs espèces, exigent une technique particulière ; aussi leur ouvrons-nous deux chapitres spéciaux.

---

# CHAPITRE II

## ALGUES

### § 1. — Généralités (au point de vue technique).

Au point de vue technique, les algues peuvent être rangées en trois catégories. La première comprend les algues volumineuses ayant pour type les fucus qui croissent sur les rochers du bord de la mer. Ceux-ci peuvent être traités par coupes à main levée comme les feuilles, coupes qui intéresseront de préférence les conceptacles mâles et femelles qu'on trouve à l'extrémité jaunâtre et pustuleuse de certains rameaux.

Dans la seconde catégorie, nous rangerons des algues beaucoup plus petites, cependant visibles à l'œil nu, la plupart filamenteuses, qui abondent dans les fontaines et dans les mares. On les recueille en grande variété par le raclage des brindilles de bois ou des herbages qui abondent sur le bord des ruisseaux, et, après les avoir triées dans des verres de montre, sous le microscope, à l'aide d'une pipette effilée, on les monte en entier dans de l'eau formolée à 3 p. 100, qui les fixe et les conserve indéfiniment sous la condition d'un lutage bien hermétique. Nous n'avons pas à indiquer ici les méthodes spéciales aux diatomées. Ces algues se présentent d'ailleurs spontanément réduites à leur carapace siliceuse par le travail de la digestion dans l'intestin des animaux aquatiques. Les coupes de larves de grenouille et de triton en offrent des spécimens très variés.

La troisième catégorie est représentée par des algues infiniment petites, visibles grâce à de forts grossissements, dont les bactériacées forment le groupe le plus important au point de vue des connaissances médicales pratiques. Un grand nombre de ces dernières ne sont autres, en effet, que les microbes pathogènes.

Leur caractéristique est de nécessiter des colorations spéciales pour devenir visibles dans leurs différents habitats, où par leur translucidité, leur ténuité parfois extrême, ils échappent à l'œil même armé du microscope.

## § 2. — **Microbes.**

On examine les microbes à l'état vivant et après fixation.

L'examen à l'état vivant s'effectue dans les bouillons de culture, dans les liquides organiques (salive, humeur

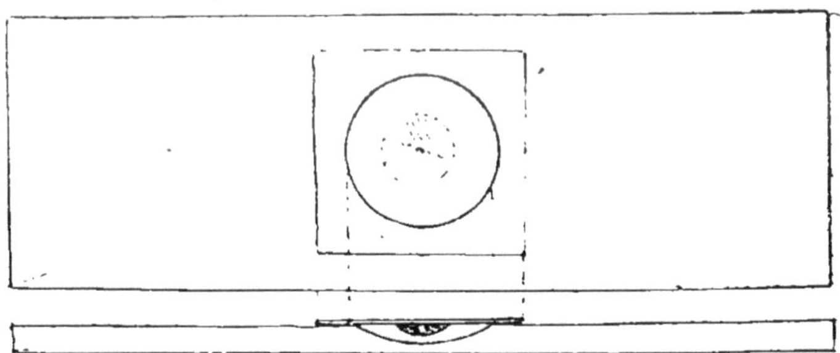

Fig. 44. — Culture en goutte suspendue.

vitrée, urine, etc.), soit à l'aide de la chambre humide de Ranvier, soit par le procédé de la goutte suspendue.

Un mode particulier d'examen à l'état vivant dont l'application est devenue journalière est représenté par le séro-diagnostic.

Aussi le décrirons-nous également.

L'examen des microbes vivants peut se proposer de

reconnaître leur mobilité, qui peut être un caractère important pour la diagnose des espèces. Il a lieu alors à l'aide de la chambre humide de Ranvier que nous connaissons, lorsqu'il s'agit d'aérobies, ou simplement entre lame et lamelle lorsqu'il s'agit d'anaérobies.

Il faut s'aider le plus souvent de la platine chauffante réglée à la température de la culture ou à défaut mettre tiédir la lame sur un bain-marie réglé approximativement au même degré.

L'examen à l'état vivant peut également se proposer d'observer le mode de développement de certaines espèces. Le procédé le plus simple est celui de la goutte suspendue, qui permit à Koch d'établir le cycle évolutif complet de la bactéridie charbonneuse.

Il exige une lame creuse. La figure 44 permettra d'en saisir immédiatement la disposition. La chambre humide de Ranvier peut également servir dans le même but. Si l'espace annulaire est nuisible par la réserve d'air qu'il contient, on peut le combler avec de la paraffine fondue, tout en respectant la cellule centrale.

A défaut de ces petites pièces de verrerie, il faut savoir improviser une chambre de culture. On se sert pour cela d'une lame et d'une lamelle maintenues à une distance de 1 à 2 dixièmes de millimètre l'une de l'autre par des morceaux de lamelle, et on lute à la vaseline (Buchner).

Pour ces cultures sous le microscope, l'observation prolongée nécessite l'emploi d'une platine chauffante à réglage exact. La figure 45 en fera comprendre la disposition.

En ce qui concerne spécialement la culture des anaérobies sous le microscope, il existe une « chambre à gaz de Ranvier », qui est une chambre humide de Ranvier ordinaire pourvue de deux tubulures latérales permettant de faire circuler un gaz inerte dans la rigole qui entoure la goutte de culture (fig. 46).

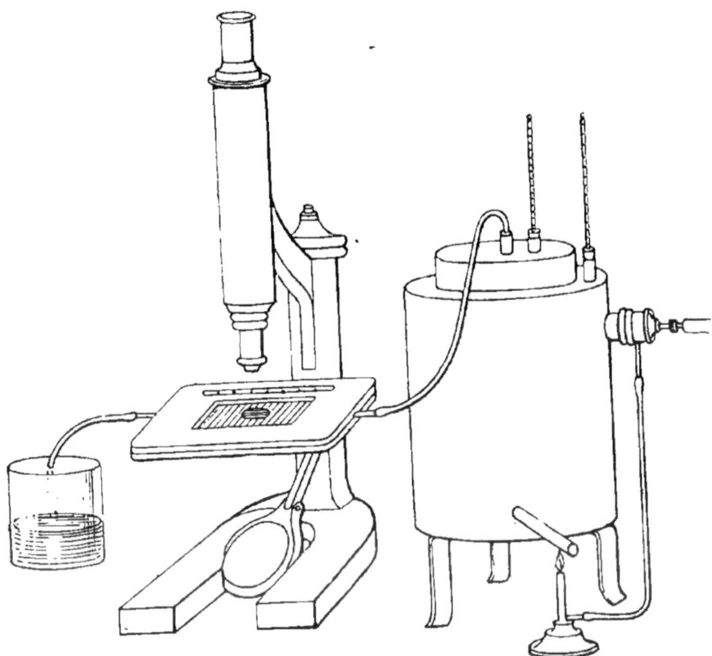

Fig. 45. — Platine chauffante avec régulateur de D'Arsonval.

Cet appareil se superpose à la platine chauffante.

L'examen microscopique à un faible grossissement est utilisé pour l'étude macroscopique des cultures dans les boites de Petri, le relief et la forme de ces cultures permettant souvent de reconnaître l'espèce microbienne en cause.

*Colorations vitales appliquées aux microbes.* — Elles respectent la vie et la mobilité des microbes pendant un temps assez court, qu'on peut cependant utiliser pour un examen plus complet de certains individus qui, en raison de leur réfringence, échappent plus ou moins entièrement à l'observation microscopique faite sans le concours de la coloration.

La solution de bleu de méthylène médicinal au centième sera employée de préférence pour l'examen des microbes à l'état vivant (1).

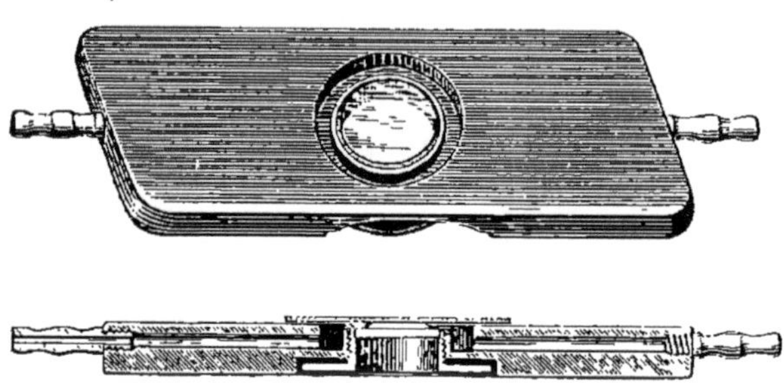

Fig. 46. — Chambre à gaz de Ranvier.

## § 3. — Séro-diagnostic.

C'est une méthode de diagnostic basée sur la manière dont se comportent les bacilles d'une culture mis en contact avec le sérum sanguin d'un malade atteint de l'affection dont ils sont les agents pathogènes. Cette méthode, qui s'exerçait au début et peut s'exercer encore sur des cultures vivantes, peut donc se ranger parmi nos procédés d'examen des microbes à l'état vivant.

Voici le procédé de séro-diagnostic pour la fièvre typhoïde :

Le matériel nécessaire comprend :

1° *Un tube de culture pure de bacille d'Eberth.* — Pour éviter le danger qu'il peut y avoir à transporter

(1) Tous ces procédés d'examen sont applicables aux urines, aux matières fécales diluées, au pus, au mucus du coryza, à la salive, aux larmes, etc...

avec soi une culture virulente, on peut, sans inconvénient pour le résultat, tuer la culture par le formol, dans la proportion de 1 goutte de formol pour CL gouttes de culture (Widal et Sicard). Toutefois, les cultures tuées ne doivent plus être utilisées au bout d'une huitaine de jours ;

2° *Tubes de verre.* — Ce sont de petits tubes comme les tubes à vaccin, ou encore de petit tubes à insectes de 2 à 3 centimètres cubes au plus. Ils servent à recueillir le sang de la piqûre et peuvent être expédiés par la poste. Cependant, pour l'expédition, il est plus commode de recueillir le sang sur un petit morceau de papier buvard de quelques centimètres carrés. On laisse tomber sur ce papier quelques gouttes de sang à intervalles aussi espacés que possible, de manière à sécher chaque goutte avant d'en laisser tomber une autre ;

3° *Lames et lamelles ;*

4° *Pipette à bec fin.*

TECHNIQUE. — Quelques gouttes de sang sont recueillies par piqûre aseptique dans un tube de verre. Pendant que la sérosité du caillot se sépare, on prépare trois autres tubes.

Dans le premier, on mesure X gouttes de culture, dans le second XXX, dans le troisième L. A chacun de ces tubes, on ajoute avec la pipette une goutte du sérum sanguin, et on agite.

Après mélange, on examine au microscope une gouttelette du contenu de chaque tube, et on note si les bacilles restent libres dans la préparation ou s'agglutinent en tas. Dans ce dernier cas, la séro-réaction est dite positive.

En outre, la plus faible dilution qui a permis de l'obtenir telle sert de mesure à l'intensité de la réaction. Si c'est la dilution au 1/50, on dit que le séro-diagnostic est positif au 1/50. A 1/10 et au-dessous, la séro-réaction perd toute valeur diagnostique.

*Cause d'erreur.* — L'unique cause d'erreur réside dans la possibilité de ce fait que la culture soit d'elle-même agglutinée. C'est pourquoi il faut toujours prendre la précaution de l'examiner à part.

On n'est pas d'accord sur la valeur pronostique de l'intensité de la séro-réaction.

## § 4. — Examen des microbes après fixation.

Fixation. — La fixation s'exerce sur des produits liquides ou semi-liquides étalés par frottis tels que pus, exsudats divers, crachats, etc., ou sur des tissus pathologiques dans lesquels on se propose de rechercher les agents pathogènes. Les tissus pathologiques réclament, en règle générale, dans ce but spécial, la fixation au sublimé (solution saturée de sublimé dans l'eau à 60°).

Quant aux frottis, le procédé classique de fixation consiste à passer lame ou lamelle trois fois dans la flamme d'un bec Bunsen ou dans celle d'une lampe à alcool, le côté positif en haut, avec la rapidité du mouvement d'une personne qui coupe du pain. Personnellement, ayant trouvé ce procédé irrégulier et incertain, nous fixons tous nos frottis de crachats et de pus dans l'alcool-éther pendant un quart d'heure. En outre, nous avons renoncé à nous servir de lamelles pour faire les frottis. Les lames sont plus commodes à manier et se traitent d'elles-mêmes dans les tubes de Borel, où on les plonge pour la fixation et la coloration.

### Coloration.

Il existe des procédés généraux de coloration et des procédés particuliers propres à un microbe donné ou à certaines parties du corps microbien plus particulièrement difficiles à mettre en évidence, comme les cils vibratiles, les capsules et les spores.

Procédés généraux. — Ils sont également applicables aux frottis et aux coupes. Ils comprennent des colorations simples et des réactions distinctives dont le « Gram » est le type.

*Colorations simples.* — Elles ont recours à des solutions aqueuses au centième de couleurs d'aniline auxquelles on adjoint comme mordant une petite quantité de phénol (1 p. 100) ou de formol (2 p. 100).

La *thionine phéniquée* de Nicolle répond à un autre type de solution colorante très répandu :

| | |
|---|---|
| Solution saturée de thionine dans l'alcool à 50° | 10 cent. cubes. |
| Eau phéniquée au 100e | 100 — |

*Méthode de Gram.* — Elle est basée sur la propriété que possède l'iode de former avec le violet d'aniline un nouveau composé colorant certains microbes seulement à l'exclusion de tous les autres. De là un caractère important pour la distinction d'espèces différentes, quoique de forme semblable, cas fréquent en microbiologie.

La technique préférée actuellement est celle du procédé *Gram-Nicolle*. Elle comporte quatre temps :

1° Fixer à l'alcool-éther un quart d'heure ;

2° Plonger six secondes dans :

| | |
|---|---|
| Solution saturée de violet de gentiane dans l'alcool à 95° | 10 cent. cubes. |
| Eau phéniquée au 100e | 100 — |

3° Faire agir deux fois de suite, quelques secondes chaque fois, à l'aide d'un flacon compte-gouttes et sans aucun lavage préalable, le liquide fort de Lugol :

| | |
|---|---|
| Iodure de potassium | 2 grammes. |
| Iode | 1 gramme. |
| Eau distillée | 200 grammes. |

4° Décolorer dans :

| | |
|---|---|
| Alcool absolu.................... | 60 cent. cubes. |
| Acétone.......................... | 30 — |

La décoloration est instantanée et la préparation est alors terminée. Les microbes qui « prennent le Gram » restent seuls colorés. Les autres peuvent être mis en évidence sur la même préparation en recolorant avec :

| | |
|---|---|
| Solution aqueuse saturée de fuchsine dans l'alcool à 95°.............. | 5 cent. cubes. |
| Eau distillée...................... | 100 — |

Ce procédé s'applique indifféremment aux frottis et aux coupes.

## § 5. — Procédés particuliers de coloration.

**Bacille tuberculeux.** — Sur les frottis, la coloration de Hæuser est la plus sûre. Après étalement du crachat par frottis, la lame est abandonnée pendant cinq minutes à la dessiccation spontanée à l'air libre; puis on fixe dans : alcool-éther, un quart d'heure.

Coloration au liquide de Ziehl, soit dans :

| | |
|---|---|
| Rouge-Magenta de Grübler......... | 1 gramme. |
| Alcool absolu..... ................ | 10 grammes. |
| Phénol cristallisé................. | 5 — |
| Eau...................... Q. S. p. | 100 — |

(Ce liquide est à filtrer chaque fois avant de s'en servir); la coloration a lieu à chaud, jusqu'à dégagement de vapeurs, ou vingt quatre heures à froid).

La décoloration consécutive se fait dans :

| | |
|---|---|
| Alcool à 95°........... .......... | 100 grammes. |
| Acide lactique.................... | 2 — |

Par ce mélange, la décoloration a lieu en quelques

secondes, et cependant elle n'est jamais excessive, car les bacilles tuberculeux restent encore nettement colorés en rouge au bout d'un quart d'heure.

On termine par la recoloration du fond dans la solution de bleu de méthylène au centième.

*Remarque.* — La décoloration par l'acide lactique est insuffisante pour les coupes auxquelles il est préférable d'appliquer le procédé de Frænkel. Avec ce dernier, la coloration a lieu à froid pendant vingt-quatre heures dans un mélange à parties égales d'eau saturée d'aniline et de solution saturée de rouge-Magenta dans l'alcool à 95°.

La décoloration s'effectue en une à deux minutes dans la solution de Frænkel :

| | | |
|---|---|---|
| Acide nitrique pur............... | 20 | cent. cubes. |
| Eau distillée..................... | 30 | — |
| Alcool à 90°...................... | 50 | — |
| Solution aqueuse saturée de bleu de méthylène................. | 60 | — |

On peut monter au baume à condition de passer rapidement dans les alcools.

Quels que soient les procédés de préparation employés avec le liquide de Ziehl, les bacilles tuberculeux doivent rester seuls colorés en rouge, condition *sine quâ non* pour se mettre à l'abri de l'erreur. La possibilité de celle-ci, qui peut avoir de regrettables conséquences dans les expertises de crachats, nous oblige à indiquer quelques caractères distinctifs du bacille de Koch. Ce bacille a de grandes analogies de forme avec ceux de la lèpre, du cérumen et du smegma préputial, qui présentent non seulement des espaces clairs, mais encore la propriété de résister à la décoloration par les acides. Les bacilles du smegma et du cérumen ne doivent cette propriété qu'à leur manchon graisseux. Vient-on à traiter la préparation par l'éther, ils se décolorent aussitôt dans le mélange alcool-acide lactique. C'est pourquoi la fixation alcool-éther est doublement recommandable pour la préparation du bacille de la tuberculose.

Le bacille de la lèpre, indépendamment de la propriété spéciale qu'il possède de former de véritables paquets inclus dans les cellules dermiques, se distinguera en ce qu'il se colore plus facilement, même à froid, dans les solutions aqueuses simples (non mordancées) de couleurs basiques d'aniline. Enfin Baumgarten a donné un procédé différentiel de coloration :

Colorer pendant cinq minutes à froid dans le violet aniliné utilisé pour le Gram et décolorer avec :

| | | |
|---|---|---|
| Alcool absolu.................... | 10 | cent. cubes. |
| Acide nitrique.................... | 1 | — |

Le bacille de la lèpre reste seul coloré.

**Gonocoque de la blennorragie.** — Le gonocoque de la blennorragie ne prend pas le Gram, mais, comme les strepto et staphylocoques pyogènes, qui sont ses satellites habituels, le prennent eux-mêmes, le procédé de Gram restera le procédé de choix, à condition de recolorer le fond par la solution de fuchsine (Voir Gram). De la sorte, on aura une belle double coloration. Les strepto et staphylocoques seront colorés en violet et les gonocoques en rouge.

**Bacille de la diphtérie.** — Le bacille de la diphtérie présente, il faut le savoir, un polymorphisme très accentué dans les exsudats. Il y a la forme courte, cocciforme (2 à 3 $\mu$ sur 0 $\mu$,6), qui répond généralement aux formes bénignes, et la forme longue (de 4 à 5 $\mu$ sur 0 $\mu$,7), considérée comme ayant la signification d'une virulence plus marquée. Dans cette dernière forme, on note les bacilles en semelle, les bacilles en cornichon, les bacilles en palissade, cette dernière dénomination s'appliquant aux bacilles accolés côte à côte. Il existe aussi une catégorie de bacilles intermédiaires ou moyens, cependant plus proches des longs que des courts.

COLORATION. — Le bacille diphtérique n'a pas de coloration spécifique dans les exsudats. Il prend le Gram, à condition de ne pas trop décolorer. La réaction colorante la plus caractéristique, malheureusement peu pratique, est celle qu'on observe dans les colonies de vingt heures sur sérum. Neisser a montré qu'en colorant rapidement : 1° par une solution hydro-alcoolique de bleu de méthylène acétique ; 2° par une solution aqueuse à 3 p. 100 de brun de Bismarck, les condensations polaires (spores ?) se teintent en bleu, tandis que le corps du bacille reste brun.

**Pneumocoque.** — Il prend le Gram. En colorant le fond à l'éosine, les capsules se détacheront sous l'apparence d'un halo clair. On dit alors qu'elles sont négatives.

Pour les coupes, on utilisera la méthode de Gram, également avec double coloration.

La coloration de Friedländer consiste à les laisser vingt-quatre heures dans :

| | | |
|---|---|---|
| Fuchsine | 1 | gramme. |
| Alcool absolu | 5 | grammes. |
| Acide acétique glacial | 2 | — |
| Eau distillée | 100 | — |

puis à laver à l'alcool, passer la lame deux minutes dans une solution aqueuse d'acide acétique à 2 p. 100, laver à l'eau distillée, déshydrater, éclaircir par l'action successive de l'essence de girofle et du xylol. Monter au baume.

**Bacille de la fièvre typhoïde.** — Sur frottis, on peut colorer au violet de gentiane, ou bien avec n'importe quelle couleur basique d'aniline ; mais, dans les coupes, il faut un procédé spécial :

Fixer les pièces (tout petits fragments d'intestin et de rate) dans le liquide suivant :

| | |
|---|---|
| Sublimé | 2 grammes. |
| Liqueur de Müller | 100 — |

Laver à l'eau au bout de cinq à six heures.

Inclure à la paraffine avec tous les soins désirables.

Colorer les coupes dans le mélange de Pappenheim :

| | |
|---|---|
| Solution aqueuse saturée de vert de méthyle de Grübler | 3 volumes. |
| Pyronine | 1 — |

La coloration dure cinq minutes. Les bacilles colorés en rouge intense se détachent nettement sur le fond bleu ou violacé fourni par les éléments lymphatiques de la paroi intestinale, des ganglions mésentériques ou de la rate.

**Coloration des différentes parties du corps microbien.** — CAPSULES. — Plonger la préparation deux minutes dans le liquide de Ziehl. Décolorer rapidement dans de l'eau acétique :

| | |
|---|---|
| Acide acétique glacial | 1 goutte. |
| Eau | 10 grammes. |

Recolorer rapidement dans le bleu de Lœffler :

| | |
|---|---|
| Solution alcoolique saturée de bleu de Méthylène | 30 cent. cubes. |
| Potasse, solution aqueuse au 1000ᵉ. | 1 gramme |
| Eau | 100 grammes |

SPORES (méthode de Mœller). — Fixation dans l'alcool absolu : deux minutes. Mordancer cinq minutes dans :

| | |
|---|---|
| Acide chromique | 3 grammes. |
| Eau distillée | 100 — |

olorer une minute dans le liquide de Ziehl chauffé

jusqu'à dégagement de vapeurs. Décolorer dix secondes dans une solution aqueuse d'acide sulfurique à 5 p. 100. Recolorer le fond durant une minute dans la solution aqueuse de bleu de méthylène au centième.

Les spores seules sont colorées en rouge.

Cils vibratiles (procédé de Van Ermenghem). — Fixer cinq minutes à + 60°, ou trente minutes à froid dans :

| | |
|---|---|
| Solution aqueuse d'acide osmique à 2 p. 100 | 1 cent. cube. |
| Solution aqueuse de tanin à 20 p. 100 | 2 — — |
| Acide acétique | IV à V gouttes. |

Laver à l'eau distillée. Imprégner dix secondes dans une solution aqueuse de nitrate d'argent à 0gr,50 p. 100 et plonger sans lavage consécutif dans :

| | | |
|---|---|---|
| Acide gallique | 5 | grammes. |
| Tanin | 5 | — |
| Acétate de soude fondu | 10 | — |
| Eau | 350 | — |

Repasser au moins deux fois dans les liquides imprégnateur ou réducteur. En dernier lieu, laver, sécher, examiner à l'immersion, sans lamelle.

Les cils sont colorés en noir.

CHAPITRE III

# CHAMPIGNONS

## § 1. — Généralités (au point de vue technique).

Il existe également des champignons volumineux et des champignons microscopiques.

Les premiers se préparent par coupes. Les matériaux de choix sont représentés par les bolets, les polypores, les truffes, qu'il est très facile de se procurer.

Sous le chapeau des bolets et des polypores, on voit un grand nombre de petits trous qui sont les orifices d'autant de puits tapissés à l'intérieur par la couche sous-hyméniale productrice des basides. Pour qu'on voie bien ces dernières, il faut que la coupe soit à la fois mince et longitudinale ou parallèle à l'axe du pied qui supporte le chapeau.

Chez la truffe une coupe tranversale quelconque montre de nombreux asques internes renfermant chacun un petit nombre de spores hérissées de piquants.

Les moisissures, bien qu'elles forment souvent un duvet visible à l'œil nu, doivent déjà, par la ténuité de leurs organes, être considérées comme des champignons microscopiques. L'objet d'étude classique est le *Mucor mucedo*, qu'on se procure en abandonnant un peu de pain mouillé sous une cloche à fromage. Le procédé de préparation consiste dans la simple dissociation au sein d'une goutte d'une solution étendue de bleu de méthylène.

## § 2. — Champignons parasites de l'homme.

Les champignons microscopiques présentent, comme les algues, une foule d'espèces parasites des hommes et des animaux.

La technique de leur préparation est assez spéciale. C'est pourquoi nous l'indiquerons ici.

Parasites de la peau et des poils. — Les poils ou les squames épidermiques à examiner sont déposés sur une lame dans une goutte d'une solution aqueuse de potasse caustique à 40 p. 100, recouverts d'une lamelle et soumis à l'action rapide d'une température aussi voisine que possible de celle de l'ébullition. On tient la lame quinze à vingt secondes sur la flamme d'une lampe à alcool, jusqu'à ce que le dégagement d'une bulle d'air ait annoncé que la température requise a été atteinte. On constate alors que la préparation s'est éclaircie, et on peut l'examiner.

Lorsque le champignon est inclus dans les produits de suppuration, on procède par frottis. Si on veut l'étudier dans ses rapports avec les tissus parasités, c'est aux coupes qu'il faut recourir.

Comme procédé de coloration le plus général, E. Bodin recommande le même que Morel et Anglade emploient pour la coloration de la névroglie :

1° Coloration de vingt-quatre heures dans une solution alcoolique saturée de bleu Victoria étendue de moitié d'eau ;

2° Lavage prolongé à l'eau ;

3° Action de la solution iodo-iodurée de Lugol pendant cinq minutes suivie d'un lavage à l'eau ;

4° Séchage au papier buvard ;

5° Décoloration par le mélange : xylol, 1 gramme; huile d'aniline, 2 grammes;

6° Laver au xylol pur, monter au baume.

Cette méthode est la seule qui donne de bons résultats pour la coloration des filaments cryptogamiques.

Pour les spores et la partie protoplasmique du champignon, la solution de Kernschwartz donne en vingt-quatre heures de très fines colorations (E. Bodin).

Ces procédés de préparation sont applicables au favus, à la teigne et aux trichophyties.

Pour le *Pityriasis versicolor* et l'*Erythrasma*, on dissocie les squames épidermiques dans une goutte d'acide acétique, et on colore à la solution aqueuse d'éosine à 0gr,50 p. 100.

Parmi les mycoses des muqueuses buccale et respiratoire, le muguet est la plus fréquente. On en fait aisément de bonnes préparations en étalant par frottis une parcelle du dépôt blanc qui se forme sur la langue et sur le voile du palais. On colore au violet de gentiane phéniqué.

Actinomycose. — L'*Actinomyces bovis* produit chez l'homme et chez les bovidés des tumeurs qui s'évacuent volontiers à l'extérieur par des trajets fistuleux. Le pus irrégulièrement, mais toujours la tumeur renferment des « grains jaunes » caractéristiques, dont le diamètre ne dépasse pas un à deux dixièmes de millimètre. Quand on ne peut pas atteindre la tumeur qui les produit et lorsque le pus n'en renferme pas, on s'en procure en grattant les trajets fistuleux à la curette. Le produit du raclage peut être examiné directement dans la potasse à 40 p. 100, ou agglutiné en une petite masse qu'on pourra inclure à la paraffine.

Pour la coloration, on peut utiliser la méthode de Gram, qui teint les filaments en bleu foncé ou en noir, et faire ensuite une double coloration par l'éosine, qui colorera les massues en rose.

Pied de Madura. — Le *Streptothrix Maduræ* (Vincent) se trouve dans le pus qui s'écoule des tumeurs et particulièrement dans les grumeaux grisâtres qui correspondent aux grains actinomycosiques. La préparation est la même.

---

# TECHNIQUE APPLIQUÉE AUX TISSUS ANIMAUX

## CHAPITRE PREMIER

### TISSUS CONJONCTIFS

Nous comprendrons sous la dénomination de tissus conjonctifs tous les tissus constitués par de la substance collagène, c'est-à-dire que nous rangerons le cartilage et l'os à côté des différentes formes muqueuse, lâche, adipeuse, membraneuse, tendineuse, aponévrotique et réticulée du tissu conjonctif. Il y a, en effet, entre tous ces tissus, une double parenté chimique et histogénique qui permet de les réunir en un même groupe.

#### § 1. — Tissu conjonctif muqueux.

Il s'observe favorablement dans la queue des larves de batraciens, qui offre des cellules conjonctives volumineuses et très espacées. La queue, sectionnée près de son extrémité, est fixée au liquide de Bouin et colorée en masse au carmin boracique. Si elle est trop épaisse pour prendre convenablement place sous la lamelle, on peut l'amincir en enlevant entre deux coups de ciseaux la lame musculo-squelettique sagittale.

Le tissu muqueux s'observe encore très bien sur les coupes du cordon ombilical des fœtus de mammifères peu avancés ; dans tous les embryons de vertébrés, d'une manière générale, de chaque côté de la notocorde; dans les plaies en voie de réparation, etc.

## § 2. — Tissu conjonctif lâche.

Un type de ce tissu conjonctif est fourni par le tissu conjonctif sous-cutané et surtout au niveau des plis de flexion des membres, où ses éléments se laissent aisément séparer par le procédé des injections interstitielles (Voir p. 137). On adoptera, pour faire cette injection, le picro carmin, qui agit à la fois comme colorant et comme fixateur. On pousse l'injection dans le tissu conjonctif du pli de l'aine, qu'elle distend en une boule appelée « boule d'œdème ». Avec des ciseaux courbes, on en incise le dôme, qu'on rejette; puis on s'efforce d'enlever dans le centre de la boule d'œdème une tranche aussi mince que possible. Cette tranche est portée rapidement sur une lame, recouverte d'une goutte de picrocarmin et d'une lamelle. Une pareille préparation montre les cellules et fibres conjonctives colorées en rose, les fibres élastiques en jaune. Parmi les cellules conjonctives, les unes sont libres ou simplement accolées aux fibres conjonctives, les autres forment, par les anastomoses de leurs prolongements, un réseau très délicat, qu'on disloquerait en poussant trop rapidement l'injection. Il y a donc intérêt à faire lentement la boule d'œdème.

On peut, au lieu de picrocarmin, employer d'autres réactifs; la solution de nitrate d'argent à 1 p. 1000, le liquide picro-osmio-argentique de Renaut. Ce dernier convient surtout, ainsi que toutes les solutions osmiques, à l'étude du conjonctif adipeux, variété de tissu conjonctif lâche, parce que l'acide osmique y colore la graisse en jaune brun ou noir.

Caractères de colorabilité du tissu conjonctif dans les

COUPES. — Comme ce tissu se rencontre dans tous les organes, il faut s'attendre à le retrouver à chaque instant dans les coupes. Il faut donc savoir reconnaître ses éléments à certains caractères de forme et de coloration.

*Fibres conjonctives ou connectives.* — Elles apparaissent sous la forme de lanières ondulées à constitution fibrillaire plus ou moins nette et se colorent électivement par les colorants plasmatiques :

| | | |
|---|---|---|
| En jaune orangé | par | l'orange G. |
| — vert brillant | — | le vert-lumière. |
| — rose | — | l'éosine. |
| — rose pâle | — | le picrocarmin. |
| — bleu clair | — | le carmin d'indigo. |

*Fibres élastiques.* — Elles sont très grêles et demandent à être fortement colorées pour être rendues visibles. L'éosine ne les teinte pas toujours assez distinctement. Il n'en est pas de même avec l'orcéine, qui les colore en brun ou en noir d'une manière tout à fait élective et sûre. Indépendamment de leur présence dans le tissu conjonctif lâche, les fibres élastiques constituent la charpente de l'alvéole pulmonaire, l'articulation de l'étrier dans la fenêtre ovale. On les retrouve dans les tuniques artérielles, dans les os ; bref, les matériaux d'étude sont ici très abondants.

*Cellules du tissu conjonctif lâche.* — On distingue parmi celles-ci des éléments habituels comme les cellules fixes et les cellules migratrices. D'autres cellules, plus rares, appartiennent à certaines variétés de tissu conjonctif lâche ou à certains êtres, telles les cellules pigmentaires, les chromoblastes, les clasmatocytes.

*Cellules fixes.* — Elles prennent, dans les préparations, un aspect tout différent suivant qu'elles sont vues de face ou de profil. Vues de face, elles se présentent, sous la forme d'un fuseau assez brusquement renflé en son milieu dans la partie occupée par le noyau. Elles peuvent également affecter la forme de plaques à contour très irrégulier. Vues de profil, elles apparaissent comme une mince ligne à peine renflée au niveau du noyau.

Les cellules fixes sont généralement accolées aux fibres conjonctives et anastomosées entre elles par leurs prolongements. La suppuration du tissu conjonctif sous-cutané dans les panaris, abcès et phlegmons superficiels, en réalise la dissociation naturelle.

*Cellules migratrices.* — Ce sont des globules blancs. On les distingue à leurs plus faibles dimensions et à leur noyau souvent plurilobé. Il en existe deux variétés dans le tissu conjonctif lâche : les cellules plasmatiques (plasmazellen d'Ehrlich) et les cellules à engrais (mastzellen).

*Cellules plasmatiques.* — Elles se trouvent dans le derme des muqueuses, où elles sont particulièrement nombreuses dans les cas d'inflammation chronique. Pour les étudier, il est bon de s'adresser à la langue de la grenouille, qu'on débarrasse par raclage de son épithélium. Ainsi dépouillée, la langue est fixée vingt-quatre heures dans l'alcool à 90°, bien tendue sur un petit cadre de bois ou de liège. La coloration a lieu ensuite, pendant une égale durée, dans :

| | | |
|---|---|---|
| Alcool absolu | 50 | cent. cubes. |
| Acide acétique | 12 | — |
| Eau distillée | 100 | — |
| Violet dahlia (à saturation). | | |

La coloration achevée, la langue est lavée dans l'alcool à 90° pendant quelques minutes, déshydratée et montée dans le baume. Tous les éléments sont décolorés, à l'exception des cellules plasmatiques qui ont fixé avec intensité la coloration violette.

*Cellules à engrais.* — Ces cellules sont relativement très grosses, à noyau plurilobé ; mais ce qui les distingue surtout, c'est qu'elles sont bourrées de granulations d'inégal diamètre à la fois basophiles et métachromatiques. Le bleu polychrome de Unna se fixe sur ces granulations en rouge brun et brique, tandis que le noyau est coloré en bleu pâle. Les mastzellen sont presque toujours dans le voisinage immédiat des vaisseaux et possèdent, comme les clasmatocytes, la propriété de se désagréger en une poussière formée par leurs granulations, et cela avec une facilité telle qu'il est rare de les trouver bien entières.

*Clasmatocytes* (Ranvier). — Ils possèdent aussi des granulations, mais celles-ci ne sont pas métachromatiques. En outre, le corps cellulaire, relativement petit, est muni de prolongements granuleux très longs et très grêles, qui peuvent se séparer de la cellule par brisure et se désagréger sur place.

On en trouve de beaux types dans le mésentère de la salamandre.

Les mastzellen et les clasmatocytes sont loin d'être les seules cellules à réserves nutritives répandues dans le tissu conjonctif : les cellules interstitielles du testicule et de l'ovaire, les cellules de Leydig répandues dans le tissu conjonctif des mollusques, des crustacés et des insectes sont encore de nouvelles variétés de cellules « à engrais » du tissu conjonctif.

*Cellules pigmentaires.* — Nous les avons déjà rencontrées sous la forme de « chromoblastes » dans la queue des têtards de batraciens. La choroïde de l'œil humain en fournit un objet d'étude plus complet. Après fixation de quelques jours au liquide de Müller, l'œil est ouvert diamétralement et la rétine balayée sous le jet d'un robinet. On prélève alors quelques lambeaux de la choroïde contigus aux procès ciliaires. Ces lambeaux se laissent cliver facilement sous l'eau en lames minces, qu'on peut monter directement dans le baume après déshydratation, le pigment cellulaire tenant lieu de coloration. Les cellules pigmentaires de la choroïde se présentent dans ces préparations tantôt sous la forme de cellules plates constituant un endothélium continu, tantôt sous une forme étoilée munie de longs prolongements. Dans l'une et l'autre forme, le noyau paraît comme une tâche claire au centre du corps cellulaire, car il est dépourvu de pigment. Ce dernier fait également défaut dans les lignes de contact des cellules. De là un aspect caractéristique de cette variété de tissu conjonctif.

### § 3. — Tissu conjonctif adipeux.

Ce tissu est appelé à subir d'importantes modifications dans tous les procédés de coupe où interviennent des substances dissolvantes des matières grasses, surtout dans les inclusions à la paraffine, qui nécessitent une immersion prolongée dans le xylol ou le chloroforme. Il est donc indispensable d'avoir vu du tissu conjonctif adipeux intégralement conservé, ne fût-ce que pour ne pas se méprendre sur la nature de ce réseau à mailles régulièrement vides qu'offre sur les coupes traitées par ces réactifs le tissu conjonctif adipeux.

Ce tissu présente, avec la même structure générale que le tissu conjonctif lâche, dans l'intervalle des fibres conjonctives, de grosses boules brillantes qui deviennent troubles à l'état cadavérique et renferment alors des cristaux de margarine.

La fixation et la coloration en noir des vésicules adipeuses s'obtiennent simultanément par immersion d'une heure dans la solution d'acide osmique au centième.

Une membrane mince chargée de graisse comme l'épiploon est l'idéal pour ce genre d'étude. On s'adresse à l'épiploon du chat nouveau-né. A l'aide de deux anneaux d'ébonite s'emboîtant l'un dans l'autre (anneaux d'Éternod), on arrive aisément à tendre cette membrane en la pinçant entre les deux anneaux ; puis on porte le tout dans la solution osmique. Ici, en raison de la minceur de la membrane, un quart d'heure suffit pour la fixation. Après un lavage d'une heure à l'eau, on peut découper dans la membrane devenue inerte un petit carré d'épiploon qu'on pourra dès lors monter commodément entre lame et lamelle après double coloration à l'hématéine et à l'éosine. Dans certains points favorables à l'observation, on voit des lobules adipeux constitués par une seule assise de cellules, dans lesquels les vésicules graisseuses se détachent nettement. On fixera donc bien dans sa mémoire la place qu'occupent ces dernières par rapport aux cellules fixes, afin de pouvoir reconnaître plus tard les vésicules quand on les trouvera vides dans les coupes traitées par le xylol.

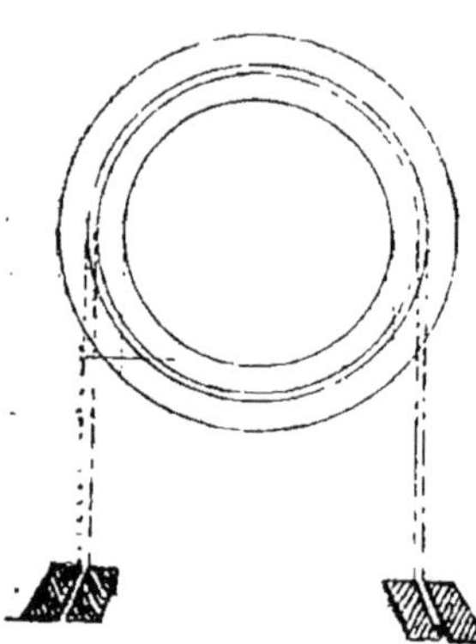

Fig. 47. — Anneaux tenseurs d'Éternod (vue de face et en coupe).

## § 4. — Tissu réticulé.

C'est le tissu connectif qui forme la charpente des ganglions lymphatiques. Pour le mettre en évidence, il faut débarrasser par brossage la substance du ganglion de tous les globules blancs qui sont normalement accolés aux travées de ce tissu.

Cette opération s'effectue d'après la méthode indiquée par Ranvier. Un ganglion de chien, après vingt-quatre heures d'immersion dans l'alcool au tiers, passe une égale durée dans une solution épaisse de gomme arabique et de là dans l'alcool à 90°, où il durcit. Quand sa consistance le permet, on s'efforce d'y faire à main levée des coupes aussi minces que possible. Les meilleures sont recueillies dans un petit cristallisoir plat rempli d'eau. Elles flottent quelque temps ; on les laisse se submerger spontanément, après quoi on les applique contre le fond du récipient à l'aide d'un pinceau, de manière à les y faire adhérer également partout. Le pinceau est ensuite passé et repassé sur la coupe, qui s'éclaircit au fur et à mesure. Quand elle ne varie plus, elle est prête à être montée sur la lame et colorée au picrocarmin.

## § 5. — Tissu tendineux.

L'objet classique pour l'étude de ce tissu est le tendon filiforme de la queue de la souris. Après avoir sectionné la queue et l'avoir dépouillée de sa peau, il suffit d'introduire l'ongle du pouce entre deux vertèbres et de tirer sur les deux segments. On sépare ainsi de longs filaments qui sont tendus sur une lame entre deux gouttes de paraffine (Ranvier) et colorés au picrocarmin. Cette préparation montre que le tendon est strié dans le sens de la longueur en une série de fibrilles dans l'intervalle desquelles on aperçoit des files parallèles d'éléments allongés en forme de bâtonnets et colorés en rouge. Ces éléments ne sont autres que les cellules fixes du tissu tendineux étirées dans le sens de l'ordination générale des fibrilles du tissu.

Un autre mode classique de préparation est l'imprégnation au nitrate d'argent. Les tendons restant bien tendus par le même procédé sont immergés dans une solution de nitrate d'argent à 1 p. 300. On les y laisse jusqu'à ce qu'ils soient devenus rigides, ce qui demande quelques instants. On peut ensuite les laver rapidement dans la série des alcools, achever la déshydratation et monter au baume.

Par ces deux procédés, on obtient, grâce à la demi-transparence de ces tendons simples, une bonne vue d'ensemble. L'imprégnation, tout particulièrement, excelle à définir l'endothélium de la surface des tendons et les cellules conjonctives imprégnées négativement, visibles au niveau des solutions de continuité de l'endothélium.

Toutefois, pour arriver à dégager complètement la forme des cellules conjonctives de leurs crêtes d'empreinte et de leurs expansions membraniformes, il est bon de dissocier les tendons dans une goutte de carmin aluné qui gonfle les fibrilles conjonctives, pendant que les corps cellulaires dégagés sur toutes leurs faces arrivent à se colorer beaucoup plus distinctement.

Les tendons demandent aussi à être étudiés sur leurs coupes transversales. Pour pratiquer ces dernières, on se contente de décortiquer la queue et de l'immerger dans la liqueur de Bouin, qui fixe et décalcifie tout à la fois. La fixation étant achevée, on prélève un fragment comprenant deux ou trois vertèbres qu'on peut couper directement dans de la moelle de sureau ou après inclusion à la paraffine. Les coupes colorées à l'hématéine et à l'éosine montrent bien les rapports des cellules tendineuses avec les faisceaux tendineux, ainsi que la coupe des expansions membraniformes qui se glissent entre ces faisceaux.

## § 6. — Tissu aponévrotique.

L'aponévrose fémorale de la grenouille est la plus simple. C'est celle qu'on choisit comme objet d'étude.

Il ne faut pas détacher cette aponévrose d'emblée, mais fixer en bloc, après l'avoir dépouillée de sa peau, toute la cuisse avec ses attaches au bassin et à la jambe, de manière à conserver les muscles dans leur état de tension normal. Le liquide fixateur sera la solution d'acide osmique à 1 p. 200 ou bien la liqueur de Flemming. Au bout de vingt-quatre heures, et après un lavage à l'eau d'une bonne heure, on pourra isoler un petit carré d'aponévrose entre quatre coups de bistouri et le détacher aisément. Après coloration à l'hématéine et à l'éosine, on le montera au baume. Cette préparation montre deux plans de fibres orientées dans deux directions perpendiculaires entre elles. Entre ces deux places se voient, très aplaties, les cellules conjonctives avec leurs crêtes d'empreinte linéaires croisées aussi à angle droit.

Le derme cutané de certains animaux conserve la disposition aponévrotique en couches de faisceaux conjonctifs superposées et parallèles. C'est le cas de la peau des cyclostomes (Prenant, Bouin et Maillard); mais, chez l'homme, cette disposition ordonnée se perd grâce à la dislocation des couches par les vaisseaux (Renaut). Aussi la retrouve-t-on dans cette partie du tégument qui ne renferme pas de vaisseaux, dans la cornée transparente.

Le tissu propre de celle-ci, ou derme cornéen, est composé d'une série de lames superposées dont chacune comprend deux lamelles ou deux plans de fibres croisées à angle droit, absolument comme dans l'aponévrose fémorale de la grenouille et avec la même disposition intermédiaire des cellules fixes.

On s'exercera donc successivement à monter l'aponévrose fémorale de grenouille et la cornée du même animal. On passera sur cette dernière un crayon de nitrate d'argent humecté d'eau, avant de la sectionner, puis on raclera son épithélium antérieur. On pourra monter au baume après déshydratation. Les cellules fixes imprégnées négativement se détacheront en clair sur le fond brun de la préparation.

## § 7. — Tissu membraneux.

On préparera le mésentère du rat en suivant la technique indiquée pour les lobules adipeux de l'épiploon (Voir p. 252). Si on veut imprégner l'endothélium qui revêt les deux faces du mésentère, on substituera la solution de nitrate d'argent à 1 p. 300 à la solution d'acide osmique. Dans ces préparations, après coloration à l'hématéine et à l'éosine ou à l'hématéine et au carmin d'indigo picrique, on voit entre les deux lames d'endothélium des cellules conjonctives assez rares, des fibres conjonctives ondulées, à structure nettement fibrillaire, des fibres élastiques en réseau reconnaissables à leur ténuité, qui fait contraste avec la largeur des fibres conjonctives; enfin çà et là quelques mastzellen.

## § 8. — Tissu cartilagineux.

Le tissu cartilagineux est caractérisé au point de vue technique par les altérations qu'apportent dans sa structure les agents chimiques utilisés pour la fixation et l'inclusion.

L'inclusion à la paraffine est, sans contredit, celle qui altère le plus le cartilage. Les corps protoplasmiques des cellules cartilagineuses se rétractent fortement autour du noyau, laissant un grand vide entre ce dernier et la paroi cellulaire. Le cartilage hyalin est celui qui souffre le plus.

Il y a donc un intérêt tout particulier à observer ce tissu à l'état vivant. On trouve dans l'appendice xyphoïde et la sclérotique de la grenouille, sur le bord du scapulum du triton, des lames de cartilage assez minces pour se prêter à l'observation directe. On a soin d'étaler rapidement la lame de cartilage sur la lamelle et de luter celle-ci sans autre préparatif, pour éviter toute perte d'eau. On peut alors voir : 1° la substance claire ou hyaline du cartilage ; 2° parsemées dans celle-ci, les cellules cartilagineuses remplissant totalement leurs capsules.

Pour observer le cartilage sur les coupes dans les meilleures conditions possibles, il y a lieu de le fixer à la liqueur de Flemming, qui conserve le mieux la structure de ce tissu. La durée de la fixation sera de vingt-quatre heures. La coloration de choix comme coloration simple sera fournie par la safranine, qui, par sa métachromasie, colore différamment la substance fondamentale et les cellules cartilagineuses, dont elle définit également bien les capsules.

L'objet le plus profitable à l'éducation histologique qu'on puisse choisir pour l'étude du cartilage dans les coupes est le cartilage juxta-épiphysaire d'un os long. Si on emprunte cet os à un animal jeune et de petite taille, comme le rat nouveau-né, on aura le double avantage d'assurer facilement la décalcification et d'obtenir une préparation susceptible d'être vue en entier avec un objectif faible dans le champ du microscope. Le fémur, l'humérus des fœtus de rongeurs à terme ne demandent, en effet, pas d'autre traitement en vue d'une parfaite décalcification qu'une immersion de quarante-huit heures dans la liqueur de Bouin, qui donne en même temps une excellente fixation.

Ces pièces sont précieuses, car elles permettent l'étude non seulement de cartilage hyalin, mais encore de l'ossification enchondrale, du périoste et de l'ossification périostée, de la moelle et, lorsque le membre est en entier, des fibro-cartilages articulaires.

La substance fondamentale du cartilage renferme des fibrilles de nature conjonctive, dont la mise en évidence comporte certaines difficultés techniques. La méthode qui a permis de déceler leur existence d'une manière incontestable consiste dans la digestion de la substance fondamentale par la trypsine. On peut l'employer sur des coupes fines collées sur lame. Le cartilage est fixé par l'action successive des alcools à 60°, 70°, 80°, 90°, 95° et 100°. La durée totale de la fixation pour des tranches minces est de vingt-quatre heures. On inclut à la paraffine et on débite de 10 à 5 μ. Après collage, les coupes sont lavées dans l'alcool absolu et portées dans un flacon rempli de benzine maintenu à l'étuve à 37° pendant vingt-quatre heures, opération qui a pour but d'obtenir un dégraissage parfait des coupes. Au sortir de ce bain, les coupes sont réhydratées progressivement et soumises à l'action digestive de la solution alcaline suivante de trypsine :

| | |
|---|---|
| Trypsine.................... | 0gr,20 |
| Eau distillée ................ | 100 grammes. |
| Soude...................... | 0gr,30 |

La digestion s'effectue à l'étuve à 37°, en douze à vingt-quatre heures. La dissociation est d'ailleurs surveillée sous le microscope et arrêtée par lavage à l'eau courante. On colore en dernier lieu par le procédé de la laque ferrique, et on monte au baume. Les fibrilles sont colorées en noir.

*Fibro-cartilage.* — Il est caractérisé par la présence dans la substance fondamentale de faisceaux conjonctifs très apparents. Les fibro-cartilages se rencontrent dans les points où des tendons s'insèrent sur des surfaces cartilagineuses. Dans les disques intervertébraux, ils répondent aux parties non atrophiées de la corde dorsale. Ce sont ces derniers qui sont généralement choisis comme objets d'étude. Leur préparation, fort simple, consiste à les fixer dans une solution aqueuse saturée d'acide picrique, à les laver, à en faire des coupes parallèles et perpendiculaires à la surface que l'on colore à l'hématoxyline et à l'éosine et qu'on monte au baume. Ces préparations montrent des faisceaux de fibres conjonctives circonscrivant dans leur course sinueuse des espaces fusiformes dans lesquels se voient des cellules cartilagineuses pourvues de leur capsule.

*Cartilage réticulé.* — Le cartilage réticulé ou élastique constitue la portion cartilagineuse du conduit auditif externe, l'épiglotte, les aryténoïdes, etc. La pièce prélevée est fixée à l'alcool à 90°, durcie au formol à 10 p. 100 pendant vingt-quatre heures et coupée au microtome de Ranvier. Les coupes sont colorées au picrocarmin ou à l'orcéine. Dans ce dernier cas, on colore les noyaux, après action de l'orcéine, par l'hémalun.

Les coupes montrent, au sein de la substance fondamentale faiblement teintée : 1° des cellules cartilagineuses encapsulées; 2° des fibres élastiques finement arborisées dans l'intervalle des cellules.

## § 9. — Tissu osseux.

L'os adulte et l'os en voie de développement nécessitent des procédés différents.

**Os en voie de développement.** — Les mêmes matériaux indiqués à propos du cartilage conviennent pour l'étude de l'ossification juxta-épiphysaire ou enchondrale. Toutefois, pour observer le début de l'ossification périostée et la formation du canal médullaire, il est préférable de s'adresser à des individus plus jeunes. En élevant des souris ou des rats, on pourra sacrifier les femelles après la première moitié de la gestation, du quinzième au vingtième jour.

La fixation aura lieu pendant quarante-huit heures dans la liqueur de Bouin, qui agit à la fois comme fixateur et décalcificateur. Bien que le cartilage souffre toujours beaucoup de l'inclusion à la paraffine, on pourra y avoir recours pour obtenir les coupes minces et régulières nécessaires à une bonne observation des zones d'ossification.

Pour ces dernières, la coloration simple à la safranine ne suffit plus. La présence des vaisseaux et de nouveaux éléments pourvus d'affinités de coloration propres nécessite l'intervention des colorations multiples. Nous avons cherché cependant à conserver le bénéfice de la coloration métachromatique du cartilage par la safranine. Nous croyons avoir atteint ce but, et, sur du matériel fixé et décalcifié par la liqueur de Bouin, nous recommandons d'appliquer la coloration multiple safranine-Van Gieson.

Cette concurrence de deux matières colorantes rouges acides peut, de prime abord, heurter nos idées théoriques sur la coloration ; mais, l'effet jugé dans les préparations montre que la safranine et la fuchsine ne se superposent pas, à la double condition de limiter à une durée convenable l'action du mélange de Van Gieson et de pousser tout d'abord à fond la coloration par la safranine. Pour cela, on colore les coupes douze heures dans une solution aqueuse au centième de safranine O additionnée de 2 centimètres cubes pour 100 de formol commercial à titre de mordant.

On lave rapidement à l'eau, puis on fait agir le Van-Gieson sous le microscope. On arrête son action lorsque la coloration de la substance fondamentale du cartilage commence à baisser franchement. Dans ces conditions, les globules sanguins sont colorés en jaune verdâtre, les ostéoplastes en couleur terre de Sienne, l'os en rose pâle et le périoste en rose plus accentué. L'action métachromatique persistante de la safranine sur le cartilage fait de cette coloration une des plus belles et des plus complètes que l'on puisse appliquer au tissu osseux.

**Os adulte.** — Dans l'os adulte, on étudie les cellules osseuses, les canaux de Havers, les fibres de Sharpey et les fibres élastiques. On peut les étudier sur des coupes d'os de petits animaux adultes après décalcification ; mais, ce procédé présente assez d'inconvénients pour qu'on lui préfère le suivant :

Préparation de lames minces d'os par usure. — On prélève à l'abattoir sur l'animal encore chaud quelques os longs qu'on emporte sous l'eau de manière à ne pas laisser la graisse de la moelle diffuser dans la substance osseuse, comme cela se produit toujours après la mort au contact de l'air. Le dépouillement des parties charnues a lieu également sous l'eau. Quand il est achevé, on découpe à la scie des lamelles aussi minces que possible dans les sens transversal et longitudinal. Ces tranches sont d'abord amincies sur une meule de grès, jusqu'à ce qu'elles deviennent flexibles sous le doigt, puis on achève de les polir sur une pierre à aiguiser. La préparation est achevée par un lavage au pinceau, à l'eau d'abord, puis à l'alcool, et séchée sur papier-filtre.

Le résultat obtenu est plus complet si, avant de polir les lamelles, on les colore dans une solution alcoolique de bleu d'aniline qui pénètre jusque dans les cellules et les canalicules osseux.

Le montage des lamelles d'os se fait au baume, à sec. Un fragment de baume est fondu sur une lame en quantité suffisante pour pouvoir englober entièrement la lamelle osseuse. Dès que la fusion est obtenue, on met celle-ci en place dans le baume liquéfié, et on la recouvre d'une lamelle de verre. Le refroidissement doit avoir lieu le plus rapidement possible sur une plaque de métal ou de marbre pour que le baume n'ait pas le temps de pénétrer dans les canalicules osseux, que la présence de l'air rend plus visibles, les faisant apparaître en noir sur le fond transparent de la préparation.

Sur les lames d'os coupées transversalement, on voit :

1° Les lamelles périphériques qui font le tour de l'os ; 2° les lamelles qui entourent la moelle ; 3° les lamelles concentriques aux canaux de Havers ; 4° les lamelles intermédiaires comblant les vides entre les systèmes précédents ; 5° dans toutes ces lamelles, les corpuscules et les canalicules osseux.

Sur les lames coupées longitudinalement, on retrouve : 1° les mêmes corpuscules et canalicules osseux ; 2° les canaux de Havers et leurs anastomoses transversales.

Si on favorise par une fusion prolongée la pénétration du baume, on voit alors que les lamelles sont alternativement homogènes et striées, les striations étant radiées par rapport au canal de Havers.

*Fibres de Sharpey.* — On les rencontre dans les lamelles osseuses diaphysaires périphériques. Ce sont de véritables faisceaux conjonctifs formés de fibrilles cimentées en un faisceau compact. Leur état de calcification est très discuté. C'est dans les os plats du crâne qu'on les voit le mieux. Un os de la voûte bien sec fournira par le procédé de l'usure une tranche mince qui sera décalcifiée et examinée dans une solution aqueuse à 2 p. 100 d'acide chlorhydrique. Les fibres y deviennent ainsi très apparentes.

*Fibres élastiques.* — Elles accompagnent les fibres de Sharpey, les entourent de leurs mailles ou même pénètrent jusque dans leur intérieur. On les voit bien dans une lame mince longitudinale empruntée au fémur du lapin.

*Moelle osseuse.* — On s'en procure quelques parcelles en faisant éclater une diaphyse par serrage dans un étau. Le produit recueilli peut être étalé sur lame par dissociation ou par frottis, fixé aux vapeurs osmiques, coloré au picrocarmin, examiné et monté dans la glycérine. Les préparations montrent des globules rouges, des globules blancs, de grandes cellules à noyaux bourgeonnant ou à noyaux multiples (médullocèles). Les globules rouges sont contenus dans les capillaires ou libres dans la substance médullaire. Quelques-uns d'entre eux apparaissent avec un noyau : ce sont les érythroblastes, éléments néoformés et futurs globules rouges. Parmi les globules blancs, on note le leucocyte, l'ostéoplaste et l'ostéoclaste, que nous trouvons dans la moelle libres de toute connexion.

L'examen de la moelle à l'état frais ne devra pas être négligé, car on peut avoir la bonne fortune d'y observer les mouvements des globules blancs. On délaiera un fragment de moelle dans une goutte d'eau salée à 7 p. 1 000, et on examinera le mélange sur une lame chauffée au bain-marie à 37°.

## § 10. — Dents.

Les dents sont constituées, quant à l'émail, par l'épithélium buccal; quant à l'ivoire et à la pulpe, par le tissu conjonctif sous-jacent. On est donc en droit de les étudier soit avec les tissus épithéliaux, soit avec les tissus conjonctifs.

Au point de vue technique, c'est avec ces derniers qu'il faut les placer, car on peut leur appliquer avec succès les mêmes procédés de fixation, de décalcification, de préparation et de coloration qu'au tissu osseux. Ici, les rongeurs fournissent encore dans le museau des fœtus à terme d'excellents matériaux pour l'étude des bourgeons dentaires et même des dents. En effet, les incisives, bien que n'ayant point fait leur éruption, sont histologiquement à peu près complètes et donnent sur les coupes sagittales des images qu'on pourrait qualifier de schématiques. En même temps, les dents postérieures sont beaucoup moins avancées et montrent bien sur les coupes perpendiculaires à la face dorsale de la langue le bourgeon épithélial de l'émail déjà excavé en cupule avec la trace encore très nette de l'étranglement sous-épithélial de son pédicule (Voir les planches IV, V et VI).

## CHAPITRE II

### TISSUS MUSCULAIRES

On distingue les muscles striés et les muscles lisses.

### § 1. — Muscles striés.

Les exercices pratiques pourront porter tout d'abord sur les différentes parties constitutives de la fibre musculaire : sarcolemme, noyaux, protoplasmas contractile et non contractile, terminaisons nerveuses motrices. Les fibres musculaires seront ensuite étudiées dans leurs connexions avec les tendons et dans l'aspect qu'elles offrent sur les coupes transversales. Les fibres de forme ou de signification spéciale seront examinées en dernier lieu.

*Sarcolemme.* — On le met en évidence en dissociant sous l'eau un fragment du muscle couturier de la grenouille. Le sarcolemme se laisse décoller par endosmose de l'eau et se révèle ainsi de lui-même. On peut le rendre encore plus apparent en le colorant en jaune par la solution iodo-iodurée de Gram.

*Noyaux.* — Ils apparaissent également bien sur les fibres dissociées et dans les coupes. Leur volume, leur affinité pour les colorants les rendent visibles jusque dans l'épaisseur des fibres.

*Protoplasma contractile.* — Il est caractérisé par une double striation longitudinale et transversale. Comme l'aspect de cette striation varie suivant que le muscle est à l'état de repos ou de contraction, il y a lieu de distinguer ces deux cas.

*Striation à l'état de repos.* — Les matériaux de choix sont empruntés aux coléoptères (hydrophile, cerf volant, hanneton). On prélève la masse musculaire de couleur jaunâtre qu'on trouve sous l'insertion de l'aile après avoir enlevé la carapace chitineuse du thorax. Un fragment de ce muscle est dissocié sous le microscope, et, lorsqu'on a réussi à tendre un certain nombre de fibres entre les aiguilles, on fixe en laissant tomber une goutte d'alcool absolu sur ces fibres. On colore au picrocarmin et on monte à la glycérine, en ayant soin de réhydrater progressivement le tissu par l'emploi d'alcools de titre décroissant. On voit dans chaque fibre une série de segments contractiles se succédant dans le même ordre invariable de leurs différentes zones constitutives, disque mince, bande claire, demi-disque épais, strie intermédiaire, demi-disque épais, bande claire. Nous avons trouvé une striation très comparable et particulièrement distincte dans les muscles masticateurs chez l'alevin de véron. Après fixation de l'alevin à la liqueur de Bouin, on inclut à la paraffine et on fait des coupes transversales ou sagittales totales sériées, d'une épaisseur de 2 à 5 $\mu$, qui sont colorées à l'hématoxyline ferrique et à l'orange G. La régression doit se faire sous le microscope, afin de maintenir la coloration noire des disques sombres. Dans de telles conditions, on voit que les disques sombres sont formés par la juxtaposition de bâtonnets renflés à leurs extrémités en forme d'haltères. Leur partie mince forme au milieu du disque sombre une zone plus translucide, qui répond à la strie intermédiaire (strie de Hensen). Le disque mince apparaît très nettement coloré en orange et renforcé par une série de granulations placées chacune dans le prolongement du bâtonnet correspondant. Le disque mince sépare en deux bandes claires le disque clair intermédiaire à deux disques sombres consécutifs.

Telle est la striation transversale. Quant à la longitudinale, elle se voit nettement, mais sur certaines fibres seulement, dont les fibrilles se trouvent plus écartées les unes des autres.

*État de contraction.* — Sur les fibres musculaires isolées préparées par dissociation, on rencontre assez souvent des zones contractées reconnaissables au renflement qu'elles affectent et à la disposition différente de la striation. Ce sont les ondes d'Aeby, provoquées par l'excitation de l'agent fixateur. Elles réalisent une contraction incomplète et anormale. Pour l'étude de la contraction physiologique, le muscle est laissé en place. On en choisit un mince, par exemple le couturier de la grenouille. Après l'avoir mis en état d'extension complète entre ses deux points d'insertion parfaitement maintenus, on provoque par le courant d'une bobine de Ruhmkorff un état de contraction permanente (état tétanique), durant lequel on pratique une injection interstitielle d'acide osmique au centième. Le muscle est ensuite détaché de ses insertions, inclus à la paraffine et débité en coupes longitudinales. Celles-ci montrent un aspect tout différent de la striation. Les disques sombres ont perdu leur forme en bâtonnets pour tendre vers la forme sphérique. Leur ligne transversale est sensiblement élargie; la substance plasmatique s'est accumulée en partie sur leurs côtés, en partie contre le disque mince, où elle forme une nouvelle bande propre à l'état de contraction.

*Protoplasma non contractile ou sarcoplasma.* — La cellule musculaire, comme toute autre, renferme une charpente qui prend le nom de sarcoplasma. Le disque mince n'est autre qu'un tractus de cette charpente, qui relie les fibrilles musculaires perpendiculairement à leur longueur. Le sarcoplasma présente souvent, au point de vue technique, la caractéristique fâcheuse d'admettre difficilement une bonne fixation. Ce sera le cas d'y apporter tous ses soins d'après les principes déjà indiqués. Le sarcoplasma est mis en évidence par l'action prolongée de l'éosine ou de l'orange G, après forte coloration à l'hématoxyline ferrique, qui différencie en noir la partie contractile.

*Terminaisons nerveuses motrices.* — Le procédé classique pour les mettre en évidence a été indiqué à propos des imprégnations au chlorure d'or (Voir p. 145).

*Connexions des fibres musculaires avec les tendons.* — Pour montrer la soudure du sarcolemme avec la cupule tendineuse, on fait en sorte que la substance contractile se rétracte vers le milieu de la fibre musculaire et abandonne ainsi le sarcolemme à l'une de ses extrémités. Ce résultat est obtenu pour la grenouille en la plongeant dans de l'eau à 55° (Ranvier) et l'y laissant un quart d'heure environ. On peut alors enlever un fragment du muscle gastrocnémien à son point d'union avec le tendon. On en fait une préparation par dissociation, qu'on colore au picrocarmin.

Aspect du muscle sur les coupes transversales. — On rencontre à chaque instant, dans les coupes, des muscles dont la section transversale dessine des aires spéciales qu'il faut connaître. Ce sont des champs polygonaux limités par une gaine conjonctive reconnaissable à sa disposition lamellaire, aux vaisseaux et aux nerfs qui s'y rencontrent et à la teinte spéciale qu'elle prend dans les colorations multiples. A l'intérieur de ces champs polygonaux, on en distingue de plus petits, qui répondent à la coupe transversale des « cylindres primitifs » ou « colonnes musculaires de Kölliker ».

Ce sont les « champs de Cohnheim ». Les cylindres primitifs sont eux-mêmes des faisceaux de fibrilles de la striation longitudinale, chaque fibrille représentant en dernière analyse une seule file de bâtonnets. Ainsi, dans la fibre musculaire, les fibrilles, au lieu d'être uniformément réparties dans la substance fondamentale, forment des faisceaux parallèles nettement isolés, dont la coupe transversale donne les champs de Cohnheim.

*Fibres musculaires cardiaques.* — Dissociées dans la potasse à 40 p. 100, elles apparaissent bifurquées en Y avec des lignes de contact dentelées qu'on appelle « traits scalariformes d'Eberth ». Un procédé classique pour mettre en évidence le ciment intercellulaire consiste à immerger pendant une heure dans une solution de nitrate d'argent à 1 p. 500 un fragment de muscle prélevé sur la paroi interne du ventricule y compris la portion correspondante d'endocarde. On lave ensuite à l'eau distillée, et on arrache l'endocarde, qui entraîne avec lui quelques fibres musculaires. On le monte alors dans la glycérine, la face musculaire tournée en haut. On voit ainsi, sur bon nombre de fibres musculaires restées adhérentes, le trait scalariforme dessiné en noir par l'imprégnation (Ranvier).

*Fibres de Purkinje.* — Ce sont des files de cellules arrondies ou polyédriques, blanchâtres, pourvues d'une écorce striée et de deux noyaux axiaux. Elles ont la signification de fibres cardiaques restées embryonnaires. On ne les rencontre pas chez l'homme, mais chez le porc, le mouton et le bœuf. On les prépare en dissociant dans la potasse à 40 p. 100 un fragment du cœur prélevé avec l'endocarde.

En tirant sur ce dernier avec des aiguilles à dissociation, on sépare ces files de cellules blanchâtres dont nous venons de parler.

## § 2. — Muscles lisses.

Il sont très répandus dans les organes creux et les réservoirs de l'organisme. On les rencontre dans les parois du tube digestif, de la vessie, de l'utérus, des bronches, etc. Ils sont composés de fibres lisses qu'on observe en place dans les membranes minces, dans les coupes ou qu'on dissocie.

Préparation par dissociation. — La potasse à 40 p. 100 est l'agent le plus prompt ; mais, pour une observation plus ménagée, il est préférable d'avoir recours à l'alcool au tiers, qui, au bout de quelques jours, rend des fragments de paroi intestinale aisément dissociables sous les aiguilles. Vialleton recommande de n'achever la dissociation « qu'après la coloration et dans le liquide même qui doit servir de milieu conservateur, parce que sans cela les plus belles fibres et les mieux isolées pourraient être emportées pendant les lavages ou pendant la substitution de la glycérine au carmin, quel que soit d'ailleurs le soin mis à opérer cette substitution ». On peut colorer à l'hématéine, au picrocarmin et monter à la glycérine. Le montage au baume doit se faire par substitution des liquides sous la lamelle.

*Observation des fibres lisses sur les membranes minces.* — On la réalise sur la vessie de petits mammifères comme les rongeurs, mais on réussit encore mieux sur la grenouille, dont la paroi vésicale est très mince. Après avoir largement ouvert l'abdomen et mis la vessie à nu, on injecte sa cavité par le cloaque à l'aide d'une fine canule à pointe mousse montée sur une seringue de Pravaz. Le liquide d'injection sera une solution de nitrate d'argent à 1 p. 300, qu'on ne poussera pas avant que la vessie se soit entièrement vidée par la canule. La vessie restant distendue sous la pression maintenue, on l'arrosera au dehors avec de l'alcool à 90°, qui l'empêchera de se contracter désormais.

Au bout de quelque temps, une dizaine de minutes environ, on peut inciser la vessie en fragments dont on balaie l'épithélium au pinceau, opération rendue facile par l'action du nitrate d'argent. On déshydrate et on monte au baume. Rien n'empêche de faire au préalable une double coloration. Sur de telles préparations, les fibres lisses se présentent sous forme de fuseaux très allongés, parfois bifurqués. Le noyau est allongé en forme de bâtonnet, ce qui le rend très distinct de celui des cellules conjonctives.

*Coupes*. — Pour l'observation des fibres lisses dans les coupes, on ne peut pas trouver de matériel plus favorable que les tissus d'*Helix pomatia*, qui en offrent des types remarquables par leur volume, leur forme allongée en fuseau, leur noyau central très apparent et leurs ponts intercellulaires.

Elles se rapprochent beaucoup des fibres lisses des parois artérielles.

Ce matériel est d'autant plus à recommander qu'il est facile à se procurer et se laisse pénétrer facilement par la paraffine, ce qui n'est pas toujours le cas pour les tuniques intestinales (Voir planche III).

Lorsqu'on s'adresse à ces dernières, il y a toujours avantage à choisir l'intestin d'un petit animal, comme la souris, parce que la paroi en est peu épaisse et qu'on peut traiter en entier un segment sans être obligé de tendre une portion de paroi sur un cadre de liège pour la fixation. En outre, l'inclusion est généralement défectueuse pour les tuniques épaisses des gros animaux.

Sur les coupes, on peut appliquer aux fibres lisses des procédés de coloration plus complets qu'aux fibres dissociées. Avec la safranine et le vert-lumière, les noyaux sont rouges et le protoplasma lilas. La triple coloration de Flemming colore le noyau en violet et la substance musculaire en brun clair acajou. La technique de cette coloration est la suivante : les coupes restent vingt-quatre heures dans la solution formolée de safranine O à $0^{gr},50$ p. 100, puis, après lavage rapide à l'alcool à 90°, elles sont portées pour une heure dans la solution suivante :

| | | |
|---|---|---|
| Solution à 5 p. 100 de violet de gentiane dans l'alcool à 90°.... | 10 | cent. cubes. |
| Alcool à 90°.................... | 10 | — |
| Eau anilinée.................... | 100 | — |

Au sortir de ce bain, on lave à l'eau distillée et on fait agir quelques gouttes d'une solution aqueuse d'orange G à 2 p. 100, pendant une minute seulement. Aussitôt après, on lave à l'alcool absolu, jusqu'à ce qu'il ne se dégage plus de nuages violets. On éclaircit à l'essence de bergamote et on monte au baume.

Le bénéfice des colorations de Benda et de Flemming s'étend au tissu conjonctif, qui prend toujours une teinte propre vert lavé avec la première, orangé vif avec la seconde. Par là, il devient aisé de suivre la fasciculation des fibres lisses dans le tissu conjonctif, et en particulier dans les coupes du scrotum.

# CHAPITRE III

## TISSUS ÉPITHÉLIAUX

Ils comprennent les épithéliums et les endothéliums.

### § 1. — Épithéliums.

Le type le plus simple est l'épithélium pavimenteux non stratifié, c'est-à-dire réduit à une seule assise de cellules plates. Il est réalisé par l'épithélium antérieur du cristallin; mais, comme objet d'étude commode à traiter, on préfère s'adresser à la couche la plus superficielle de la peau de la grenouille. En raclant avec un scalpel convexe la peau du ventre de cet animal, on recueille de grands lambeaux formés d'une seule assise de cellules plates. On les recouvre d'une lamelle pour les examiner tels quels, ou bien on les colore au carmin boracique ou à l'hématéine. Les contours cellulaires sont visibles sans le secours d'aucune imprégation, si bien que la préparation dessine une mosaïque à figures polygonales, dont chacune renferme un noyau central. De place en place, dans les points de concours de plusieurs cellules, on voit un petit orifice rond qui répond au canal excréteur d'une glande cutanée.

Les épithéliums pavimenteux stratifiés, c'est-à-dire composés de plusieurs assises cellulaires superposées, constituent la peau et les muqueuses du type cutané : muqueuses labiale, buccale, jugale, anale, vaginale.

Ces épithéliums ont une caractéristique très importante à connaître au point de vue technique : leur très faible perméabilité à tous les liquides qui gêne ou retarde considérablement la fixation, la déshydratation et l'inclusion. De là, la nécessité absolue, si on veut obtenir de bons résultats, de ne traiter que des tranches minces de 1 millimètre d'épaisseur au plus.

Pour l'étude de la structure de la peau, il y a intérêt à choisir une région pourvue de poils, afin d'étudier simultanément ces phanères. Les segments de la lèvre de l'homme, dont on pratique si fréquemment l'exérèse dans les services de chirurgie pour cause d'infiltration épithéliomateuse, possèdent, sur les bords, des parties saines qui sont des matériaux de choix. On les fixe à la liqueur de Bouin, qui est très pénétrante, et on en fait des coupes perpendiculaires à la surface cutanée. Ces coupes permettent d'étudier tout à la fois la structure de la peau, de la muqueuse labiale et de nombreux bulbes pileux.

Les phanères unguéales sont absolument impénétrables à la paraffine. La substance cornée de l'ongle ne se laisse attaquer que dans l'acide sulfurique ou dans une solution concentrée et chaude de potasse caustique, qui permet de la dissocier en écailles pourvues d'un noyau. On peut cependant faire des inclusions si on a soin de limer ou d'user l'ongle jusqu'au contact des parties molles.

A côté des épithéliums pavimenteux qui forment la peau et les muqueuses du type cutané, on étudiera les épithéliums cylindriques des muqueuses profondes, épithéliums tout différents par la forme, le groupement de leurs cellules et la différenciation de certaines d'entre elles en cellules glandulaires.

Le type classique de cet épithélium est fourni par la muqueuse pharyngienne de la grenouille. C'est un épithélium à cils vibratiles, fort peu différent en somme, à part les dimensions des cellules, de celui de nos fosses nasales et de nos voies respiratoires. Son importance en physiologie mérite d'ailleurs qu'on lui accorde quelque attention. Il y a lieu de l'examiner à l'état vivant et, après fixation, sur les coupes.

Pour l'examen à l'état vivant, on racle le pharynx d'une grenouille avec une mince lanière de baleine, et on porte le produit du raclage sur une lame dans une goutte d'eau salée physiologique. Les mouvements imprimés par les cils à certains éléments de la préparation, notamment aux globules rouges, attirent l'attention et permettent de trouver la surface vibratile. Les mouvements des cils, d'abord trop rapides pour être observés, ne tardent pas à se ralentir. Il faut savoir attendre ce moment pour une meilleure observation.

L'examen des mouvements des cils vibratiles sera complété par l'observation de ce qui se passe lorsqu'on ajoute au milieu de la préparation quelques gouttes d'une solution acide ou alcaline. Les alcalins ont la propriété d'activer les mouvements ciliaires. Cette constatation a son importance dans la pratique médicale, puisqu'elle comporte la possibilité de favoriser l'activité des cils et par suite l'expectoration.

A côté des cellules à cils vibratiles, on constate la présence d'autres éléments de forme différente, les cellules caliciformes, véritables glandes monocellulaires à noyau refoulé vers le pied de la cellule, à corps cellulaire ovalaire bourré de grains de sécrétion ou au contraire complètement vidé.

L'observation des éléments en place a lieu sur les coupes.

L'objet le plus favorable dans ce but est l'œsophage de la grenouille ou celui du triton ; on trouve aussi dans les fosses nasales des fœtus de souris à terme un fort bel épithélium à cils vibratiles. Celui de la trachée paraît très fragile.

## § 2. — Endothéliums.

La méthode classique pour leur étude est l'imprégnation au nitrate d'argent. On pratique cette imprégnation sur le mésentère de la grenouille tendu par développement de l'intestin sur un cadre de liège, en y laissant tomber goutte à goutte une solution de nitrate d'argent à 1 p. 500, jusqu'à ce que toute la surface en soit bien recouverte. Au bout de deux minute , on lave à l'eau distillée, et, pour enlever à la membrane sa rétractilité, on la fait baigner une quinzaine de minutes dans l'alcool à 90°. On peut alors en prélever un fragment, qu'on déshydrate et qu'on monte au baume.

La préparation montre deux plans de cellules endothéliales, des vaisseaux et des cellules conjonctives interposés. Le ciment intercellulaire est coloré en noir. On trouve parfois, aux points de concours des parois cellulaires, de petits orifices ronds appelés stomates, par lesquels cheminent les globules blancs pour sortir du mésentère ou y rentrer.

Certaines cellules de l'endothélium ou du tissu conjonctif sont parfois imprégnées négativement, c'est-à-dire qu'elles ressortent en blanc sur le fond sombre de la préparation. Celle-ci peut être complétée par coloration au carmin boracique.

# CHAPITRE IV

## TISSUS NERVEUX

Avec les colorations vitales, les imprégnations argentiques de Golgi et de R. Y. Cajal, décrites en détail dans la technique générale (pages **114**, **141**, etc.), nous disposons d'ores et déjà, pour l'étude du tissu nerveux, de deux grandes méthodes d'une acception très générale, et il ne nous reste plus qu'à mentionner ici les procédés propres à certaines recherches particulières.

### § 1. — Recherche de la névroglie.

Un procédé remarquable par la beauté des préparation est celui d'Anglade. Il colore les fibres et noyaux névrogliques en violet foncé.

Fixer quatre jours à froid ou deux jours à 37° dans le liquide suivant :

*Liquide de Fol.*

| | | | |
|---|---|---|---|
| Solution aqueuse à 1 p. 100 d'acide osmique | 2 cent. cubes | | 3 volumes. |
| Solution aqueuse à 1 p. 100 d'acide chromique | 25 | — | |
| Solution aqueuse à 2 p. 100 d'acide acétique | 5 | — | |
| Eau distillée | 68 | — | |
| Solution aqueuse à 7 p. 100 de sublimé | | | 1 volume. |

On change le fixateur autant de fois qu'il se trouble,

Lavage de deux heures à l'eau courante. Inclusion à la paraffine.

Les coupes sont colorées à chaud dans une solution aqueuse saturée de bleu Victoria de Grübler. On chauffe le bain colorant jusqu'à très léger dégagement de vapeur, et on le maintient à cette température pendant une heure.

On obtient le même résultat par une immersion de vingt-quatre heures à froid, sans autant de risques de décoller les coupes.

De là, celles-ci sont portées sans aucun lavage préalable dans la solution de Gram, où elles restent dix minutes.

On différencie sous le microscope dans le liquide de Weigert :

| | |
|---|---|
| Xylol | 1 volume. |
| Huile d'aniline | 2 volumes. |

Les coupes sont montées dans le baume du Canada.

## § 2. — Recherche de la myéline.

Procédé de Weigert-Pal applicable à l'histologie normale et pathologique (dégénérescence des fibres nerveuses avec perte ou altération du manchon myélinique).

Les pièces fixées par un séjour d'une dizaine de jours dans la liqueur de Müller sont incluses au collodion.

Les coupes sont colorées par une immersion de douze heures dans le bain suivant, qui doit être préparé au moment de s'en servir :

| | | |
|---|---|---|
| Hématoxyline cristallisée | 1 | gramme. |
| Alcool absolu | 10 | cent. cubes. |
| Eau distillée | 100 | — |
| Solution aqueuse saturée à froid de carbonate de lithine | 5 | — |

Après coloration, les coupes sont lavées dans une solution aqueuse à 1 p. 100 de carbonate de lithine et subissent une première différenciation dans :

| | |
|---|---|
| Permanganate de potasse.......... | $0^{gr},25$ |
| Eau distillée........................ | 100 grammes. |

Elles n'y restent qu'une demi-minute au plus, pendant laquelle la substance grise se colore en jaune sale. De là elles passent encore rapidement de, quinze à vingt secondes, dans :

| | |
|---|---|
| Sulfite de potasse................. | $0^{gr},50$ |
| Acide oxalique..................... | $0^{gr},50$ |
| Eau distillée...................... | 100 grammes. |

La différenciation achevée, les coupes sont lavées à grande eau, sans perdre de temps. On peut alors faire une coloration de fond et monter au baume. On évite dans le montage d'employer l'alcool absolu, qui dissout le collodion, et on passe directement de l'alcool à 95° dans :

| | |
|---|---|
| Acide phénique anhydre.............. | 1 partie. |
| Xylol................................. | 3 parties. |

puis, dans le xylol pur.

Les gaines de myéline sont colorées en bleu foncé.

*Procédé de Marchi.* — Ce procédé est plus spécialement destiné à colorer la myéline dégénérée en noir.

La fixation d'une durée moyenne de cinq jours a lieu dans le liquide suivant plusieurs fois renouvelé :

| | |
|---|---|
| Liquide de Müller..................... | 3 volumes. |
| Solution aqueuse à 1 p. 100 d'acide osmique............................. | 1 volume. |

Après deux heures de lavage à l'eau, le durcissement est achevé par immersion de vingt-quatre heures dans le formol à 10 p. 100. Inclusion à la celloïdine.

Il n'y a pas pas d'autre coloration que celle qui résulte de l'action de l'acide osmique sur la myéline. On peut cependant colorer le fond à l'éosine.

## § 3. — Isolement des cellules nerveuses par dissociation.

Le procédé suivant, dû à Ranvier, est classique : « Une tranche de moelle de bœuf ayant 2 à 3 millimètres d'épaisseur est placée dans 8 à 10 centimètres cubes d'alcool au tiers. Vingt-quatre heures après, avec une aiguille à cataracte, on enlève de petits fragments des cornes antérieures ; on les porte dans un tube à essai, dans lequel on a mis de l'eau distillée jusqu'au quart de sa hauteur.

Fermant l'orifice du tube avec la pulpe du pouce, on agite fortement et à plusieurs reprises, afin de dissocier par le battage les fragments de la substance grise. On ajoute ensuite quelques gouttes d'une solution de picrocarmin au centième, de manière à donner à l'eau une teinte rose. Généralement, au bout d'une heure, la coloration des cellules ganglionnaires, isolées et en suspension dans l'eau, est déjà suffisante. On ajoute alors 1 centimètre cube de solution d'acide osmique au centième. Les éléments dissociés par l'alcool au tiers et colorés par le picrocarmin sont fixés par l'acide osmique : tel est le principe de cette méthode.

Lorsque la fixation est achevée, au bout de quelques heures, on lave plusieurs fois à l'eau distillée les cellules nerveuses, et on les monte dans la glycérine gélatinée.

*Cellules nerveuses ganglionnaires.* — On les étudie par dissociation après injection interstitielle d'acide osmique ou par coupes. Plusieurs objets d'étude sont classiques. Ce sont les ganglions de la chaîne ventrale de la sangsue qu'on prépare d'après la méthode de

Cajal décrite page 143, et les ganglions spinaux des poissons et des mammifères.

Ceux des poissons ont deux prolongements cylindraxiles partant de deux pôles opposés. Ceux des mammifères et des autres vertébrés n'ont qu'un prolongement cylindraxile qui ne tarde pas à bifurquer en T à courte distance de la cellule. Les cellules ganglionnaires préparées par dissociation sous l'eau de tranches minces d'un ganglion spinal de lapin, après injection de ce ganglion à l'acide osmique, colorées à l'hématéine, se montrent recouvertes d'une enveloppe mince parsemée de noyaux qui est leur capsule endothéliale. Leur noyau propre est sphérique et volumineux et paraît entouré d'une fibrillation circulaire particulièrement visible dans la glycérine. Ces détails sont caractéristiques d'une bonne fixation, mais il s'en faut qu'ils soient toujours bien distincts.

*Substance chromophile des cellules nerveuses.* — Elle se présente tantôt sous la forme de granulations, tantôt sous celle de fragments assez volumineux qu'on appelle « mottes ». La méthode de coloration qui nous a le mieux réussi pour colorer les grains chromophiles (granulations de Nissl) consiste à immerger vingt-quatre heures dans la solution de Giemsa (Grübler) des coupes de moelle de veau préparées par la méthode d'Anglade pour la névroglie.

## § 4. — Préparation des nerfs.

Un objet d'étude classique pour les nerfs est le sciatique de la grenouille. Ce nerf, tendu sur un petit morceau de bois évidé, est soumis à l'action des vapeurs osmiques pendant une demi-journée au plus, puis lavé à l'eau distillée et coupé en petits fragments de 1 centimètre de longueur.

Ces fragments, dissociés par les aiguilles, sont montés dans l'eau ou dans la glycérine étendue. Ils montrent les étranglements annulaires et la gaine de myéline. Cette dernière forme autour d'une fibre centrale pâle qui est le cylindre axe une écorce noirâtre limitée en dehors par une mince membrane qui est la gaine de Schwann. Dans son épaisseur, on voit de distance en distance des lignes claires qui répondent aux incisures de la myéline et la divisent en segments cylindroconiques. Chaque segment de nerf compris entre deux étranglements consécutifs montre, en outre, un noyau situé vers son milieu sous la gaine de Schwann.

Le même nerf sciatique de la grenouille, fixé comme il vient d'être dit, peut être étudié sur des coupes transversales. Ces coupes montrent la section des fibres nerveuses sous la forme d'un point central entouré de deux cercles concentriques noirs. Le point central répond au cylindre-axe, les deux cercles concentriques à la gaine de myéline. De-ci, de-là, la myéline forme autour du point central une série de festons indiquant que la coupe passe à hauteur d'un étranglement annulaire. Plus rarement on voit des cercles plus petits et plus pâles qui représentent la coupe des fibres de Remak.

*Fibres de Remak.* — Elles sont caractérisées par l'absence de gaine myélinique. On les rencontre surtout dans les nerfs qui se rendent dans les viscères. L'objet d'étude classique est le pneumogastrique du lapin, dont on dissocie de courts fragments au sein d'une goutte d'acide osmique ; après lavage, on colore au picrocarmin et on monte dans la glycérine. Les fibres de Remak se distinguent des fibres à myéline par l'absence de gaine myélinique, par leur aspect fibrillaire, leur coloration jaune sale et leurs fréquentes anastomoses. Les fibres de Remak sont pourvues de noyaux ovales, aplatis, dépourvus de tout corps cellulaire, ce qui permet de les distinguer d'avec les noyaux des cellules conjonctives.

*Gaine conjonctive des nerfs.* — La forme la plus réduite est celle de la gaine lamelleuse simple, qui entoure les nerfs les plus fins. On s'adresse aux nerfs thoraciques de la souris. Ceux-ci, maintenus à l'état de tension entre la paroi thoracique et la peau érignée au dehors, sont lavés à l'eau distillée et arrosés d'une solution de nitrate d'argent à 1 p. 300, lavés de nouveau au bout de deux minutes, fixés par un nouvel arrosage à l'alcool à 90° ,sectionnés, débités en coupes et montés au baume sans coloration préalable. La gaine de Henle apparaît sous la forme d'un revêtement endothélial à la périphérie du nerf.

Quant aux nerfs plus volumineux, il ne paraît pas nécessaire d'en faire isolément des coupes, puisqu'on les rencontrera sectionnés dans tous les sens dans un grand nombre de préparations d'organes divers.

# CHAPITRE V

## APPAREILS CIRCULATOIRE ET RESPIRATOIRE

### § 1. — Cœur.

En étudiant la préparation des tissus musculaires, nous avons déjà indiqué celle des fibres musculaires cardiaques et des fibres de Purkinje. Quant au péricarde, à l'endocarde et aux valvules, on les étudie sur les coupes perpendiculaires à la surface. Il est à noter que la grande valve de l'orifice mitral est seule à comprendre une portion musculeuse et avec celle-ci des vaisseaux. Comme cette portion musculeuse ne mesure guère que 3 à 5 millimètres de hauteur à partir de l'anneau fibreux, il faut, pour la comprendre dans les coupes, détacher la valvule au ras de cet anneau et diriger les coupes suivant la longueur de la valvule, de manière que celles-ci montrent à la fois la portion vasculaire et la portion non vasculaire.

### § 2. — Vaisseaux sanguins.

Les capillaires peuvent être observés sur les membranes minces tendues, soit à l'état vivant, soit après fixation dans des conditions déjà indiquées.

L'épiploon du lapin jeune est un objet de choix. Coloré à l'hématéine et à l'éosine, il montre bien le périthélium et l'endothélium du réseau capillaire, les globules sanguins et les éléments interstitiels du tissu conjonctif.

En étudiant les capillaires sanguins dans la queue des larves de batraciens, on aura l'avantage de voir leurs

« pointes d'accroissement. » Pour se débarrasser de l'épithélium cutané, qui gêne l'observation, Ranvier recommande de fixer les têtards dans l'alcool au tiers salé :

| | |
|---|---|
| Alcool à 90° | 1 volume. |
| Eau salée à 1 p. 100 | 2 volumes. |

Ce réactif a également pour but de conserver la forme des globules rouges.

La préparation est colorée au carmin boracique, déshydratée et montée au baume.

*Artères et veines de petit calibre.* — Il est inutile d'en faire des préparations spéciales, car on en rencontre beaucoup dans les coupes qui présentent à l'observation leur section transversale, longitudinale ou oblique. Dans les coupes, les artères sont caractérisées par l'épaisseur de leur paroi, leur tunique musculaire bien distincte de leur tunique connective. En outre, leur épaisse lame élastique interne, lorsque l'artère est vide, ce qui est le cas le plus fréquent, est fortement plissée en festons saillant dans la lumière du vaisseau et repoussant devant eux l'endothélium.

Les veines sont caractérisées par la minceur de leur lame élastique interne et leur couche musculaire constituée de lames alternatives de fibres musculaires lisses et de plans conjonctifs.

*Artères et veines de gros calibre.* — On peut se procurer dans tous les abattoirs des morceaux de l'aorte et de la veine cave inférieure du bœuf qu'on fixera en bloc dans un fixateur quelconque avant d'en prélever des segments. Ceux-ci seront inclus au collodion ou à la paraffine, coupés transversalement et longitudinalement. Les coupes seront colorées dans les solutions carminées.

## § 3. — Vaisseaux lymphatiques.

*Capillaires lymphatiques.* — On entend par capillaires lymphatiques les ramifications d'origine des lymphatiques à commencer par leurs terminaisons en cul-de-sac dans le tissu conjonctif. Ces vaisseaux ne sont pas valvulés et se réduisent à un endothélium qu'on rend apparent par imprégnation au nitrate d'argent.

On s'adresse au péricarde ou à la capsule du foie d'un mammifère quelconque qu'on injecte bien exactement dans son épaisseur avec une seringue de Pravaz remplie de solution picro-osmio-argentique de Renant. Pour que l'injection soit réussie, il faut qu'on voie partir des fusées jaunâtres de la boule d'œdème. On recommence s'il y a lieu, jusqu'à ce qu'on ait obtenu ce résultat.

Le segment de séreuse injecté est ensuite détaché, lavé à l'alcool à 90°, déshydraté et monté au baume. De semblables préparations sont frappantes par le contour à grandes sinuosités des cellules endothéliales des capillaires lymphatiques.

*Lymphatiques valvulés.* — C'est dans ces lymphatiques que s'abouchent les précédents. On les étudie sur des mésentères aussi peu chargés de graisse que possible. Celui du fœtus de cobaye convient très bien. Le mésentère est tendu sur une plaque de liège et porté dans la liqueur de Flemming. La fixation étant achevée en quarante-huit heures, on détache un segment de la membrane au ras de l'insertion de l'intestin. On le colore et on le monte au baume. Les lymphatiques apparaissent sous la forme de tubes coniques emboîtés les uns dans les autres suivant un trajet parallèle au cercle anastomotique des artères mésentériques. La disposition des valvules est à observer tout particulièrement au niveau de la confluence de ces lymphatiques.

## § 4. — Organes lymphatiques.

Nous y comprenons les ganglions, la rate et le thymus. Pour les ganglions et la rate, on les étudie par deux procédés : 1° coupes totales colorées et montées par les méthodes courantes ; 2° coupes fixées, brossées au pinceau, de manière à dégager la charpente conjonctive (Voir p. 253).

Le thymus mérite une mention spéciale à cause de ses corpuscules spéciaux appelés « corpuscules de Hassal », de forme sphérique, constitués par des lames concentriques de cellules en forme de croissant.

Le thymus, appelé vulgairement ris, est un organe rétrosternal très développé chez le veau. On s'en procurera quelques fragments dans un abattoir qu'on immergera sur place dans le liquide de Flemming ou dans le Bouin.

Dans ces divers organes, on peut obtenir l'imprégnation des terminaisons nerveuses par la méthode de Golgi modifiée.

Toutefois, il est bon de ne pas dépasser la durée de trois jours pour l'immersion dans le liquide osmio-bichromique, ni plus pour la solution de nitrate d'argent.

## § 5. — Poumon.

Le poumon est un tissu difficile à bien préparer, car on n'obtient qu'avec peine le maintien de son complet déplissement pendant la fixation. Injecter un liquide fixateur par la voie trachéale donne toujours une fixation inégale et insuffisante. Ouvrir la cavité thoracique, c'est aller au-devant de l'accident qu'on veut éviter, c'est-à-dire de la rétraction du poumon sur son hile.

Personnellement, nous n'avons obtenu que de médiocres résultats tant que nous n'avons pas réalisé la technique à la fois simple et efficace que voici : en élevant des souris ou en sacrifiant des souris gravides prises au piège, on se procure un fœtus à terme ou viable, c'est-à-dire capable de respirer quelque temps à l'air. Lorsque la fonction respiratoire s'est régulièrement établie, ce qui arrive au bout de trois à quatre minutes au plus après l'issue du fœtus, on le noie dans un liquide fixateur. En employant la liqueur de Bouin, qui est très pénétrante, non seulement ce liquide fixe comme tout autre par les voies aériennes qu'il inonde complètement à la faveur de la persistance momentanée des mouvements respiratoires, mais il pénètre aussi très profondément par l'extérieur à travers le tégument encore très perméable et assure l'abolition de toute rétractilité ultérieure des couches superficielles du poumon. La meilleure preuve que ce mode de fixation est excellent est qu'il permet une pénétration à cœur de la paraffine, des coupes très régulières et très minces de tout le thorax.

En colorant celles-ci à l'hémalun et au Van Gieson, les globules rouges se teintent en jaune vif et dessinent bien le trajet des capillaires dans les parois alvéolaires, surtout au voisinage de la plèvre, où ceux-ci sont restés gorgés de sang.

Pour mettre en évidence les fibres élastiques, on commence par colorer les coupes dans la solution acide d'orcéine (Voir p. 217) pendant douze heures, et on ne fait qu'en second lieu la coloration complémentaire hémalun-orange ou hémalun-Van-Gieson.

Si on voulait obtenir l'imprégnation de l'épithélium au nitrate d'argent, on noierait le fœtus dans la solution de nitrate d'argent à 1 p. 500, où on le laisserait une heure. Il faudrait ensuite le durcir dans l'alcool à 90° pendant une demi-journée avant d'inclure.

La structure du poumon chez le fœtus à terme ne diffère de la structure adulte que par la rareté du cartilage dans les parois bronchiques, par la moins grande richesse en tissu élastique des parois alvéolaires. De telles coupes conservent donc leur entière valeur au point de vue didactique, sans préjudice des renseignements précieux qu'elles peuvent fournir à l'anatomie microscopique pour les organes thoraciques.

Les grosses bronches, pour l'étude de leurs segments cartilagineux et des muscles de Reisessen, seront prélevées par anneaux complets sur des animaux d'abattoir ou sur le lapin. Elles présentent souvent des nodules calcifiés, si bien qu'il y a avantage à se servir du liquide de Bouin comme fixateur. Si l'on fait des inclusions à la paraffine, on se heurtera, surtout avec les coupes très minces, aux plissements provoqués par le cartilage. On y remédie de son mieux en donnant aux coupes une épaisseur de 10 μ et en étalant le plus vite possible « par un petit coup de feu » sur la platine chauffante ou sur une veilleuse.

La coloration de choix est celle de Prenant, décrite page 218, ou celle de Flemming, décrite page 272.

## § 6. — Corps thyroïde.

Celui de la souris adulte fournit d'excellentes préparations. On le trouve de chaque côté de la trachée, un peu au-dessous du niveau de la glotte. Il est difficile de l'enlever sans le léser. Aussi, le plus simple, vu le petit volume des pièces, est-il d'enlever le paquet thyro-trachéal, en sectionnant le conduit aérien au-dessus et au-dessous de la glande thyroïde. La fixation a lieu dans le Flemming ou dans le Bouin pendant vingt-quatre heures. Les coupes sont colorées à l'hématoxyline ferrique et à l'orange G. Elles montrent des vésicules de diamètre très irrégulier bordées en dedans de leur gaine conjonctive d'une simple assise de cellules cubiques claires et régulières, à noyau central. La substance gommeuse qui remplit la vésicule est colorée en jaune orangé plus ou moins foncé suivant les points.

Pour mettre en évidence les lymphatiques très développés dans le tissu conjonctif intervésiculaire, on prendra une glande thyroïde plus volumineuse, afin de pouvoir y pousser une injection interstitielle de liquide picro-osmio-argentique de Renaut (Voir p. 141).

L'effet de cette injection est d'imprégner en noir l'endothélium des lymphatiques, mais il n'est pas suffisant pour assurer la fixation en vue de l'inclusion. Il faut compléter l'imprégnation par un durcissement prolongé dans l'alcool à 90° (vingt-quatre heures).

# CHAPITRE VI

## APPAREIL DIGESTIF ET GLANDES ANNEXES

### § 1. — Appareil digestif.

Nous suivrons l'ordre anatomique.

Muqueuse buccale. — C'est un épithélium pavimenteux stratifié, qui ressemble beaucoup à la peau pour la texture des parties moyenne et profonde; mais la couche superficielle est beaucoup plus perméable. Cette dernière offre de grandes cellules plates à noyau ovalaire, qu'on isolera par raclage et qu'on montera séparément pour apprendre à les reconnaître dans les crachats. L'ensemble de la muqueuse buccale s'étudie sur les coupes perpendiculaires à la surface.

Langue. — Son épithélium ressemble à celui de la cavité buccale. Il est parsemé d'une série d'organes tactiles dont il faut connaître la topographie pour prélever les pièces. Chez l'homme, les papilles caliciformes occupent le V lingual ouvert en avant à la partie postérieure de la langue. Les papilles fungiformes siègent à la pointe et sur les bords de la langue ; les corolliformes forment un duvet touffu sur les côtés du V lingual ; les hémisphériques ou lenticulaires se rencontrent sur toute la surface. On les prépare toutes par coupes de la langue perpendiculaires à la surface sur des tissus imprégnés par la méthode de Cajal ou fixés à une liqueur osmique. Sur ces mêmes coupes, on pourra étudier les glandes et la musculature linguales.

Œsophage. — On en fera des coupes transversales aux étages supérieur et inférieur, pour en comparer la musculature à ces deux niveaux. les fibres striées prédominant en haut et les fibres lisses en bas. L'œsophage à l'état de repos présente une série de plissements réguliers faisant saillie dans sa lumière. Si on veut l'étudier dans la forme qu'il présente au moment de la déglutition, on peut, après avoir posé deux ligatures distantes de quelques centimètres, injecter de liquide fixateur le segment intermédiaire, de manière à le distendre régulièrement. Le tout est plongé dans le même liquide fixateur, qui agit intus et extra. On obtient, en outre, par ce procédé, d'excellentes fixations, si bien qu'il y a lieu de l'étendre au plus grand nombre possible de segments du tube digestif. L'estomac des petits animaux peut être traité de la sorte.

Estomac. — Lorsqu'on s'adresse à un estomac volumineux comme celui de l'homme et qu'il ne faut pas songer à le fixer en bloc, l'inégale rétractilité des tuniques qui suit la section de la paroi commande, avant d'effectuer celle-ci, d'immobiliser la paroi par une couronne d'épingles sur un cadre de liège fenêtré.

Pour le prélèvement des pièces sur l'estomac de l'homme, il y a lieu de rappeler que la région pylorique renferme des glandes à mucus et le grand cul-de-sac des glandes à pepsine.

Les coupes se font perpendiculairement à la surface de la muqueuse gastrique. Elles sont particulièrement belles lorsqu'on a pratiqué l'injection de masses colorées. Cette injection se fait commodément chez le rat par l'aorte après section de l'animal au-dessus du diaphragme. La fixation la plus convenable après l'injection de masses à la gélatine est la liqueur de Müller. On améliore la fixation qu'elle donne, tout en réduisant sa durée à quarante-huit heures, par addition d'un vingtième en volume d'une solution d'acide osmique au centième.

On peut tenter d'appliquer à l'estomac la méthode de Golgi, mais il faut s'attendre à en obtenir des résultats variables et inconstants.

INTESTIN. — Les mêmes indications techniques s'appliquent à l'intestin.

Lorsqu'on voudra étudier les glandes en grappes de Brünner, on s'adressera aux portions initiales du duodénum, du pylore à l'embouchure du cholédoque (chez l'homme). La structure de ces glandes, qui varie beaucoup chez les animaux, devra être comparée chez le chien, le lapin et le rat, qui en offrent trois types distincts.

Les glandes en doigt de gant de Lieberkühn existent sur toute la longueur de l'intestin grêle. Il en est de même pour les organes lymphatiques, follicules solitaires et agminés (plaques de Peyer).

Lorsqu'on ne fixe pas l'intestin intus et extra, il y a avantage pour une bonne fixation des glandes à isoler tout d'abord la muqueuse en la disséquant avec soin.

En outre, lorsqu'on se sert de cadres de liège, il faut éviter de tendre la tunique trop fortement pour ne pas écraser les culs-de-sac glandulaires. Le fixateur de choix est le liquide de Bouin. L'inclusion à la paraffine sera faite sur de toutes petites pièces taillées sur la portion de tunique déjà fixée. On pourra ainsi mener l'inclusion assez rapidement pour ne pas durcir la musculature lisse d'une manière exagérée.

Le gros intestin présente à étudier ses bandelettes de fibres musculaires lisses longitudinales et de volumineux follicules lymphatiques tous solitaires. Les glandes de Lieberkühn persistent jusqu'à très proche distance de l'anus, où la muqueuse prend progressivement le type cutané.

## § 2. — Glandes annexes du tube digestif.

Foie. — Cette glande durcit beaucoup dans la paraffine. Telle est, en ce qui concerne l'obtention des coupes minces, la note dominante de la difficulté technique. On y obvie en partie et d'une façon parfois satisfaisante en recherchant la fixation solide que donne le sublimé en solution saturée dans l'eau et surtout en prenant des tranches très minces qui peuvent passer rapidement dans l'alcool absolu, le xylol et la paraffine, qui sont les milieux les plus à redouter.

L'objet d'étude classique est le foie de porc, dans lequel la limite des lobules est nettement accusée par la disposition périlobulaire du tissu conjonctif.

Parmi les tranches prélevées, les unes seront parallèles à la surface de l'organe, les autres perpendiculaires. Les premières sont perpendiculaires à la veine centrale des lobules, les autres parallèles. Or, dès qu'on est fixé sur ce point, il ne peut plus se présenter de sérieuse difficulté dans l'interprétation des coupes.

Ces règles générales étant posées, voyons comment on doit s'y prendre pour mettre en évidence les différents éléments d'une glande aussi complexe dans sa structure.

*Injection des canalicules biliaires.* — La masse à injection de choix est la solution de bleu de Prusse dans l'eau distillée. Elle est poussée par le cholédoque avec la plus grande lenteur possible. On s'aide pour cela d'une éprouvette graduée avec tube de verre recourbé de manière à former siphon. La longue branche de ce dernier plonge jusqu'au fond de l'éprouvette ; la courte se continue avec un tube de caoutchouc qui se termine par la canule à injection. Grâce à la graduation de l'éprouvette, on peut s'assurer que le liquide s'écoule lentement et placer l'appareil ainsi improvisé à une différence de niveau convenable pour que l'injection s'écoule avec la lenteur voulue. L'opération n'est pas toujours couronnée de succès.

*Injection des capillaires sanguins.* — Elle s'effectue avec la masse au carmin, qu'on pousse chez le rat par l'aorte sectionnée au-dessus du diaphragme. Lorsqu'on a réussi l'injection biliaire et la vasculaire, on obtient de très belles préparations qui paient de la peine qu'on s'est donnée.

*Recherche du glycogène.* — Elle s'effectue sur les coupes par immersion de celles-ci dans le liquide de Lugol (Voir Gram, p. 235). L'examen doit avoir lieu dans ce même liquide qui colore le glycogène en brun-acajou.

Pancréas. — Cette glande jouit de la propriété de se digérer elle-même après la mort, si la fixation n'est pas immédiate ou se produit lentement à la température ambiante. Il est recommandé de fixer à la glacière à quelques degrés au-dessus de zéro (Borrel). Toutefois, sans employer cette précaution, les fœtus de souris à terme nous ont donné un pancréas très bien conservé. Le fixateur de choix est, à notre avis, la liqueur de Bouin.

Les coupes débitées de 2 à 5 μ seront colorées à l'hématoxyline ferrique, qui rend très apparents les grains de sécrétion. L'orange G employé comme colorant plasmatique fait ressortir encore cette élection.

Le pancréas de la Salamandre est un objet d'étude classique.

Glandes salivaires. — Pour ces diverses glandes : parotide, sublinguale, sous-maxillaire, le matériel de choix est fourni par le porc et le chien. Il est fixé pendant vingt-quatre heures dans le liquide de Bouin.

La coloration à l'hématoxyline ferrique est celle qui

convient le mieux pour rendre bien apparents les grains de sécrétion et les filaments basaux des cellules épithéliales des conduits salivaires. Le colorant plasmatique n'a que peu d'importance. On peut cependant recommander le Van-Gieson lorsqu'il s'agit de mettre en évidence le tissu conjonctif interlobulaire.

Pour préparer les cellules en « panier » de Boll, qui existent dans la paroi des alvéoles glandulaires, Renaut conseille de s'adresser à la glande lacrymale. Bien qu'il ne s'agisse pas d'une glande salivaire, l'exercice n'en est pas moins valable, tout en étant d'exécution plus facile. Il consiste à balayer au pinceau des coupes minces de la glande fixée par l'acide osmique, puis à les dissocier avec les aiguilles. Après coloration à l'hématéine et à l'éosine, on trouve toujours quelques points où la paroi des alvéoles mise à nu montre les cellules ramifiées de Boll.

---

## CHAPITRE VII

## ORGANES GÉNITO-URINAIRES

### § 1. — Rein.

La caractéristique du rein au point de vue technique est la rapidité avec laquelle il s'altère et perd ses fines structures. Les pièces cadavériques ne sont propres qu'à l'étude de l'anatomie microscopique ou de lésions énormes comme la dégénérescence graisseuse, la sclérose avancée caractérisée par de larges bandes de tissu fibreux, la dégénérescence kystique, etc.

S'il s'agit d'étude cytologique, non seulement il faut un fixateur bien adapté à cet organe délicat, mais il faut s'abstenir d'avoir recours aux fixateurs lents, comme la liqueur de Müller.

Le fixateur de choix est la liqueur de Van Gehuchten (Voir p. 124).

Le rein supporte péniblement l'inclusion à la paraffine. Aussi, comme celle-ci est indispensable pour l'obtention des coupes fines, y a-t-il lieu de l'abréger le plus possible et, pour que cela soit possible, de ne traiter que des tranches minces de 1 à 2 millimètres d'épaisseur au plus. Ce point est capital pour la fidélité des préparations. Les coupes doivent être orientées dans deux directions principales. Les unes seront longitudinales et passeront par le hile et le bord convexe de l'organe, les autres seront tangentes à la surface de l'organe ou parallèles à cette direction. Parmi ces dernières, on recherchera de préférence celles qui passent par la substance corticale et montrent les glomérules, celles qui coupent les anses de Henle au niveau de la base de la pyramide de Malpighi ; enfin celles qui traversent les tubes collecteurs.

La coloration des coupes peut se faire également bien par l'hématoxyline et l'orange et par la safranine et le vert-lumière. Les deux procédés montrent bien la portion externe striée des cellules épithéliales des tubes contournés et de la branche ascendante de Henle.

Le trajet des vaisseaux est assez marqué par la présence des globules rouges lorsqu'on a pris la précaution de lier les veines du hile quelque temps avant le prélèvement sur l'animal vivant. Toutefois le meilleur procédé pour le mettre en évidence consiste dans l'injection de masses colorées ou de liquide picro-osmio-argentique par l'aorte prise immédiatement au-dessous du diaphragme(1). Dans ce dernier cas, la fixation doit être complétée par une immersion de vingt-quatre heures dans de l'alcool à 90°.

## § 2. — Capsule surrénale.

Nous la plaçons après le rein, en raison de sa topographie; mais on serait tout aussi fondé à l'étudier avec le tissu nerveux. Quoi qu'il en soit, il s'agit là d'un organe délicat, prompt à s'altérer, et dont la fixation réclame des soins particuliers. Le fixateur de choix, à notre avis, est la liqueur de Müller osmiquée.

En effet, d'une part, la fixation de cet organe réclame l'action des chromates alcalins, qui exercent par eux-mêmes une action colorante sur les grains de substance « chromaffine » ; d'autre part, la liqueur de Müller employée seule paraît agir trop lentement. En

(1) Chez les petits animaux.

lui adjoignant l'acide osmique, dans la proportion de 1 volume de la solution au centième pour 20 volumes de liqueur de Müller, on dispose d'un fixateur beaucoup plus énergique et pourvu d'une action nouvelle, élective, sur les éléments de nature graisseuse.

Le choix du fixateur n'est pas la seule condition à observer dans la fixation d'un organe aussi difficile à bien conserver que la capsule surrénale. Il faut assurer, quel que soit d'ailleurs le liquide employé, une pénétration aussi rapide que possible, et cela par quelques scarifications dans la substance corticale, surtout lorsqu'on se propose d'étudier la seule substance médullaire qui n'admet aucun retard dans la fixation.

La capsule surrénale supporte péniblement, comme le rein, l'inclusion à la paraffine. Aussi l'inclusion devra-t-elle être rendue aussi courte que possible.

Les coupes débitées à 5 μ seront colorées au violet de gentiane ou par le procédé de l'hématoxyline ferrique. Comme colorant plasmatique, l'orange G aura le choix, parce qu'il se fixe avec plus d'énergie sur le protoplasma des cellules nerveuses et contribue ainsi à les faire reconnaître.

Au point de vue particulier de la recherche et de l'étude des éléments nerveux de la capsule, il y a lieu de remarquer qu'on n'en rencontre pas chez tous les animaux. Les matériaux de choix sont les capsules surrénales du cobaye, du chien et du rat. Pour étudier les corbeilles de filaments nerveux qui entourent les cellules nerveuses, on fera l'imprégnation argentique par la méthode de Cajal.

## § 3. — Testicule.

Certains testicules, comme celui du ver de terre, sont assez mous pour se laisser étaler sur lame par frottis. Les préparations ainsi obtenues, après coloration safranine-orange G ou safranine vert-lumière, se montrent beaucoup plus belles et plus instructives qu'on ne saurait l'imaginer de prime abord. Toutefois, l'usage de ce procédé est très restreint et ne saurait remplacer les coupes pour l'étude de la spermatogenèse. Pour celle-ci, l'objet classique est le testicule du rat jeune adulte. Comme elle s'effectue par des zones d'activité disséminées suivant le trajet des tubes séminifères, on pourra trouver dans les préparations en coupes sériées tous les stades du phénomène.

Le tissu testiculaire demande des soins particuliers. Le fixateur de choix est le sublimé en solution saturée dans l'eau à la température ambiante. C'est célui qui nous a paru le mieux conserver la forme des éléments. La durée de la fixation sera de six heures ; mais, après les deux premières heures, il faudra penser à couper l'organe en plusieurs segments, car il est déjà trop volumineux pour être bien fixé au sublimé sans cette précaution. L'inclusion sera aussi rapide que possible.

La coloration de choix reste encore l'hématoxyline ferrique, qui se fixe admirablement sur les noyaux en voie de reproduction et sur les têtes des spermatozoïdes. Comme colorant de fond, on peut employer indifféremment l'éosine, l'acide picrique en solution saturée dans l'eau, ou l'orange G en solution saturée dans l'alcool à 90°.

## § 4. — Ovaire.

Pour l'étude de l'ovaire, on s'adresse aux mammifères nouveau-nés et adultes. Chez le nouveau-né, on observera les tubes de Pflüger et, chez l'adulte, les ovisacs à différents états de développement. Ceux-ci se trouvent à la périphérie de l'ovaire, dont on prélève un fragment en le circonscrivant par quelques coups de bistouri, sans exercer de pressions ni de tiraillements. L'ovaire de la souris peut être traité en entier. Les liqueurs de Flemming et de Bouin fixent également bien. Les coupes colorées à l'hématoxyline ferrique et à l'orange G montrent de beaux ovisacs et aussi des corps jaunes occupant parfois une grande étendue de la surface des coupes.

## § 5. — Glande mammaire.

On étudie la glande mammaire avant et après l'établissement de la lactation. Des fragments sont prélevés sur la génisse et sur la vache qui vient de vêler, les uns dans le plein de la glande, les autres à proximité du trayon. Les premiers montrent l'élément glandulaire, les seconds les galactophores et les muscles lisses du trayon.

On fixe au liquide de Bouin pendant vingt-quatre heures. Les coupes sont faites à la paraffine et colorées à la safranine et à l'orange G, cette dernière substance devant agir très rapidement en solution saturée dans l'alcool à 90°.

# CHAPITRE VIII

## ORGANES DES SENS

### § 1. — Organes du tact.

Les terminaisons nerveuses dans la peau peuvent être mises en évidence par la méthode de l'or ou par celle de Golgi. Il est donc inutile d'y revenir ici. Les matériaux de choix sont le groin du cochon, le bout du museau de la taupe, la muqueuse palatine et linguale du canard. On trouvera chez ce dernier des corpuscules très plats, connus sous le nom de corpuscules de Grandry, compris entre deux grosses cellules de soutien dont la section a la forme d'un haricot, quand elle a lieu dans un plan perpendiculaire à celui du corpuscule.

Tous ces matériaux, à moins qu'on adopte un procédé d'imprégnation, doivent être fixés à l'acide osmique, qui, déjà par lui-même, colore les terminaisons nerveuses. On donnera la préférence à l'injection interstitielle.

### § 2. — Organes du goût.

Un objet de choix est l'*organe folié de la langue du lapin*. On découvre cet organe de chaque côté de la langue, vers sa racine. Il est formé d'une série de petits plissements réguliers de la muqueuse, parallèles entre eux et espacés de moins de 1 millimètre. Leur longueur peut atteindre un centimètre et plus.

On détache ces organes en tranchant franchement

avec le scalpel dans le muscle sous-jacent, et on porte le fragment dans la liqueur de Flemming. On colore les coupes avec la safranine et le vert-lumière.

On peut appliquer aussi la même méthode aux papilles caliciformes situées à la face dorsale de la langue. Ces divers objets se traitent également par la méthode de Fusari et Panasci, qui est une variante de celle de Golgi. Ils restent de cinq à neuf jours dans :

| | |
|---|---|
| Bichromate de potasse à 2 p. 100 ... | 5 volumes. |
| Acide osmique à 1 p. 100.......... | 1 volume. |

puis encore plusieurs jours dans la solution de nitrate d'argent à 1 p. 100. On peut inclure à la paraffine. Les terminaisons nerveuses, les éléments élastiques du tissu connectif des papilles, les plaques motrices des muscles, mais parfois aussi toute la surface de la coupe, sont teints en noir ! Il est préférable de ne pas exagérer la durée du bain dans le nitrate d'argent et de rester en deçà du but qu'au delà. Trois jours dans le nitrate d'argent suffisent, d'après les essais que nous avons faits.

## § 3. — Organe de l'odorat.

Les fosses nasales d'un fœtus de souris à terme, coupées dans le museau entier perpendiculairement à la cloison, donnent après fixation au Flemming et coloration à la safranine vert-lumière d'excellentes préparations de l'épithélium olfactif, où l'on peut suivre très bien la marche des fibres nerveuses de bout en bout.

Les coupes doivent être très minces (1 à 2 $\mu$).

L'épithélium olfactif du lapin jeune peut être traité avec succès par la méthode de Fusari et Panasci.

## § 4. — Œil.

L'œil est peut-être, de tous les organes, celui dont l'étude offre le plus haut intérêt en raison de ses variations de conformation et de structure dans la série animale et dans l'évolution embryogénique de l'individu. Aussi, pour avoir une idée générale exacte de l'appareil visuel, est-il bon de ne pas s'en tenir à l'aspect qu'il offre chez les mammifères adultes, mais de l'examiner à divers degrés de son perfectionnement et de sa différenciation. Certains animaux sont devenus des objets d'étude classiques, parce qu'ils incarnent des types structuraux. Ce sont entre autres la patelle, la larve de hanneton, la mouche domestique, les batraciens et les poissons. Chez les mammifères, non moins intéressantes sont les différentes formes particulières aux différents âges, notamment celles qui précèdent et qui suivent la naissance.

Au point de vue technique, l'œil fournit des coupes totales et des préparations spéciales de certaines de ses parties constitutives, comme le cristallin et l'iris, pour lesquels les coupes ne permettent pas une observation complète.

*Coupes totales.* — Les coupes totales de l'œil sont effectuées sur l'organe préalablement énucléé ou, au contraire laissé en place, comme cela peut se faire pour la tête de petits animaux. Ce dernier cas offre parfois des dispositions très intéressantes au point de vue de l'anatomie microscopique. Si on fait, par exemple, des coupes transversales sériées de la tête chez de petits alevins de téléostéens, de préférence chez le véron, les coupes passent à un moment donné par le chiasma des nerfs optiques, les papilles et fournissent alors une disposition d'ensemble qu'on ne saurait désirer plus schématique.

Il y a de nombreuses réserves à faire au sujet de l'inclusion de l'œil dans la paraffine. On observe constamment une séparation complète de la rétine d'avec la choroïde, au moins vers le pôle postérieur de l'œil. Il se produit aussi très fréquemment une rupture entre l'*ora serrata* et les procès ciliaires; mais c'est le cristallin qui souffre le plus. Cet organe acquiert dans la paraffine une dureté considérable et s'arrache en partie ou en totalité sous le rasoir. Cependant, chez les fœtus à terme, on arrive à le conserver en entier (Voir planche VII).

L'inclusion au collodion, si elle permet des coupes totales mieux conservées, n'admet point, par contre, une minceur suffisante de coupes. Il vaut donc mieux se résigner, pour les coupes totales, à employer la paraffine et s'ingénier à en réduire le plus possible les inconvénients. La première des choses à faire est de s'adresser à un organe peu volumineux, comme celui de la souris jeune adulte, dont l'œil jouit encore d'une perméabilité satisfaisante. On émincera la sclérotique le plus possible en dehors du plan de coupe, et on fera l'inclusion dans de la paraffine à 45°.

Quel que soit le procédé d'inclusion adopté, les coupes destinées à l'étude de l'iris, de la rétine et de la choroïde devront être dépigmentées avant la coloration.

Dépigmentation des coupes. — Il existe plusieurs procédés pour la réaliser. Celui qui nous a donné les meilleurs résultats consiste à exposer les coupes collées sur lames aux vapeurs nitreuses émises par l'acide azotique impur. On en met quelques gouttes au fond d'un large verre de montre, et on retourne la lame pardessus; puis on recouvre le tout d'une cloche de verre. La durée de la dépigmentation varie de une à plusieurs heures. Après ce traitement, les coupes doivent être lavées longuement à l'eau courante.

Coloration des coupes. — L'hématoxyline ferrique avec l'orange donne une coloration parfaite qui rendra visibles les fibres nerveuses, si on a soin de ne pas pousser la régression trop loin.

Préparation de certaines parties isolées de l'oeil. — *Iris.* — L'iris ne peut être détaché avec sécurité qu'après fixation. On opère sur le segment antérieur de l'œil coupé perpendiculairement à l'axe optique. Le cristallin est enlevé avec précaution, de manière à ne pas arracher l'épithélium pigmenté de la face postérieure de l'iris. Le fixateur de choix est la liqueur de Flemming. La fixation est complète en six heures. L'iris peut alors être détaché par une incision suivant son grand cercle et divisé en plusieurs secteurs par des sections radiales, de manière à permettre de faire des coupes suivant les rayons, d'autres perpendiculaires à ces rayons, enfin quelques-unes tangentes à la surface de l'iris.

L'inclusion doit être menée très rapidement en moins d'un quart d'heure.

*Cristallin.* — Le cristallin peut s'étudier sur les coupes équatoriales de l'œil chez l'embryon, le fœtus à terme et l'animal nouveau-né. Il n'en est pas de même pour le cristallin adulte, et pour des raisons de technique que nous connaissons déjà, et à cause de la complexité des couches superficielles de fibres qui se développent les dernières.

Pour le cristallin adulte, la dissociation devient le procédé de choix. Si l'on abandonne un cristallin frais dans de l'alcool au tiers ou dans de l'eau acidulée par quelques gouttes d'acide nitrique, on voit cet organe subir une déhiscence très curieuse, que l'on complète par la dissociation manuelle à l'aide des aiguilles. C'est le seul moyen sûr de graver dans sa mémoire la disposition des fibres cristalliniennes, dont la description est généralement assez confuse dans les livres.

L'objet de choix est le cristallin de mouton.

*Rétine* (Voir planches VIII et IX). — Indépendamment de l'étude de la rétine sur les coupes totales, il y a lieu de retenir, parmi les procédés de préparation particuliers à cette membrane : le procédé de Cajal et celui des colorations vitales.

*Procédé de Ramon y Cajal pour la rétine.* — Le segment postérieur de l'œil séparé à l'état frais par une section perpendiculaire à l'axe optique est débarrassé du corps vitré par un lavage sous un filet d'eau. La rétine est alors détachée à l'aide de ciseaux fins en quatre secteurs, dont la pointe se termine au niveau de la papille.

Chaque secteur est enroulé sur lui-même, en commençant par la pointe, en un petit cylindre qu'on plonge rapidement dans du collodion, de manière à l'enfermer dans une gaine peu épaisse et perméable de cette substance. Le rôle de cette enveloppe sera de filtrer le bain argentique et de s'opposer ainsi aux précipités massifs qui se formeraient dans la rétine au cours de l'imprégnation. Pour effectuer cette dernière, on emploiera la méthode de Golgi abrégée par Cajal (Voir p. 141).

*Procédé de coloration vitale de la rétine.* — Un animal étant sacrifié à l'instant même, l'œil est divisé en deux segments par une section perpendiculaire à l'axe optique. On débarrasse le segment postérieur du vitré et, dans la capsule vide qu'il forme alors, on dépose quelques gouttes de la solution suivante :

| | |
|---|---|
| Bleu de méthylène............... | 1 gramme. |
| Eau salée à 0gr,75 p. 100......... | 1 000 grammes. |

Au bout de vingt minutes, on lave avec de l'eau salée au même titre. La rétine est ensuite détachée par segments qu'on reçoit sur un porte-objet, la couche des bâtonnets reposant sur le verre. La lame est ainsi abandonnée à elle-même pendant une heure ou deux, à l'abri de la poussière, en ayant soin d'humecter de temps à autre le segment rétinien avec une goutte d'eau salée. La coloration s'avive par oxydation au contact de l'air, et, quand elle paraît ne plus varier, on observe sous une lamelle dans l'eau salée, ou bien, si l'on veut conserver la préparation, on fixe par un procédé spécial (Voir p. 139) qui permet d'inclure au collodion ou à la paraffine.

## § 5. — Oreille.

Les organes de l'oreille moyenne et de l'oreille interne sont enfermés dans un des os les plus durs et les plus épais du crâne. Aussi est-il prudent de ne s'adresser qu'à de petits animaux. Parmi ces derniers, la souris domestique présente le double avantage d'avoir un organe auditif très perfectionné et de permettre par la minceur du rocher une décalcification prompte et complète. Il n'en est déjà plus de même avec le rat. Le rocher de la souris forme, en arrière du conduit auditif externe et au-dessous des pariétaux, une partie du crâne distincte et dépourvue de connexions osseuses solides. En insinuant la pointe d'un scalpel entre le crâne et le rocher, par en haut, on sépare très aisément ce dernier sans le fracturer. On le porte alors directement dans le liquide de Bouin, qui le fixera et le décalcifiera en même temps d'une manière parfaite dans une durée de quarante-huit heures. Il arrive souvent que le rocher s'obstine à surnager grâce à la présence d'air dans l'oreille moyenne.

Dans ce cas, il faudra, avant toute chose, amener l'évacuation de l'air en créant une légère dépression dans le récipient où s'effectue la fixation (Voir p. 128-129).

Lorsqu'on se propose d'étudier le limaçon, les coupes doivent passer par l'axe de cet organe, c'est-à-dire par la columelle. De là la nécessité d'une orientation exacte qui ne va pas sans quelque difficulté avec une aussi petite pièce. Cependant, malgré ses dimensions exiguës, le limaçon de la souris se distingue parfaitement à la surface du rocher par le relief de ses tours de spire. Il ne faut pas songer à l'isoler, mais se contenter de reconnaître le plan passant par sa base. C'est en effet ce plan qui servira de repère pendant le montage du bloc, plan qui devra se présenter perpendiculairement au rasoir. De la sorte, s'il y a une erreur, elle ne saurait être que légère et susceptible d'être compensée par une inclinaison convenable de la pince à orientation (Voir planches X et XI).

La coloration de choix sera celle à l'hématoxyline ferrique, à cause de la latitude qu'elle donne d'arrêter la décoloration avant que les fibres nerveuses cessent d'être visibles. En ménageant adroitement la régression, on arrive, sans avoir affaire à une préparation uniformément noire, à suivre ces fibres depuis le canal spiral jusque dans le ganglion de Rosenthal et de là jusqu'aux cellules ciliées externes, à travers le tunnel de Corti (Voir planche XII).

*Taches et crêtes acoustiques.* — Tout en réalisant la condition requise de passer par l'axe du limaçon, le plan de section peut varier à l'infini et permet d'avoir dans les mêmes coupes les organes de Corti et d'autres organes de l'oreille appartenant au labyrinthe, comme les taches et les crêtes acoustiques. Il est d'ailleurs inutile de rechercher spécialement ces dernières, qui se présenteront d'elles-mêmes dans les préparations, si on débite le bloc en une série complète, chose aisée vu le petit volume de ce dernier.

Simultanément, on trouvera un grand nombre d'autres points intéressants au double point de vue de l'histologie et de l'anatomie microscopique : osselets, articulation de l'étrier dans la fenêtre ovale; tympan, glandes cérumineuses du conduit auditif externe, etc. Il y a donc ici un intérêt tout particulier à débiter la totalité du bloc.

# TECHNIQUE CYTOLOGIQUE

La cytologie, science de la structure cellulaire, prend chaque jour une place plus grande dans l'histologie. Prenant, Bouin et Maillard font de la « Cytologie générale et spéciale » le premier volume de leur Traité d'histologie (Schleicher frères, Paris, 1904).

En outre, par ses applications à la clinique médicale autant que par sa portée générale, la cytologie donne l'impression d'un groupe distinct de connaissances qui tend à s'individualiser en science propre. Dans sa technique, elle en appelle souvent à des matériaux d'étude et à des procédés particuliers dont nous nous autorisons pour les décrire à part en terminant cet ouvrage.

En règle générale, on peut dire que la technique cytologique doit répondre à quatre conditions primordiales : 1° choix convenable de l'objet d'étude ; 2° fidélité de la fixation ; 3° finesse des coupes ; 4° coloration adéquate au détail structural recherché.

Le choix de l'objet sera indiqué à propos de chacune des structures à étudier.

Quant à la question de la fixation, elle a été traitée avec assez d'ampleur pour que nous n'ayons pas à y revenir. Toutefois nous ferons remarquer qu'en matière de cytologie c'est le cas, ou jamais, d'y apporter toute sa vigilance. Il s'agira d'étudier le choix du fixateur, de le faire agir sur de très petites pièces dans les conditions les plus aptes à prévenir tout artefact, d'effectuer très graduellement la déshydratation, d'inclure sans écart de température, etc.

Les coupes seront débitées de 2 à 5 μ, suivant l'objet. En raison de leur finesse, elles peuvent et doivent être fortement colorées. Quant au choix de la coloration, il varie, comme d'ailleurs d'autres détails techniques, avec la nature de la cellule et de la structure qu'on veut y rendre apparente.

C'est pourquoi nous étudierons distinctement : dans le chapitre I, la technique cytologique appliquée à la cellule végétale; dans le chapitre II, la technique cytologique appliquée à la cellule animale ; dans le chapitre III, la technique cytologique appliquée à certains éléments particuliers du sang, des épanchements et de l'urine.

---

# CHAPITRE PREMIER

## TECHNIQUE CYTOLOGIQUE APPLIQUÉE A LA CELLULE VÉGÉTALE

On étudie en cytologie végétale la morphologie de la cellule, ses différentes parties constitutives, membrane d'enveloppe, protoplasma, noyau.

### § 1. — Morphologie.

L'étude de la forme de la plupart des cellules végétales peut se faire sans nécessiter de préparations spéciales, dans les coupes des diverses parties de la plante qu'on aura déjà montées pour en étudier l'anatomie microscopique. Il n'en est pas de même en ce qui concerne les poils qui demandent à être préparés isolément par raclage de l'épiderme, les coupes ne pouvant en donner qu'une vue très incomplète.

Le produit du raclage est recueilli, sur une lame, dans une goutte d'eau, examiné tel quel ou transformé en préparation permanente par addition d'une quantité égale d'eau formolée à 3 p. 100, avec lutage hermétique consécutif (1).

Comme matériaux de choix, il y a lieu de signaler, parmi les poils unicellulaires : les poils variqueux de la violette, le poils en crochet de la tige de la garance, les poils en navette de la tige du houblon, les poils étoilés de la deutzie, les poils urticants de l'ortie, ces derniers à titre d'organes glandulaires, etc.

## § 2. — Membrane d'enveloppe.

L'examen porte sur l'épaisseur de cette membrane, la substance chimique qui la constitue, sur ses différentes solutions de continuité ou pores, sur ses points ou lignes de renforcement, enfin sur les filaments de découverte récente qui, traversant les pores de la membrane pour s'unir aux filaments semblables des cellules voisines, font des végétaux non de simples agrégats de cellules, mais des êtres composés de tissus.

On trouvera dans le tableau suivant un choix de matériaux classiques :

(1) On fera bien de monter de la même façon un type de chaque fibre textile végétale, lin, jute, phormium, coton, etc., ne fût-ce que pour apprendre à en reconnaître la présence accidentelle dans des préparations d'autres objets.

*Matériaux pour l'étude de la membrane d'enveloppe de la cellule végétale.*

| VARIÉTÉ DE MEMBRANE. | PLANTE QUI LA FOURNIT. | PARTIE DE LA PLANTE | SENS DE LA COUPE. |
|---|---|---|---|
| Membrane mince . . | Jacinthe. | Racine (coiffe). | Coupe longitudinale. |
| | Courge. | Tige. | Coupe transversale. |
| Membrane épaissie. | *Iris florentina.* | Racine (endoderme). | Coupe transversale. |
| | Houx. | Feuille (épiderme). | Coupe transversale. |
| — subérisée. | Groseillier noir. | Rameau de l'année. | Coupe transversale. |
| — lignifiée. . | Lin, jute. | Tige. | Coupe transversale. |
| Membrane à mucilage. | Lin. | Graine. | Coupe quelconque. |
| Membrane annelée, spiralée. | Maïs | Tige. | Coupe longitudinale. |
| Membrane annelée, rayée. | *Tradescantia virginica.* | Tige. | Coupe longitudinale. |
| Membrane grillagée. | Courge. | Tige. | Coupe longitudinale. |
| Membrane aréolée. | Pin sylvestre. | Tige. | Coupe longitudinale radiale. |
| Membrane criblée, calleuse. | Vigne. | Pampre. | Coupe longitudinale. |
| Membrane à ponctuations striées. | Dahlia. | Tubercule. | Coupe quelconque. |
| Membrane épineuse. | *Althæa rosea.* | Grains de Pollen. | se montent en entier. |
| Membrane incrustée. | Diatomées. | Algue entière. | |

Il n'y a pas de difficulté technique pour la coloration des membranes d'enveloppe des cellules végétales. Elles se colorent admirablement par le vert-lumière en ce qui concerne la cellulose. Quant aux membranes lignifiées, elles ont le vert d'iode pour réactif indicateur (Voir p. 213). La chitine est imperméable.

## § 3. — **Protoplasma.**

On l'étudie tout d'abord à l'état vivant. Les mouvements du protoplasma endocellulaire s'observent aisément dans les poils de la tige de la grande chélidoine, dans les poils staminaux de *Tradescantia* qu'on examine à nu ou bien dans une goutte d'eau. Le protoplasma libre s'étudie aussi facilement chez les myxomycètes, champignons gélatineux dont le corps est un plasmode, c'est-à-dire une masse protoplasmique parsemée de noyaux. Un type commun est le *Didymium leucopus*, qui vit sur le bois mort. Dissocié dans une goutte d'eau, il montre une déformation du réticule protoplasmique et du contour général. On observera également dans une goutte d'eau le cil locomoteur d'*Euglena viridis*, algue simple, et ceux des zoospores et anthérozoïdes des cryptogames (1). Telles sont les observations fructueuses qu'on peut faire entre mille autres sur la cellule végétale. Les préparations de ces menus objets pourront d'ailleurs être rendues permanentes comme celles des infusoires, rotifères, etc. (Voir p. 108).

Sur les préparations fixées, le protoplasma végétal offre un champ d'étude non moins étendu. On observera ses produits d'élaboration et sa disposition au moment de l'activité karyokinétique.

*Produits d'élaboration.* — Ils se présentent sous une forme tantôt globuleuse (grains de chlorophylle dans le parenchyme en palissade de la feuille du laurier-cerise), tantôt cristalline (albumen du ricin et d'un grand nombre de graines). Cette forme cristalline est, par sa fréquence, une des caractéristiques de la cellule végétale.

On rencontre parfois, dans le protoplasma de certaines orchidées, notamment chez *Listera ovata*, des filaments ténus plus ou moins tortueux, qu'il faut se garder de

(1) Les phanérogames peuvent offrir aussi des anthérozoïdes. En 1897, Hirase en découvrit deux dans le tube pollinique d'une conifère, le gingko.

prendre pour des produits d'élaboration. Ce sont des filaments mycéliens de champignons qui vivent en parasites au cœur de la cellule (mycorhizes). Les végétaux sont, en effet, susceptibles, aussi bien que les animaux, de parasites endo cellulaires.

*Disposition cinétique du protoplasma végétal.* — Elle n'a rien de particulier au règne végétal.

Le fuseau se voit bien chez les liliacées ainsi que toutes les phases de la formation de la membrane séparatrice.

Les asters sont très apparents dans la couche protoplasmique pariétale du sac embryonnaire chez *Reseda odorata*, après la fécondation. Quant aux centrosomes, dont l'existence a été annoncée en 1891 par M. Guignard chez les plantes, on ne les rencontre pas facilement en dehors des thallophytes, algues et fougères.

Ces différentes formations sont mises en évidence par l'emploi du triacide d'Ehrlich, qui nous a donné d'excellents et constants résultats.

## § 4. — Noyau.

A l'état de vie, le noyau de la cellule végétale, est susceptible de déplacements qui s'observent bien au cours du développement des poils radicaux de *Phaseolus multiflorus*.

Après fixation, le noyau de la cellule végétale présente les mêmes réactions de coloration que le noyau de la cellule animale. Il atteint chez les végétaux supérieurs de grandes dimensions, qui favorisent l'observation des phénomènes karyokinétiques. Au contraire, chez un grand nombre de végétaux inférieurs, ascomycètes, levûres, etc., le noyau est si petit qu'il a pu être longtemps méconnu.

Parmi les végétaux supérieurs, toutes les plantes ne

se prêtent pas également bien à l'observation du noyau. Les liliacées nous offrent un certain nombre de matériaux de choix, sous la condition de savoir les prélever en temps opportun. C'est ainsi qu'avec la couronne impériale il faut saisir le moment de la maturation de la fleur, qui a lieu de très bonne heure, vers la mi-avril. Le ramollissement du style est l'indice d'un travail prochain dans le sac embryonnaire. C'est l'instant qu'il faut choisir pour fixer l'ovaire.

Dans le lis candide, on observe les cellules mères des grains de pollen dans les anthères à peine développées du bouton floral, lorsque ce dernier atteint la grosseur d'un petit pois, dans le courant du mois de mai. Toutes les parties du bouton floral se prêtent d'ailleurs bien à l'observation de l'activité cinétique (Voir planche I).

De récents travaux produits simultanément par M. Guignard et par M. Nawaschine signalent l'ovule des angiospermes comme un objet de choix pour l'étude des deux fécondations distinctes d'où naissent séparément l'embryon et l'albumen, les cellules parentes de l'embryon présentant seules l'important phénomène de la réduction du nombre des chromosomes à la moitié de celui des cellules végétatives.

La fixation qui convient le mieux pour ces divers matériaux est celle qui résistera le mieux à l'inclusion à la paraffine. La liqueur de Flemming, la liqueur de Bouin, réalisent suffisamment cette condition. Toutefois, nous nous sommes bien trouvés de réduire à 1 centimètre cube la proportion p. 100 d'acide acétique contenue dans la liqueur de Bouin et même de supprimer totalement cet acide.

Il nous a paru qu'ainsi la rétraction du protoplasma était moins marquée.

La coloration de choix après la fixation au Bouin est celle de l'hématoxyline ferrique pour l'élément nucléaire.

Pour la partie plasmatique, on peut ou adopter la triple coloration de M. Prenant, c'est-à-dire faire agir successivement l'érythrosine et le vert-lumière comme il est dit page 218, ou plus simplement recolorer dans le triacide d'Ehrlich, qui agit en quelques secondes.

Après la fixation au liquide de Flemming, on obtient de très belles colorations par le procédé suivant, dû à l'éminent technicien Ramon y Cajal :

1° Coloration prolongée des coupes jusqu'à opacité absolue, dans une solution aqueuse saturée de rouge-Magenta ;

2° Lavage prolongé dans l'eau tant que les coupes abandonnent de la matière colorante ;

3° Immersion dans :

| | |
|---|---|
| Carmin d'indigo.................. | 0gr,25. |
| Solution aqueuse saturée d'acide picrique........................ | 100 grammes. |

4° Lavage rapide dans de l'eau légèrement acétifiée ;

5° Passer par la série des alcools pour arriver à l'alcool absolu et surveiller alors sous le microscope. La décoloration est achevée lorsque, les chromosomes étant colorés en rouge-feu, les autres éléments ont pris des teintes variant du gris au bleu céleste ;

6° Achever la déshydratation. Éclaircir d'abord à l'essence de bergamote, puis au xylol ; enfin monter au baume du Canada.

Si on n'a pas le matériel voulu pour l'inclusion à la paraffine, on pourra cependant faire une bonne préparation de karyokinèse par les moyens suivants :

On met un oignon de jacinthe tremper dans l'eau jusqu'à mi-hauteur dans une éprouvette ou dans un vase *ad hoc*, qu'on relègue dans un lieu obscur, mais aéré, pendant une quinzaine de jours. Au bout de ce temps, on coupe les fines pointes des jeunes racines et on les fixe durant quarante-huit heures dans une solution aqueuse saturée d'acide picrique. On les colore en masse pendant vingt-quatre heures dans l'hémalun de Mayer, sans lavage préalable, puis on les dissocie et les monte à la glycérine sous un bon lut. Les préparations montent de longues files cellulaires offrant divers stades de la division cellulaire.

On pourrait d'ailleurs compléter la coloration en montant la préparation dans de la glycérine éosique.

---

## CHAPITRE II

## TECHNIQUE CYTOLOGIQUE APPLIQUÉE A LA CELLULE ANIMALE

### § 1. — Morphologie.

La cellule animale offre un polymorphisme extrême. Une de ses facultés les plus caractéristiques est d'émettre des prolongements parfois très longs, comme ceux des cellules conjonctives ou des cellules nerveuses ; d'où une aptitude incomparablement plus marquée à former des tissus. Il résulte aussi du nombre et de la longueur des prolongements émis par la cellule animale, de leur intrication avec les éléments voisins, que les coupes sont un procédé tout à fait incomplet d'observation de la morphologie cellulaire. Seule, la dissociation permet d'aborder le corps cellulaire par toutes ses faces et de l'observer sous différents aspects. Il ne faut donc pas mépriser ce moyen, même en cytologie, car se serait s'abuser de croire que les coupes minces doivent y être d'un usage exclusif.

Parmi les cellules qu'il y a le plus grand intérêt à isoler par dissociation, on peut citer non seulement les cellules conjonctives, les éléments musculaires lisses et striés, mais encore et surtout les cellules nerveuses médullaires et ganglionnaires (Voir p. 280).

### § 2. — Membrane d'enveloppe.

Elle est d'une constitution chimique moins variable que la

membrane de la cellule végétale ; par suite, on obtient dans la pratique des colorations suffisamment uniformes par l'emploi des mêmes colorants plasmatiques. A quelques exceptions près, la membrane d'enveloppe de la cellule est relativement très mince. Elle possède cependant aussi des zones de renforcement dont les « kittleiste » sont un type caractéristique. On les rencontre dans les cellules épithéliales. Sur des coupes parallèles à la grande dimension de ces cellules, la bande de renforcement se révèle par l'existence d'un point de la membrane intercellulaire situé à son extrémité libre et remarquable par son épaisseur plus accusée. Ce point marque la coupe du cadre de renforcement. Pour l'étude des kittleiste, on s'adressera aux tubes malpighiens des insectes ou à la glande linguale du hérisson. L'hématoxyline ferrique est le colorant de choix sur du matériel fixé au liquide de Bouin.

*Filaments unitifs.* — La membrane d'envoloppe de certaines cellules est traversé par de minces filaments jetés d'une cellule à l'autre. On en trouve de beaux types dans la peau des mammifères et dans la musculature lisse d'*Helix pomatia*. Leur colorant de choix est l'éosine en solution aqueuse au centième. L'orange et le vert-lumière peuvent être également employés, à condition de prolonger un peu leur action (Voir planche III).

*Cils vibratiles.* — On les voit bien dans les coupes de certains infusoires ciliés, entre autres chez *Paramæcium bursaria*, dans l'épithélium œsophagien de la grenouille et du triton, dans les tubes segmentaires du ver de terre, dans l'épithélium des fosses nasales et de l'épendyme des mammifères. Un bon fixateur est la liqueur de Flemming ou celle de Bouin. La coloration à l'hématoxyline ferrique est une des meilleures qui conviennent pour mettre en évidence les corpuscules basaux, à la condition de surveiller très étroitement sous le microscope l'action de l'alun de fer et d'employer une solution très étendue de ce sel (Voir planche II).

*Bordure en brosse.* — On donne ce nom aux plateaux pourvus de cils inertes et rigides à la manière des poils d'une brosse. La coupe transversale d'une larve d'œstre du cheval montre des cellules épithéliales pourvues d'un beau type de bordure en brosse (on y voit aussi des kittleiste). Dans le tube segmentaire du ver de terre, le canal central creusé à l'intérieur même de la cellule montre une bordure en brosse à corpuscules basaux très fins. En outre, par endroits, la brosse fait place à une touffe de longs cils vibratiles pourvus de corpuscules basaux plus développés. C'est donc là un objet de choix. La technique est la même que pour les cils vibratiles.

*Plateau strié.* — Cette bordure en brosse atrophiée se rencontre dans les cellules épithéliales des villosités intestinales. Même technique.

## § 3. — Protoplasma.

Le protoplasma animal s'étudie à l'état vivant chez les organismes monocellulaires comme les infusoires. On peut également faire de bonnes observations sur les globules blancs. Toutefois leur protoplasma est si peu maniable, même avec le concours de la platine chauffante, il montre si peu de détails à l'état de vie qu'on l'observe de préférence sur des préparations fixées et colorées. On lui distingue une partie différenciée en substance filaire ou réticulaire appelée mitome, qu'on peut considérer comme la charpente protoplasmique. Les mitochondries de Benda, l'ergastoplasme de Bouin et Garnier appartiennent au mitome. Une deuxième partie du protoplasma contenue dans les mailles de la précédente renferme les diverses produits d'élaboration du protoplasma qui se présentent le plus souvent sous la forme de « grains de sécrétion ». A côté de cet état normal du protoplasma, il existe différents états ou transitoires ou pathologiques que nous signalerons en dernier lieu.

*Mitochondries de Benda.* — Elles se présentent sous la forme de chaînettes sinueuses de granulations, d'amas granuleux, de faisceaux de fibres parallèles, etc. Elles sont en rapport avec les fonctions motrices de la cellule et constituent la partie striée des fibres musculaires, la racine des cils vibratiles, etc.

La technique de Benda est la suivante :

La fixation a lieu pendant huit jours dans le liquide fort de Flemming. Elle s'exerce sur des pièces aussi petites que possible. Après fixation, on lave à l'eau courante une bonne heure, puis on laisse les pièces vingt-quatre heures dans :

| | | |
|---|---|---|
| Acide acétique pyroligneux rectifié. | 100 cent. cubes. | |
| Acide chromique, solution aqueuse au 100e | 100 | — |

et autant dans une solution de bichromate de potasse à 2 p. 100. Après un lavage à l'eau de vingt-quatre heures, on peut inclure. Les coupes sont débitées à 5 μ, collées en étalant sur de l'eau distillée, débarrassées de leur paraffine et portées dans une solution d'alun de fer à 4 p. 100 où elles restent vingt-quatre heures. Pendant ce temps, on prépare : 1° une solution de sulfalizarinate de soude en versant goutte à goutte dans de l'eau distillée une solution alcoolique de ce sel jusqu'à coloration ambrée du mélange ; 2° une solution mère de krystall-violett composé de :

| | | |
|---|---|---|
| Solution saturée de krystall-violett dans l'alcool à 70° | 10 cent. cubes. | |
| Alcool chlorhydrique (alcool à 90°, 70 p., Hcl 1 p., eau 30 p.) | 10 | — |
| Eau anilinée saturée | 20 | — |

Au sortir du bain d'alun de fer, laver à l'eau et immerger les coupes durant vingt-quatre heures dans la solution de sulfalizarinate. Après ce bain, on égoutte la lame et on la sèche sur papier-filtre, puis on l'arrose de la solution mère de krystall-violett étendue de son volume d'eau. On chauffe jusqu'à production de vapeurs durant cinq minutes, et, après avoir rejeté l'excès de matière colorante, on sèche sur papier-filtre, et on plonge la lame pendant une minute dans de l'acide acétique au tiers. On sèche à nouveau sur papier-filtre et lave à l'alcool absolu en surveillant la décoloration sous le microscope. Enfin on monte au baume.

Les mitochondries sont colorées en violet intense ; les corps centraux, en rouge violacé ; les noyaux, en rouge brun foncé, et le cytoplasma en brun clair.

*Ergastoplasme. — Grains de sécrétion.* — On rencontre l'ergastoplasme sous forme de filaments dans la zone périphérique des cellules de la glande sous-maxillaire de l'homme, dans celle du bœuf, etc. Il se colore admirablement bien par le procédé de l'hématoxyline ferrique, qui nous est bien connu. Il en est de même pour les grains de sécrétion. Toutefois ces derniers demandent, pour apparaître avec netteté, que l'immersion dans les bains d'alun de fer et d'hématoxyline soit prolongée au moins une demi-journée pour chaque bain.

Ce procédé est général. Il réussit aussi bien sur le pancréas et sur les glandes à venin que sur les glandes salivaires. C'est en raison de son importance qu'il reparaît plusieurs fois dans ce livre, plus ou moins modifié suivant le cas. Le professeur Laguesse conseille d'employer le procédé suivant :

1° Fixation dans le liquide J :

| | |
|---|---|
| Acide osmique à 2 p. 100.......... | 4 cent. cubes. |
| — chromique à 1 p. 100....... | 8 — |
| — acétique glacial............. | 1 goutte. |

(Environ six heures : très petites pièces.)

2° Lavage prolongé dans l'eau distillée (quatre heures);
3° Coloration d'une durée de deux à trois heures dans :

| | |
|---|---|
| Solution alcoolique saturée de safranine | 10 cent. cubes. |
| Eau anilinée saturée | 100 — |

4° Mordançage de vingt-quatre heures dans une solution aqueuse saturée de sulfite de potasse ;

5° Coloration de vingt-quatre heures dans un mélange préparé de la manière suivante :

Mettre dans un verre à expérience 3 centimètres cubes d'une solution aqueuse saturée de violet de gentiane. Ajouter goutte à goutte, en agitant, de III à IV gouttes de solution aqueuse saturée d'orange G, puis, toujours goutte à goutte, quelques centimètres cubes d'eau distillée jusqu'à ce que le précipité formé se soit redissous. Filtrer ;

6° Laver rapidement à l'alcool absolu ; différencier dans l'essence de girofle sous le microscope et monter au baume.

Cette coloration, qui est une habile modification de la triple coloration de Flemming due à Reinke, teint les grains de sécrétion en violet et les montre parfois formés d'un centre clair et d'un anneau périphérique violet.

*Centre cellulaire.* — Après Van Beneden, de nombreux travaux confirmèrent l'existence d'un centre cellulaire composé d'un corpuscule central ou centrosome, d'une sphère concentrique et d'un aster formé d'une série de filaments radiés plus ou moins longs partant de la sphère. Ce centre se retrouve dans des cellules que l'on considère à tort ou à raison comme des éléments au repos. Il est très évident dans les globules blancs de la salamandre et particulièrement dans ceux qui se pressent dans l'écorce lymphoïde du foie. Ce centre cellulaire est situé près du noyau et se loge parfois dans une concavité que lui offre celui-ci. La fixation au liquide de Flemming, au formol picrique, suivie d'une coloràtion double (hématoxyline, orange G ; hématéine, éosine ; safranine, vert-lumière) permet de mettre ce centre en évidence. Il est opportun de s'adresser aux matériaux d'étude indiqués ci-dessus, car ce serait s'abuser que de s'attendre sur la foi de certains auteurs à trouver le centre cellulaire dans toutes les cellules.

*Disposition cinétique du protoplasma.* — Elle est la même que pour les cellules végétales et se met en évidence, comme le centre cellulaire, par l'emploi de matières colorantes plasmatiques.

*États pathologiques du protoplasma.* — Ce sont des états dégénératifs provoqués par la sénescence (vieillesse) ou par les maladies. Les plus fréquents sont la dégénérescence graisseuse et la dégénérescence amyloïde.

*Dégénérescence graisseuse.* — Il ne s'agit pas de surcharge graisseuse, mais de production de graisse au détriment du protoplasma différencié. Un exemple en est fourni par la dégénérescence graisseuse du myocarde au cours des affections aiguës ou chroniques. La striation transversale devient tout d'abord obscure, puis disparaît. On voit en même temps apparaître tantôt des granulations, tantôt des flaques réfringentes de graisse que l'acide osmique en solution à 1 p. 100 souligne à merveille comme autant de taches noires. Il va sans dire qu'on évitera d'inclure les pièces à la paraffine et qu'on fera de préférence des coupes au microtome de Ranvier.

*Dégénérescence amyloïde.* — Elle se localise sur les parois des artérioles et sur certains organes plus souvent frappés, comme le foie, les reins et la rate. Bien qu'elle renferme de l'azote, la substance amyloïde possède les réactions de l'amidon et du glycogène. L'iode en présence de l'acide sulfurique étendu la colore en bleu ; mais, dans la pratique, le procédé de recherche le plus convenable est le suivant, indiqué par Cornil et Kussmaul. Les coupes sont immergées cinq minutes dans :

| | |
|---|---|
| Violet de Paris | 1 gramme. |
| Eau distillée | 100 cent. cubes. |

On passe rapidement à l'alcool et on sèche au papier-filtre. On monte dans l'huile de cèdre. Les points amyloïdes sont rouges, le reste bleu ou violet pâle.

## § 4. — Noyau.

Dans les cellules animales, le noyau est généralement petit avec des chromosomes nombreux ou étroitement serrés les uns contre les autres, si bien que le noyau coloré par ses couleurs électives forme le plus souvent une tache opaque dans laquelle il est impossible de rien démêler, même avec de forts grossissements. Il faut donc ici encore s'adresser sous peine d'échec à des matériaux de choix. Tels sont ceux fournis par la salamandre. Cet animal est tellement précieux pour l'histologiste par les dimensions et la limpidité de ses éléments anatomiques que nous n'hésitons pas à donner toutes les indications voulues pour aider à le reconnaître et à se le procurer. Il existe deux espèces de salamandre distinctes : la salamandre terrestre et la salamandre aquatique. Les salamandres aquatiques, vulgairement appelées tritons, quoique bonnes à utiliser pour l'étude de certains tissus et tout spécialement de la rétine, ne sont pas à comparer avec les salamandres terrestres pour l'étude cytologique. Les tritons se distinguent des salamandres, indépendamment de leur habitat différent, par leur corps grêle et leur queue latéralement aplatie, tandis que les salamandres ont le corps lourd et la queue cylindrique. Les tritons vivent dans l'eau des mares et des étangs bourbeux. La salamandre, quoique recherchant les milieux humides, se tient sous les pierres, au dehors de l'eau. Elle frappe par ses mouvements paresseux, dont elle ne se départit pas quand même on l'inquiète. Il faut la chasser à la tombée de la nuit ou par les temps couverts et pluvieux, car elle ne sort guère que dans ces conditions. On la prend aisément avec un filet à main, et on peut la conserver vivante au fond d'une caisse aérée, sur de la mousse humide, en lui donnant des vers de terre pour toute nourriture. La salamandre tachetée, variété la plus répandue, produit trente à quarante larves qui sortent de l'utérus munies de quatre pattes et de branchies externes. Ces larves sont un objet d'étude classique pour la disposition générale de l'embryon de vertébré (notocorde et protovertèbres); mais, au point de vue cytologique, elles sont plus précieuses encore. L'épiderme des larves, les spermatogonies de l'animal adulte montrent de superbes figures de karyokinèse assez étalées pour permettre de compter les chromosomes.

La liqueur de Bouin est le fixateur de choix comme la coloration à l'hématoyxline ferrique est une des meilleures. Le choix du colorant plasmatique est peu important. Cependant l'orange G et le triacide d'Ehrlich donnent d'excellentes différenciations dans le protoplasma. La coloration indiquée plus haut (page 318), due à Ramon y Cajal, donne également d'excellents résultats.

# CHAPITRE III

## TECHNIQUE CYTOLOGIQUE APPLIQUÉE AU SANG, AUX ÉPANCHEMENTS, A L'URINE

### SANG

### § 1. — Examen à l'état vivant.

Seul, l'examen du sang à l'état vivant permet d'enregistrer bon nombre de faits importants, tels la présence d'éléments mobiles anormaux, les variations d'élasticité et de résistance des globules rouges, le degré variable de mobilité des globules blancs.

Cet examen ne nécessite qu'un matériel restreint; une lame spéciale, dite cellule à rigole ou chambre humide de Ranvier, et une lamelle.

Pour examiner le sang humain, quand on n'a pas de platine chauffante, on prend soin de faire chauffer la lame quelque temps à l'étuve ou sur un bain-marie à 37°. La gouttelette de sang prélevée sur un doigt propre et sec est reçue en partie sur le disque central de la lame-cellule et recouverte aussitôt de la lamelle. Celle-ci doit être enduite de salive ou de vaseline sur les bords, de manière à fermer hermétiquement. En outre, elle doit être assez épaisse pour ne pas se laisser déprimer par l'effet de la capillarité. Enfin la gouttelette doit occuper tout le disque central et déborder au besoin un peu dans la rigole.

**Éléments mobiles anormaux.** — Dans les anémies extrêmes, les globules rouges se déforment lentement sur place, ainsi qu'on peut s'en rendre compte en dessinant leurs contours à la chambre claire à quelques intervalles de temps. Dans l'anémie extrême des cancers et du paludisme, les hématies émettent des prolongements mobiles qui peuvent atteindre jusqu'à 6 µ et sont capables de subir des mouvements oscillatoires. On a donné à cette apparence le nom de poikilocytose de Quincke.

A côté des hématies altérées, on signale également l'oscillation sur place des « microcytes » autour d'un axe passant par leur plus grand diamètre, les mouvements de reptation des « pseudo-parasites » qui ne sont autres que des globules nains déformés ayant l'aspect de bâtons noueux.

A côté de ces pseudo-parasites, il peut exister aussi de véritables parasites mobiles, tels les filaires, le spirille d'Obermeier, les hématozoaires du paludisme, etc.

La filaire du sang la plus répandue est la filaire nocturne, ainsi appelée parce qu'on doit, pour l'observer, prélever le sang pendant la nuit. Dans ces conditions, elle peut apparaître en grande abondance, car on a pu en trouver jusqu'à une cinquantaine dans une goutte de sang. Elle est contenue dans une sorte de tube rigide à l'intérieur duquel sa substance propre est animée d'une extrême mobilité : aussi est-elle immobile dans l'intervalle des globules sanguins, tout en donnant l'impression du mouvement.

L'hématozoaire du paludisme ne peut également s'observer que sous certaines conditions; il faut s'y prendre au début de l'accès, alors que le malade n'a pas reçu de quinine depuis huit jours. Pour une meilleure observation de certaines formes du parasite et en particulier de la forme « flagellée », il est bon de mélanger la goutte de sang avec part égale de solution physiologique de sel. Ce procédé permet aux flagellas de s'étaler (cela demande une quinzaine de minutes), en facilite l'observation et permet de les fixer ainsi par les vapeurs osmiques, si on veut faire des préparations permanentes.

Le spirille d'Obermeier (fièvre récurrente) demande à être recherché au début de l'accès de fièvre ou très peu après. Dans des conditions favorables, il apparaît sous la forme d'un filament contourné sur lui-même en ressort à boudin de 15 à 40 μ de longueur, à extrémités effilées, animé de mouvements rapides sur son grand axe. Il porte deux cils vibratiles à chaque extrémité. Après l'accès, les spirilles englobés par les polynucléaires se retrouvent dans la rate.

La ponction de la rate comme procédé d'examen pratiqué sur l'homme est peu admissible ; mais, si on veut observer quelque temps le spirille d'Obermeier, on se rappellera qu'il peut se conserver vivant jusqu'à cent jours dans le corps de la sangsue et qu'il vit un ou deux jours en goutte suspendue dans le sang de l'homme, à une température qui peut varier de 20 à 36°.

*Variations de l'élasticité.* — L'élasticité diminue dans l'intoxication saturnine ; les globules sont rigides et ne subissent plus la déformation par pression réciproque ; c'est l'inverse qui se produit dans les anémies où les globules sont pâteux et tendent à conserver indéfiniment les déformations qu'ils ont acquises.

*Variations de la viscosité.* — Dans la cirrhose hypertrophique avec ictère, les hématies deviennent tellement visqueuses qu'elles se soudent étroitement en piles circonscrivant des lacs plasmatiques étroits. La même tendance existe à un degré moindre dans la pneumonie et dans le rhumatisme articulaire aigu. Dans l'anémie, au contraire, les globules rouges restent dispersés et ne se mettent pas, comme à l'état normal, en piles régulières ressemblant à des piles de pièces de monnaie.

*Variations de la résistance.* — On entend par résistance celle que le globule rouge présente à se dissoudre dans un milieu liquide salin dont l'isotonie est différente de celle du plasma sanguin. Normalement une solution de chlorure de sodium à 10 p. 1 000 est isotonique aux globules rouges. Si la solution devient plus étendue, les hématies tendent à devenir sphériques. Si elle est plus concentrée, elles s'aplatissent au contraire. En outre, chaque fois que l'isotonie se modifie, l'hématie met en liberté une quantité d'hémoglobine qui est sensiblement proportionnelle à la différence entre l'isotonie du globule et celle du milieu où il est placé. A un moment donné, le globule se détruit entièrement, et c'est le degré de concentration de la solution saline à ce moment qui sert de mesure à la résistance.

Voici comment Vaquez procède pour la détermination pratique de la résistance. Dans de petits tubes, il mesure C gouttes de solutions salines différentes titrées de 4 en 4 centigrammes pour C de $0^{gr},22$ à $0^{gr},82$. Dans chaque tube, on laisse tomber une goutte de sang, et le premier dans lequel le microscope permet de décèler la destruction des globules fournit le titre de la solution qui exprime la résistance.

*Globules blancs.* — Dans l'examen du sang à l'état vivant, les globules blancs sont à observer au point de vue de leur mobilité. Il est à noter que les lymphocytes sont dépourvus de mouvements; il n'est donc pas étonnant de constater l'immobilité des globules blancs dans la leucémie, puisque dans cette affection l'immense majorité des globules blancs est composée de lymphocytes. L'examen de la mobilité des globules blancs demande une observation d'une certaine durée et la patience voulue (Voir p. 112).

## § 2. — Examen du sang après fixation. — Matériel et produits nécessaires.

Cet examen constitue la partie la plus importante de la technique hématologique. Aussi le matériel est-il ici un peu plus compliqué. Le principal appareil est l'hématimètre. Celui de Hayem et Nachet est le plus répandu en France ; il sert non seulement pour la numération globulaire, mais s'adapte en outre très bien à l'examen du sang à l'état frais. Il comprend :

1° Un *système optique* destiné à projeter au milieu du champ l'image d'un quadrillé dans chacun des carrés duquel s'effectuera la numération ;

2° Une *lame porte-objet* spéciale creusée à sa face supérieure et rodée de manière à s'adapter exactement aux lamelles spéciales et à former avec elles une cellule de 1/5 de millimètre de hauteur. Sous le support métallique de cette lame, en son milieu, se visse le système optique ci-dessus, et le tout s'installe sur la platine du microscope, après avoir enlevé le condensateur, en ayant soin d'amener l'image du quadrillé bien au centre du champ. Comme il est nécessaire de déplacer la lame porte-objet pour la numération des globules blancs, si le microscope n'a pas de platine mobile, il y aura lieu de faire monter la cellule sur un chariot mobile au moins dans une direction. Le nouveau microscope hématimétrique de Nachet comporte un dispositif pour déplacer la lame porte-objet dans deux directions perpendiculaires ;

3° *Lamelles spéciales.* — L'appareil en renferme une demi-douzaine. Leur particularité est d'être d'une planéité absolue ;

4° Une *petite éprouvette* de 2 centimètres cubes où s'effectuera la dilution ;

5° Un *agitateur*;

6° Une *pipette graduée* entre deux traits pour

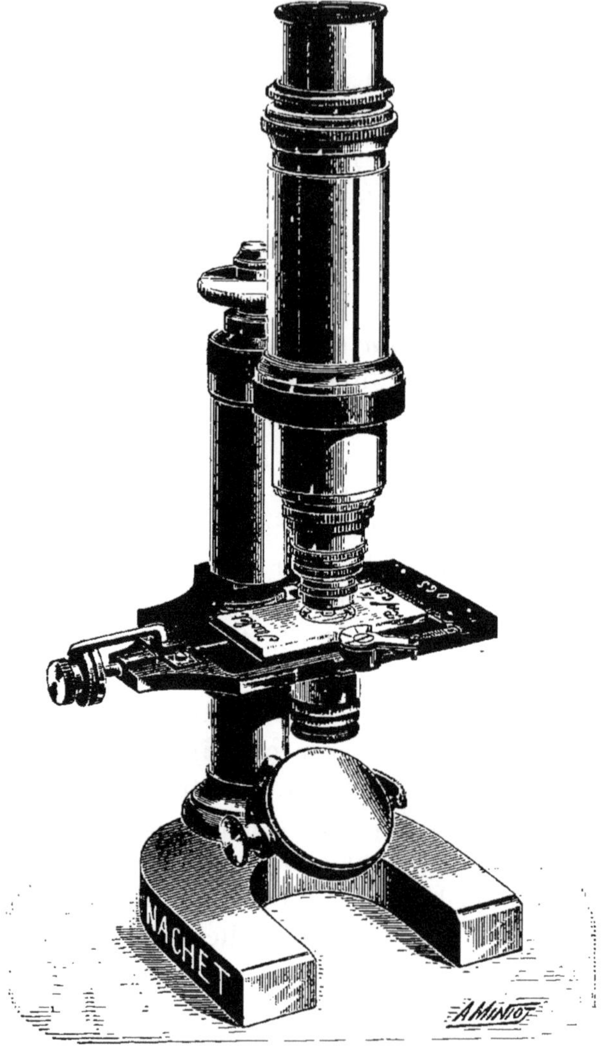


Fig. 48. — Nouveau microscope hématimétrique portatif de Nachet.

mesurer exactement 1/2 centimètre cube de liquide fixateur;

7° Une *pipette capillaire* exactement jaugée pour mesurer 2 millimètres cubes de sang depuis sa pointe jusqu'à un trait donné. Cette pipette est munie d'un tube en caoutchouc avec embout de verre pour servir à l'aspiration du sang ;

8° L'*hématimètre* renferme une instruction et une table destinée à abréger les calculs ;

9° *Liquide fixateur*. Voici sa composition :

| | |
|---|---|
| Eau distillée | 200 grammes. |
| NaCl pur | 1 — |
| Sulfate de soude pur | 5 — |
| Sublimé | 0gr,50 |

En plus de l'hématimètre, il faut tenir à sa disposition une série de lames et lamelles parfaitement propres et bien sèches pour y faire les frottis.

En outre, il faut se constituer le matériel et les produits nécessaires pour la fixation et la coloration du sang.

Fixation. — Le meilleur procédé en matière de fixation du sang est celui qui élimine les agents chimiques parce qu'ils font varier l'action des matières colorantes. C'est pourquoi Ehrlich adopte la fixation à l'étuve sèche, à 120°-130° pendant une demi-heure. Ce procédé a, en plus, l'avantage d'une action toujours comparable à elle-même ; mais, comme il n'est pas à la portée de tous, on peut le remplacer par une fixation à la flamme qui consiste à passer trois fois le frottis de sang préalablement séché à travers la flamme d'un bec de Bunsen, ou d'une lampe à alcool avec un mouvement ni trop lent, ni trop précipité, comparable à celui d'une personne qui coupe du pain, et de telle sorte que la face négative de la lame ou de la lamelle soit seule touchée par la flamme.

Bien que ce procédé de fixation soit purement physique, nous y avons renoncé parce qu'il est incertain, c'est-à-dire ne fixe pas ou altère les globules sanguins plus souvent qu'il les fixe exactement. L'objection faite aux agents chimiques vise surtout les solutions osmiques, qui modifient réellement les colorations; mais elle ne saurait s'appliquer ni à l'alcool absolu, ni au mélange alcool-éther à parties égales, qui fixent par déshydratation et disparaissent complètement, en raison de leur volatilité, une fois la fixation effectuée.

La fixation alcool-éther est celle que nous préférons à défaut du procédé de choix d'Ehrlich. Elle demande une demi-heure pour être sûre. Le récipient employé sera un tube de Borel pourvu d'un prisme de verre à trois faces admettant trois lames et n'immobilisant qu'une petite quantité d'alcool-éther. Ce tube sera bouché par un bon liège.

Coloration. — Elle s'effectue dans les mêmes récipients, qui sont très commodes. Quant aux solutions colorantes, il importe tout d'abord de remarquer que de faibles variantes dans leur composition comme quantité ou qualité des produits entrant dans les mélanges peuvent faire varier beaucoup les résultats. Si on ne veut faire que la numération des globules blancs, celle des lymphocytes, des mono ou des polynuléaires, la première solution venue d'éosine-bleu de méthylène peut suffire. On peut même se contenter de colorer avec le bleu de méthylène seul, les globules rouges étant la plupart du temps visibles par eux-mêmes; mais, lorsqu'il s'agit de colorer les granulations des globules blancs afin de les dénombrer en éosinophiles, basophiles, neutrophiles et amphophiles, il faut, pour que les résultats soient comparables entre eux et avec ceux obtenus dans les autres laboratoires, opérer avec des solutions colorantes rigoureusement identiques. Lorsqu'on les compose soi-même, la grande difficulté, quand on renouvelle ses matières premières, est d'en retrouver d'équivalentes. Cette difficulté, jointe à ce fait notoire que la plupart des laboratoires utilisent les solutions colorantes préparées par Grübler, décidera sans doute à se les procurer chez ce fournisseur. Grübler livre en flacons de 100 grammes les deux solutions suivantes :

*Ehrlich's 3-Farbmischung* pour coloration des éosinophiles, *Ehrlich's Triacidlösung* pour neutrophiles. Quant aux basophiles, rappelons que leur colorant électif est le bleu de méthylène (1).

*Observations à faire sur les préparations de sang fixé.* — Elles portent sur la forme, les dimensions, les caractères de colorabilité et le nombre des globules sanguins. Ces observations doivent se faire avec méthode, toujours dans le même ordre, d'abord pour les globules rouges, puis pour les globules blancs. Elles se complètent ensuite par la recherche des éléments anormaux dans le sang.

C'est ce même ordre que nous suivrons ici dans l'exposé des recherches à faire. En outre, autant pour éveiller l'intérêt que pour éclairer la pratique, nous fournirons, parmi les résultats définitivement acquis, quelques données de repère, numériques ou autres, au sujet des variations normales et pathologiques des divers éléments du sang.

Forme des globules rouges. — Il est préférable de l'observer sur le sang vivant; mais, comme on n'est pas toujours en mesure de le faire, l'examen peut avoir lieu après fixation. Dans ce cas, il est de rigueur, avant de conclure, de s'assurer que les modifications de forme observées ne sont pas introduites par la technique elle-même (fixation ou frottis défectueux).

On résout ce problème par l'examen direct du sang dans le sérum physiologique. Un autre critérium qui permet d'écarter l'artefact est la conservation de la biconcavité.

(1) Il s'emploie en solution aqueuse au centième.

Cela posé, certaines données sur la forme des globules rouges sont à retenir en raison de leur importance en médecine légale et en pathologie. Les globules rouges sont ou ronds ou elliptiques. Cette dernière forme, nucléée ou non, n'appartient jamais à l'homme. Sans noyau, elle indique que le sang provient d'oiseaux ou de caméliens; avec noyau, qu'il s'agit d'amphibies, de reptiles ou de poissons. Quant aux globules ronds, ils se présentent également avec ou sans noyau. Pourvus d'un noyau, ils ne se rencontrent normalement chez l'homme qu'avant le sixième mois de la vie intra-utérine.

Pathologiquement, les globules rouges pourvus d'un noyau ou érythroblastes se rencontrent dans les anémies graves, pernicieuse, pseudo-leucémique, leucémique, chlorotique, dans la fièvre bilieuse hémoglobinurique, dans le myxœdème, après la splénectomie, dans les intoxications saturnine, phosphorée, chloroformée.

Les globules rouges sans noyau sont les globules normaux des mammifères. Ils ont la même forme et ne peuvent être distingués, quant à l'origine, que par leurs dimensions ou la mesure de leur résistance.

Ils subissent chez l'homme, dans les anémies extrêmes, des déformations en poire, en raquette, en cornue et en marteau.

Dimensions des globules rouges. — Hayem distingue trois variétés d'hématies au point de vue des dimensions normales. Voici leur pourcentage :

6 μ à 7 μ = 7 p. 100;
7 μ à 7 μ, 5 = 75 p. 100;
7 μ, 5 à 8 μ, 5 = 12 p. 100.

Voici par comparaison les dimensions des globules rouges de certains mammifères :

| | |
|---|---|
| Cobaye | 2 μ |
| Chèvre | 4 μ |

| | |
|---|---|
| Mouton .................................... <br> Cheval .................................... | 5 μ |
| Lapin .................................... <br> Chien .................................... | 6 à 7 μ |

Il existe encore dans la sphère domestique, en dehors du lapin et du chien, des animaux dont les globules sanguins ont la même forme et les mêmes dimensions que les nôtres. En comptant que la dessiccation prolongée, les réactifs fixateurs peuvent modifier les dimensions réelles des globules, on saisira quelle prudence est de rigueur dans les conclusions médico-légales (1).

Les variations pathologiques du diamètre des globules rouges chez l'homme sont peu fréquentes. Il peut y avoir une augmentation sensible dans la chlorose et surtout dans la cyanose.

*Modification des affinités de coloration.* — Normalement, le globule rouge est acidophile et monochromatophile. Son colorant électif est l'éosine. Dans les anémies graves, il y a inversion de l'affinité acide, et, parfois, les globules peuvent être colorés, à l'état frais, par le bleu de méthylène, phénomène qui coïncide en général avec la poikilocytose.

Le sang diabétique se colore mal. Les globules rouges restent incolores dans le rouge Congo, ou dans le mélange éosine-bleu de Méthylène. Inversement, le rouge écarlate de Biebrach les teinte fortement.

La *polychromatophilie* est une modification des propriétés des globules rouges telle que, dans un mélange de deux matières colorantes acide et basique, ils tendent à prendre une teinte intermédiaire. Elle est propre aux anémies dites essentielles.

Dans l'anémie saturnine, on a constaté la présence dans le globule rouge de fines granulations basophiles.

(1) Les données de la résistance globulaire ne paraissent pas offrir une plus grande sécurité (Voir p. 331).

## § 3. — Technique de la numération des globules rouges.

Au moment de pratiquer la numération, il faut s'assurer tout d'abord que les différentes parties de l'hématimètre sont en parfait état de propreté.

On commence par mesurer un demi-centimètre cube de liquide fixateur, qu'on porte dans la petite éprouvette ; puis, le bras restant bien horizontal, le doigt est lavé, séché au coton hydrophile et piqué franchement dans la pulpe de la face palmaire avec une épingle qu'on a pris le soin de stériliser dans la flamme d'une lampe à alcool. Dès que la goutte de sang apparaît, on lui présente l'extrémité de la pipette capillaire, et on y fait pénétrer par aspiration 2 millimètres cubes, c'est-à-dire que la colonne sanguine doit affleurer exactement au chiffre 2. La pipette est alors essuyée à son extrémité avec du papier buvard. Son contenu est vidé dans l'éprouvette, en ayant soin de bien rincer l'intérieur de la pipette avec le mélange et de rejeter chaque fois dans l'éprouvette le produit du rinçage. Pour achever de rendre le mélange bien homogène, on le brasse dans l'éprouvette avec le petit agitateur qu'on fait rouler entre deux doigts. On peut alors prélever une gouttelette qu'on porte au milieu de la cellule de l'hématimètre et qu'on recouvre d'une lamelle dont on a préalablement enduit les bords de salive ou de vaseline.

Pour effectuer la numération, on se sert de l'objectif 5 (Nachet, Stiassnie) et de l'oculaire 3. Après avoir mis au point sur les globules rouges, on compte par carré le nombre des globules rouges contenus dans dix carrés, et on fait la moyenne des dix nombres trouvés. Le produit de la multiplication de cette moyenne par le nombre 31 000 donne le nombre de globules rouges par millimètre cube. Le nombre 31 000 n'est, en effet, lui-même que le produit des deux facteurs qui interviennent dans la numération :

1° Le volume de sang utilisé (1/25 de millimètre cube) ;

2° Le degré de la dilution (1/248)($125 \times 248 = 31\,000$). Pour apprécier les données de la numération, on se reportera aux données ci-dessous.

Variantes normales du nombre des hématies par millimètre cube :

| | | | |
|---|---|---|---|
| Chez l'homme, de........... | 4 300 000 | à | 5 500 000 |
| — la femme, de.......... | 4 200 000 | à | 4 800 000 |
| — l'enfant, de............ | 4 000 000 | à | 4 500 000 |

Polyglobulie physiologique d'altitude de : 5 500 000 à 8 000 000.

Anémies aiguës hémorragiques ; pronostic grave au-dessous de 1 500 000.

Anémies maladives au-dessous de 4 000 000 ; pronostic grave au-dessous de 2 000 000.

## § 4. — Numération des hématoblastes.

Pour cette numération, on se sert encore de l'hématimètre, mais il faut une cellule de 1/10 de millimètre et un autre liquide fixateur, qui est le suivant :

| | |
|---|---|
| Eau distillée.. .................. | 200 grammes. |
| Chlorure de sodium............. | 1 gramme. |
| Sulfate de soude................ | 5 grammes |
| Solution iodo-iodurée............ | 3,5 cent. cubes. |

(La solution iodo-iodurée comporte 1 gramme d'iodure de potassium pour 20 grammes d'eau avec de l'iode en excès.)

A l'état normal, les hématoblastes sont au nombre de 250 000 par millimètre cube. Ce nombre, qui peut baisser jusqu'à 50 000 dans les maladies aiguës, s'accroît brusquement au moment de la convalescence. C'est la crise hématoblastique. Leur nombre peut alors s'élever jusqu'à 800 000. Cette crise est très habituelle dans la fièvre typhoïde. Quand elle n'est pas franche, on peut s'attendre à une rechute. Son maximum est généralement atteint dès le troisième jour d'apyrexie.

## § 5. — Numération des globules blancs.

Elle porte sur leur nombre total par millimètre cube et sur le nombre de chaque espèce.

Numération totale des globules blancs. — Elle se fait à l'aide de l'hématimètre et de la cellule de 1/5 de millimètre de hauteur. Lorsqu'on a mis au point sur les globules rouges, il suffit, pour apercevoir les globules blancs qui sont plus épais, de relever progressivement l'objectif avec la vis micrométrique. La numération s'effectue alors comme celle des globules rouges, en tenant compte que le nombre beaucoup plus faible des globules blancs (7 000 par millimètre cube) commande de compter un beaucoup plus grand nombre de carrés. Pour cela, on relève le nombre de globules blancs compris dans toute l'étendue du quadrillé, nombre parfois nul, d'ailleurs. On déplace la préparation de manière à amener de nouveaux éléments dans le champ. On compte de nouveau les globules blancs, et ainsi de suite, jusqu'à ce qu'on ait exploré toute la dilution ou au moins sa plus grande partie. On totalise les résultats et répète d'ailleurs les mêmes opérations arithmétiques que pour la numération des globules rouges. On exprime les résultats en disant qu'il y a hypoleucocytose ou hyperleucocytose, suivant que le nombre des globules blancs est au-dessous ou au-dessus de la normale.

Numération des espèces globulaires. — On distingue les globules blancs en lymphocytes, mononucléaires, polynucléaires, et ces derniers en basophiles, éosinophiles, neutrophiles et amphophiles. Cette distinction porte sur des caractères de forme et de colorabilité dont elle suppose la connaissance préalable.

LYMPHOCYTES. — Les lymphocytes, appelés aussi microcytes ou globulins, sont les plus petits des globules blancs. Leur diamètre varie entre 6 μ, 5 et 9 μ. Ils ont en outre cette double caractéristique d'être immobiles et d'avoir un noyau qui remplit toute la cellule, ne laissant autour de lui qu'une mince bordure protoplasmique.

Au point de vue de la coloration, ils sont très nettement basophiles. Leur colorant électif est le bleu de méthylène.

MONONUCLÉAIRES. — Leur diamètre est de 15 à 20 μ. Leur noyau est sphérique, vésiculeux ou monolobé. Ils présentent autour du noyau une large bordure protoplasmique. La réaction colorante de ces globules blancs est encore basophile, mais beaucoup moins que celle des lymphocytes.

POLYNUCLÉAIRES. — Ils sont caractérisés par la forme plurilobée de leur noyau, par leur diamètre sensiblement inférieur à celui des mononucléaires et surtout par les granulations qui apparaissent au sein de leur protoplasma avec des affinités de coloration tout à fait spéciales, qui ont permis de classer les polynucléaires en acidophiles ou éosinophiles, basophiles, neutrophiles et amphophiles.

## § 6. — Technique de la numération par espèces des globules blancs.

Pour la clarté du texte, on peut distinguer deux numérations distinctes propres aux seuls globules blancs. La première se propose de déterminer combien, sur cent globules blancs, il se trouve de lymphos, monos et polys.

Suivant la prédominance de l'une ou l'autre espèce dans le pourcentage au delà des proportions normales, on dit qu'il y a lymphocytose, mononucléose, polynucléose.

Par la seconde numération, on cherche combien, sur cent polynucléaires, on compte d'éosinophiles, de neutrophiles, de basophiles ou mastzellen, et on déclare dans les mêmes conditions qu'il y a éosinophilie, neutrophilie, etc. Dans le premier cas, on ne s'adresse qu'aux formes globulaires, et il suffit alors d'examiner, en suivant les indications qui vont suivre, une préparation de sang par frottis colorée au bleu de méthylène après fixation. Dans le second cas, on recherche des affinités de coloration.

A la rigueur, ces deux numérations peuvent se faire simultanément sur la même préparation, pourvu qu'elle soit traitée par un colorant multiple convenable ; mais il est le plus souvent préférable de rechercher séparément l'éosinophilie, la basophilie, la neutrophilie et de contrôler les uns par les autres les résultats obtenus.

*Dilution du sang.* — Les préparations se font avec du sang pur ou dilué. On ne peut pas savoir à l'avance si le sang doit être examiné pur ou à l'état de dilution. Cela dépend du nombre des globules blancs. Aussi faut-il faire une première préparation d'essai. Si elle montre des leucocytes régulièrement espacés (1), la numération sera facile. Si, au contraire, ces éléments se présentent en paquets denses où l'œil ne saurait les séparer, on diluera le sang de un ou plusieurs volumes suivant la nécessité. Cette dilution se fait avec le liquide de Hayem, les pipettes et éprouvette de l'hématimètre, en ayant soin de bien brasser le mélange.

Que le sang soit pur ou dilué, il sera étalé par frottis. Le frottis peut se faire soit sur une des lamelles de l'hé-

(1) C'est le cas de beaucoup le plus fréquent quand les frottis sont bien faits.

matimètre, soit sur une lame ordinaire. Après dessiccation spontanée à l'air libre, le frottis est fixé à la chaleur ou à l'alcool-éther, comme il a été dit plus haut.

Élimination des globules rouges. — Au moment des manipulations, on peut encore faciliter la numération en passant la lame dans l'alcool au tiers qui dissout les globules rouges en respectant les leucocytes.

Coloration. — Elle a lieu par immersion d'une heure soit dans l'une des solutions de Grübler pour l'éosinophilie ou la neutrophilie, soit dans la solution de bleu de méthylène, suivant la recherche qu'on se propose (1).

La préparation colorée est lavée à l'eau distillée, rapidement (le jet de la pissette suffit), séchée à l'air libre et examinée telle quelle.

La technique de la numération varie un peu suivant qu'on se sert de l'hématimètre ou d'une lame ordinaire.

*Numération avec l'hématimètre.* — Pour arriver à un résultat d'une exactitude suffisante, il faut compter environ 500 leucocytes et, comme il n'y en a pas un pareil nombre dans l'étendue du quadrillé, il faut déplacer la lame de manière à faire passer au-dessus de ce dernier des portions de la préparation qui n'ont pas encore été comptées. Ce déplacement s'effectue avec méthode en se servant de la vis dont la platine de l'hématimètre est munie à cet effet. On commence sur le bord gauche de la préparation et en avant. On lira par exemple :

| | Lymphos. | Monos. | Polys-éosinos. | Autres Polys. |
|---|---|---|---|---|
| 1re lecture. | 1 | 3 | 1 | 8 |
| 2e — | | | | |
| etc. | | | | |

On inscrit alors ces chiffres dans des colonnes dis-

(1) Voir, plus loin, la coloration Laveran-Brumpt.

posées comme ci-dessus. On déplace ensuite la lame de gauche à droite de la quantité voulue pour que le premier élément aperçu dans le quadrillé sur le bord droit, après l'avoir traversé tout entier, s'arrête en dehors du bord gauche. On relève de nouveau les chiffres qu'on inscrit comme deuxième lecture, et ainsi de suite jusqu'à ce qu'on ait épuisé une zone transversale de la préparation ; on déplace alors la lame, dans un sens perpendiculaire de 1 millimètre vers l'arrière, soit à la main, soit de préférence avec le taquet de l'hématimètre réservé à cet usage, lorsqu'il existe. On compte de nouveau toute cette ligne, qu'on inscrit lecture par lecture au-dessous des précédentes. Lorsqu'on a atteint le total d'éléments voulus pour la numération, environ 500, il est facile de faire le pourcentage par une simple règle de trois.

*Numération sans hématimètre.* — Elle suppose les mêmes opérations fondamentales que précédemment, une platine mobile dans deux directions perpendiculaires et un oculaire micromètre (1). Chaque lecture se fait dans l'espace rectangulaire limitant la division du micromètre oculaire. Le déplacement de la préparation s'effectue par la platine mobile dans les mêmes conditions que précédemment.

A défaut de platine mobile, on peut se contenter de faire cheminer la lame à la main parallèlement à une réglette maintenue par les valets, en la déplaçant dans le sens antéro-postérieur chaque fois qu'une zone transversale a été parcourue.

On trouvera ci-contre quelques données de repère pour l'interprétation des résultats de la numération des globules blancs.

(1) L'oculaire micromètre joue le rôle du quadrillé de l'hématimètre ; mais on peut aussi s'en passer et prendre pour espace conventionnel le champ microscopique lui-même. La numération n'est que plus rapide, sinon plus exacte.

VARIATIONS NORMALES ET PATHOLOGIQUES DU NOMBRE DES LEUCOCYTES.
NGB (par millimètre cube).

| | | |
|---|---|---|
| Nombre normal chez l'adulte (homme ou femme)....... | moyenne ... | 7 000 |
| | maximum .. | 9 000 |
| | minimum .. | 5 000 |
| Nombre normal chez l'enfant. | moyenne ... | 4 500 |
| Nombre normal chez le nouveau-né.................. | moyenne ... | 18 000 |

*Hypoleucocytose ou leucopénie.*

| | |
|---|---|
| Physiologique : jeûne prolongé, NGB peut descendre jusqu'à........................ | 860 |
| Pathologique : fièvre typhoïde ............ | 1 000 |
| — — paludéenne.......... | 3 000 |

Rougeole, NGB ne varie que fort peu.

*Hyperleucocytose dite aussi leucocytose.*

Physiologique : froid, sudation, digestion, grossesse.

N. B. — L'hyperleucocytose digestive a son maximum une heure après le repas de midi. Le rapport $\frac{\text{leucocytes}}{\text{hématies}} = \frac{1}{420}$ (Gilbert Lion). Ce phénomène subsiste dans l'ulcère de l'estomac et disparaît dans le cancer de cet organe. Il disparaît aussi dans la grossesse.

Thérapeutique : bains froids; sérums salés; révulsion; saignée.

| | |
|---|---|
| Pathologique : Pneumonie (Lœper), frisson, NGB monte à........................ | 18-24 000 |
| Pneumonie, période d'état, NGB monte à. | 25-26 000 |
| Pneumonie, défervescence franche, descend à la normale. | |
| Diphtérie (cas moyens), NGB monte à.... | 14 000 |
| Scarlatine (cas moyens), NGB monte de 10 000 | à 40 000 |
| Cancer : rien de caractéristique. | |

Leucémie lymphatique, NGB atteint 70 000 et au delà.

Appendicite, NGB atteint dès le début de 10 000 à 15 000, qu'il y ait ou non suppuration. Cependant l'élévation de ce nombre à 20 000 est considérée comme indiquant la suppuration.

VARIATIONS NUMÉRIQUES DES DIVERSES ESPÈCES DE GLOBULES BLANCS.

Proportion normale p. 100 de chacune d'elles.

| | | | | |
|---|---|---|---|---|
| Lymphocytes... | 10 | chez l'adulte | 30-40 | chez l'enfant (?) (données incertaines). |
| Mononucléaires. | 25 | | | |
| Polynucléaires.. | 65 | | 60-70 | |

*Lymphocytose.*

Anémie palustre : taux très variable des lymphocytes.

Anémie grave mortelle. Les lymphocytes peuvent atteindre jusqu'à 99 p. 100.

Leucémie lymphatique. Caractérisée par plus de 70 000 globules blancs, dont la plupart sont des lymphocytes.

*Mononucléose.*

Variole. Maladie type de mononucléose, 50 p. 100 de mononucléaires.

Varicelle. Même formule, cependant moins accusée.

Oreillons. Les oreillons non compliqués peuvent donner jusqu'à 60 p. 100 de mononucléaires. S'il y a orchite, la proportion peut être inversée au profit des polynucléaires.

*Polynucléose.*

Scarlatine : 85-93 p. 100.
Rhumatisme : 800 p. 100 en moyenne.
Rage : 83-88 p. 100.
Bronchopneumonie : taux très variable.

*Éosinophilie.*

Proportion normale des éosinophiles : 1 à 2 p. 100.

VARIATIONS PATHOLOGIQUES.

Injection de tuberculine de Koch jusqu'à 90 p. 100.

| | | |
|---|---|---|
| Affections parasitaires de l'intestin : | | Tænias, de 5 à 25 p. 100. |
| — | — | Ascarides, éosinophilie très faible. |
| — | — | Ankylostomes, de 10 à 70 p. 100. |
| Affections parasitaires des muscles : | | Trichines, de 60 à 80 p. 100. |
| Asthme essentiel | — | de 8 à 16 p. 100. |

## § 7. — Éléments anormaux du sang.

Ce sont des parasites microbiens ou autres, des cellules anormales de signification pathologique ou des cellules normales des tissus accidentellement mélangés au sang, des grains de pigment, corps gras, matières inertes, etc.

*Parasites du sang.* — Les hématozoaires du paludisme, les trypanosomes de la maladie du sommeil, peuvent être mis en évidence par le procédé suivant, dû à Laveran et modifié par Brumpt.

Le sang obtenu par piqûre est étalé par frottis et coloré sur lame. La matière colorante est préparée au moment de s'en servir. Une goutte de bleu Borrel est mélangée dans un petit tube à XII gouttes d'une solution d'éosine à l'eau de Hœchst à 1 p. 4 000. On agite le tube de manière à mélanger intimement, et on verse son contenu sur le frottis.

La durée de la coloration est d'un quart d'heure, puis la préparation est lavée à l'eau et reçoit quelques gouttes de la solution « orange-tanin de Grübler », qu'on laisse agir de trente à soixante secondes. Nouveau lavage à l'eau. On sèche en retournant la préparation sur un morceau de papier-filtre, et on observe à l'immersion, sans lamelle, après séchage complet.

Les parasites sont colorés en bleu.

Ce procédé de coloration a d'ailleurs l'avantage de colorer les granulations éosinophiles en rose, les basophiles en bleu, les neutrophiles en violet. Les hématoblastes sont pourpres et les globules rouges sont roses. Cette coloration, pour être bien réussie, exige une adaptation exacte des matières colorantes employées. C'est pourquoi certains détails doivent être donnés à leur égard,

*Bleu Borrel.* — Il faut qu'il ne date pas de plus d'un mois. Voici comment on peut le fabriquer. Dans un flacon en vert jaune renfermant 100 centimètres cubes d'une solution de nitrate d'argent au centième dans l'eau distillée, on verse à la pipette environ 1 centimètre cube d'une solution à 10 p. 100 de soude caustique dans l'eau distillée, goutte à goutte, jusqu'à ce qu'il se forme un précipité.

Lorsque, après un temps donné, la solution de nitrate d'argent s'est éclaircie, on décante sans remuer le dépôt, et on complète au volume primitif avec de l'eau distillée. Ce lavage, qui a pour effet de débarrasser le précipité du nitrate d'argent libre, est répété trois fois dans les mêmes conditions. En dernier lieu, on verse sur le dépôt 100 centimètres cubes d'une solution au centième de bleu de méthylène officinal de Hœchst dans l'eau distillée. Après quinze jours de contact, on filtre et conserve dans un flacon en verre jaune.

La solution d'éosine doit être également conservée dans un flacon semblable.

Au moment de mélanger le bleu Borrel et la solution d'éosine, on évite autant que possible de former un précipité, car ce précipité indiquerait un excès d'éosine. On détermine donc, par un essai préalable, en se servant du même compte-gouttes, combien il faut de gouttes de la solution d'éosine pour une goutte de bleu Borrel. La solution orange-tanin de Grübler peut être remplacée par un mélange à volumes égaux d'une solution aqueuse de tanin à 5 p. 100 (eau distillée) et d'une solution aqueuse d'orange G à 1 p. 100.

*Recherche du « Spirochæte pallida » de Schaudinn.* — Le sang obtenu par piqûre est étalé par frottis et fixé une demi-heure dans l'alcool absolu. La coloration a lieu sur lame pendant vingt heures dans la solution suivante :

| | |
|---|---|
| Eau distillée...................... | 20 cent. cubes. |
| Giemsa's Losung (Grübler)..... . | XXXV gouttes. |

Lavage à l'eau distillée. Séchage sur papier-filtre. Examen à l'immersion sans lamelle.

*Corps étrangers.* — Pas de technique spéciale.

## § 8. — Cyto-diagnostic.

C'est une méthode de diagnostic basée sur la présence d'éléments figurés de forme connue dans les épanchements liquides des séreuses. Étant donnée, par exemple, une pleurésie, le cyto-diagnostic permet, par l'examen microscopique du produit de la ponction exploratrice, de nous fixer sur la nature tuberculeuse, rhumatismale ou autre de cette pleurésie.

Il suffira, d'ailleurs, de se reporter au tableau du cyto-diagnostic pour avoir une idée du parti qu'on peut en tirer.

Le matériel nécessaire comprend une seringue stérilisable de 10 centimètres cubes, munie d'un trocart fin, une centrifugeuse, quelques lames et lamelles, des solutions colorantes et un microscope. On peut remplacer la centrifugeuse par la sédimentation pure et simple dans un tube à essai ou dans un vase conique, à la condition d'additionner le liquide de la ponction de 3 p. 100 en volume de formol. Toutefois, lorsqu'un liquide est pauvre en éléments figurés, comme il arrive souvent pour le liquide céphalo-rachidien, ce moyen est insuffisant.

La technique est des plus simples. Le produit de la ponction est centrifugé (ou sédimenté) jusqu'à ce que le sérum surnageant soit devenu parfaitement limpide. Le culot est prélevé avec une pipette, étalé sur une lame par frottis, fixé à l'étuve sèche à 110-120° ou simplement à la flamme et coloré au triacide d'Ehrlich.

*Tableau du cyto-diagnostic.*

| | | | |
|---|---|---|---|
| Épanchements pleuraux. | Épanchements aseptiques. | Hémothorax. | Le liquide de la ponction renferme des globules rouges et des globules blancs. Les variations numériques des globules rouges permettent de suivre la marche de l'hémorragie vers la résorption. L'augmentation du nombre des globules blancs limitée aux polynucléaires est un indice de suppuration probable. |
| | | Pleurésie mécanique. | Cellules endothéliales : pas d'autres éléments figurés, si ce n'est quelques grands mononucléaires. |
| | Épanchements septiques. | Pleurésie tuberculeuse | primitive = lymphocytose. La proportion des globules blancs est de 100 lymphocytes contre 10 mononucléaires et 1 à 2 polynucléaires. |
| | | | secondaire = polynucléose ancienne. Les polynucléaires sont déformés, à bords crénelés, à noyau très divisé. |
| | | Pleurésie cancéreuse | présente, indépendamment du caractère hémorragique qui peut faire défaut, de grands mononucléaires à figures de karyokinèse. |
| | | Pleurésie rhumatismale | polynucléose très nette, cellules endothéliales et globules rouges. |
| | | Pleurésie métapneumonique | polynucléose et pneumocoques. |
| | | Pleurésie suppurée | polynucléose, strepto et staphylocoques, tétrades, etc. |
| Épanchements péricardiques | | | On trouve des lymphocytes et dans les péricardites mécaniques et dans les péricardites tuberculeuses. |
| Épanchements péritonéaux | | | Si la tuberculose est en cause, on trouve de la lymphocytose. S'il s'agit d'un kyste de l'ovaire, on peut trouver des éléments à cils vibratiles. |
| Liquide céphalo-rachidien. | Méningite tuberculeuse | | Lymphocytose moins marquée que dans la pleurésie. Il y a un plus grand nombre de polynucléaires. |
| | Méningite infectieuse aiguë. | | Polynucléose franche. Dans le méningite cérébro-spinale épidermique, on trouve le méningocoque de Weichselbaum à l'intérieur des polynucléaires. |
| | Tabès | | Lymphocytose franche, de 75 à 93 p. 100. |
| | Fractures du crâne | | Hématies dans le liquide céphalo-rachidien. |
| Épanchements articulaires. | traumatiques | | Mêmes indications que pour l'hémothorax. |
| | gonococciques | | Polynucléose, gonocoques endocellulaires. |
| | rhumatismaux | | Polynucléose, hématies, microorganismes divers dans les arthrites infectieuses. |
| Abcès. | froids | | Pas de microorganismes. |
| | chauds | | Streptocoques, staphylocoques, pneumocoques, tétrades, etc. |
| Kystes à échinocoques | | | Liquide absolument limpide sans éléments figurés. Lorsque le kyste commence à s'enflammer, on peut trouver dans le liquide des gouttelettes de graisse et des crochets d'échinocoques. |

## § 9. — Technique cytologique urinaire.

Les urines peuvent renfermer une assez grande variété de cellules. La plupart sont des produits de desquamation des divers épithéliums de revêtement des voies urinaires qui peuvent se rencontrer à l'état normal dans l'urine et n'appartiennent à l'état pathologique que par l'exagération de leur nombre. De là un côté délicat de la cytologie urinaire, qui réclame souvent plusieurs examens successifs des urines incriminées, en vue de les comparer soit entre elles, à des intervalles donnés, soit avec celles des sujets sains.

Indépendamment de ces cellules, dont la signification peut être équivoque, il peut se trouver dans l'urine d'autres éléments d'une signification plus catégorique : tels ceux du sang, du pus et du sperme, tels des œufs de parasites, des êtres monocellulaires comme certains infusoires, etc.

Quelle que soit la variété cytologique en cause, la technique varie peu. Elle consiste tout d'abord dans l'emploi de moyens convenables pour collecter les parties figurées éparses dans le liquide. Le plus efficace consiste dans l'emploi d'un appareil à centrifuger ; mais, à défaut, on peut tirer d'excellents services de la filtration pure et simple sur papier. La sédimentation est un mauvais procédé, insuffisant en lui-même et redoutable pour la conservation des éléments dans un milieu aussi fermentescible. On peut cependant y recourir à condition d'additionner l'urine de 1/10 de son volume de formol commercial à 40 p. 100.

Le « culot » ou partie solide collectée de l'urine est transporté sur une lame à l'aide d'une pipette. On l'étale par frottis, ou on l'abandonne simplement à l'évaporation suivant sa consistance. Pour assurer l'adhérence des particules déposées sur la lame pendant les manipulations, le moyen le plus simple consiste à étaler sur celle-ci une mince couche d'albumine-colle de Mayer et à laisser sécher pendant une heure ou deux à l'étuve à 40°, ou bien vingt-quatre heures à froid.

La fixation a lieu après le collage par une immersion de vingt minutes dans l'alcool-éther.

La coloration suivante, très simple, convient à la quasi-totalité des recherches de cytologie urinaire. La lame passe une heure dans une solution d'éosine à 1 p. 100 dans l'alcool à 70°. On lave à l'eau, on sèche et on fait une deuxième coloration complémentaire dans une solution aqueuse à 2 p. 100 de bleu de méthylène officinal. La lame y reste deux à trois minutes, après quoi on lave sous un jet de liquide modéré et laisse sécher à l'abri de la poussière. Les noyaux des cellules sont colorés en bleu ; le protoplasma, en rose plus ou moins accentué ; les globules rouges, en rouge vif.

Ces données générales étant acquises, voyons les quelques particularités techniques propres à certains éléments cellulaires qu'on peut rencontrer dans l'urine.

*Globules blancs* (globules du pus). — Il existe souvent dans les vases renfermant de l'urine un sédiment blanchâtre plus ou moins épais, qui peut être formé par du pus ou du simple mucus. Pour s'épargner de faire inutilement, dans le cas de mucus, une préparation microscopique, on versera une certaine quantité du sédiment suspect dans un verre à expérience, et l'on ajoutera de l'ammoniaque en la remuant avec un agitateur. Le pus se gonfle en donnant une masse visqueuse, au lieu de se dissoudre comme cela arrive pour le mucus.

A l'état frais, les globules blancs de l'urine sont justiciables des mêmes procédés d'examen qui ont été indiqués pour ceux du sang ; mais, dès que l'urine a subi la fermentation ammoniacale, on n'arrive à distinguer les noyaux qu'en diluant l'urine et l'acidulant par l'acide acétique. Il arrive même un moment où les globules sont réduits à des détritus granuleux méconnaissables, quoi qu'on fasse. Il y a donc intérêt à examiner le plus tôt possible les sédiments urinaires.

Le nombre des globules blancs contenus dans l'urine par millimètre cube se calcule à l'aide de l'hématimètre par le procédé déjà indiqué à propos du sang. Les cystites légères en fournissent environ 5 000 ; les cystites moyennes et intenses, de 5 000 à 50 000. Seul le cancer de la vessie paraît pouvoir atteindre 150 000.

Lorsqu'on est amené à rechercher la présence de parasites endoglobulaires comme les gonocoques, on doit appliquer à la préparation la coloration simple au violet de gentiane et, comme contrôle, la méthode de Gram avec double coloration par la fuchsine acide (Voy. p. 235). La recherche des gonocoques dans les « filaments » de certaines urines se trouve bien du procédé suivant : on recueille l'urine du matin dans un vase à précipité parfaitement propre, et on prélève le filament avec une pipette. Ce filament, porté sur une lame, y sera abandonné à la dessiccation spontanée, puis fixé à l'alcool absolu et coloré à la thionine phéniquée.

*Globules rouges.* — La recherche des globules rouges doit être effectuée dans l'urine aussi fraîche que possible, additionnée de 7 à 8 grammes p. 1 000 de sulfate de soude, sel qui contribue à la conservation de la forme de ces globules. Le sédiment sera étalé sur une lame dans les conditions ordinaires et coloré à l'éosine et au bleu de méthylène. L'examen de la préparation s'efforcera de déterminer quels sont les éléments associés aux globules rouges, si ce sont, par exemple, des cylindres hémorragiques émanés du rein ou des cellules épithéliales propres aux voies urinaires. Un point non moins important est la numération comparative des globules rouges et des globules blancs, qui permettrait de déceler la suppuration masquée par l'hémorragie.

*Cellules épithéliales.* — On les rencontre parmi les divers éléments du culot étalé sur lame. On peut les distinguer, d'après leur forme, en cellules plates, rondes, cylindriques et en raquette.

Les cellules *plates* appartiennent aux épithéliums pavimenteux stratifiés du vagin, du gland, du prépuce et à la couche superficielle de l'épithélium vésical (col non compris). Leur caractère principal est d'être très minces, très larges, polyédriques, à angles arrondis. Pour les distinguer les unes des autres et définir leur origine exacte, il n'existe pas de critérium sûr ; mais on peut dire qu'en règle générale les cellules plates provenant des muqueuses du type cutané sont plus grandes que celles de la vessie, tout en ayant un noyau plus petit. Les cellules épithéliales des uretères sont également peu distinctes de celles de la vessie, quoique sensiblement plus petites. Enfin les cellules épithéliales de la vessie ne sont un indice de cystite que lorsqu'elles sont, par comparaison avec les sédiments urinaires de sujets sains, en nombre notoirement plus élevé.

Les cellules *rondes* peuvent appartenir aux tubes du rein ou au bassinet. Leur provenance tubulaire est évidente lorsqu'elles sont groupées en traînées plus ou moins allongées ou collées à la surface de moules albumineux (cylindres épithéliaux). Elles ne dépassent pas comme dimensions le demi-diamètre des cellules épithéliales de la vessie.

Les cellules *cylindriques*, lorsqu'elles sont en même temps étroites et longues, pourvues d'une bordure réfringente à leur extrémité libre, terminées en pointe mousse à l'autre, le noyau de forme ovale occupant la mi-hauteur de l'élément, appartiennent le plus probablement à l'urètre.

Les cellules en *raquette* constituent la couche moyenne de la muqueuse vésicale et à peu près exclusivement l'épithélium du col de la vessie.

*Spermatozoïdes.* — On agitera le culot avec de l'éther qui surnage, entraînant les spermatozoïdes englobés dans les matières grasses dissoutes. On recueille l'éther avec une pipette pour le porter dans un verre à expérience. On ajoute quelques gouttes d'eau distillée. On attend que l'éther se soit évaporé. On étale alors le dépôt sur une lame, et on le traite par les procédés déjà indiqués.

*Parasites mono ou paucicellulaires.* — Ce sont des infusoires, des embryons ou des œufs de parasite.

Les infusoires de l'urine s'observent à l'état vivant dans une goutte de ce liquide. Si on veut les monter en préparations permanentes, on aura recours au procédé indiqué page 108.

Les œufs de parasite les moins rares sont ceux de la *Bilharzia hematobia*. On les recherche dans les caillots sanguins émis avec l'urine ou dans les concrétions calcaires qui se déposent au fond du vase. Ces œufs doivent être observés dans une goutte d'urine, où ils ne peuvent pas éclore. Si, au contraire, on dilue le dépôt renfermant les œufs dans une goutte d'eau, on ne tarde pas à voir s'en dégager des embryons ciliés, qui nagent avec une grande rapidité.

---

Microphotographies.

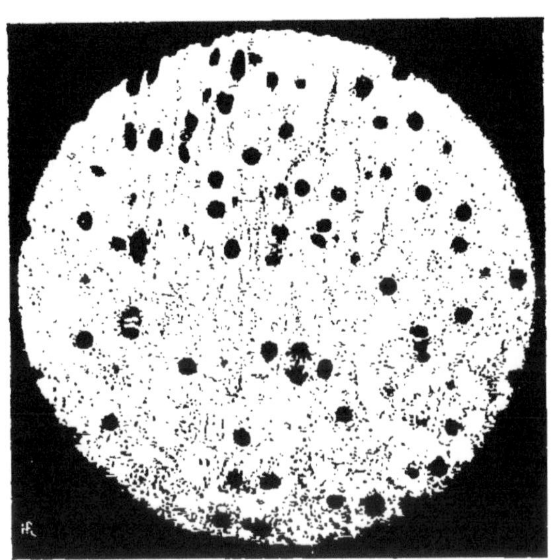

PH. I. — COUPE D'UN SÉPALE DE BOUTON FLORAL DE LIS CANDIDE.

On voit les trois parties constitutives de la cellule : membrane d'enveloppe, protoplasma renfermant des grains de chlorophylle, noyau. Plusieurs cellules présentent des figures de karyokinèse. L'une d'elles, au milieu et en bas, offre des chromosomes très distincts. Au milieu et en haut, on voit le fuseau ; à gauche, la condensation du fuseau au niveau de la future cloison intercellulaire (× 450 D.).

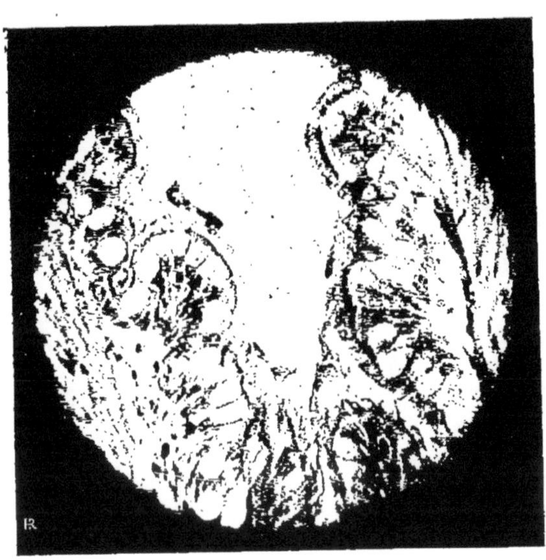


PH. II. — COUPE TRANSVERSALE DE L'ŒSOPHAGE DE LA GRENOUILLE MONTRANT SON ÉPITHÉLIUM A CILS VIBRATILES (× 400 D.).

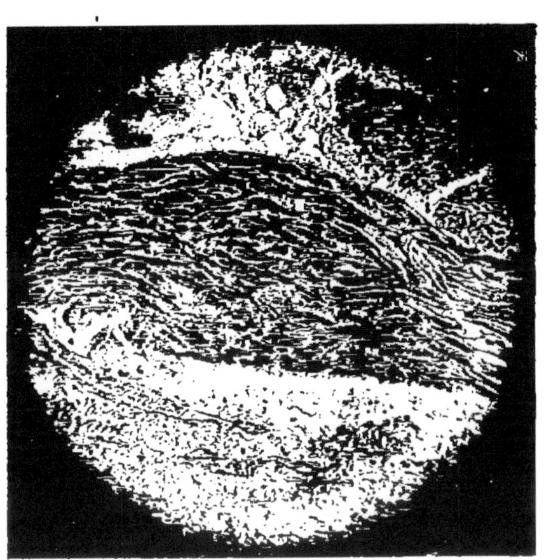

PH. III. — COUPE DE LA MUSCULATURE DE L'ESCARGOT.

On y voit les ponts intercellulaires ou filaments unitifs, fines travées jetées d'une fibre lisse à l'autre perpendiculairement à la longueur de ces fibres (× 350 D.).

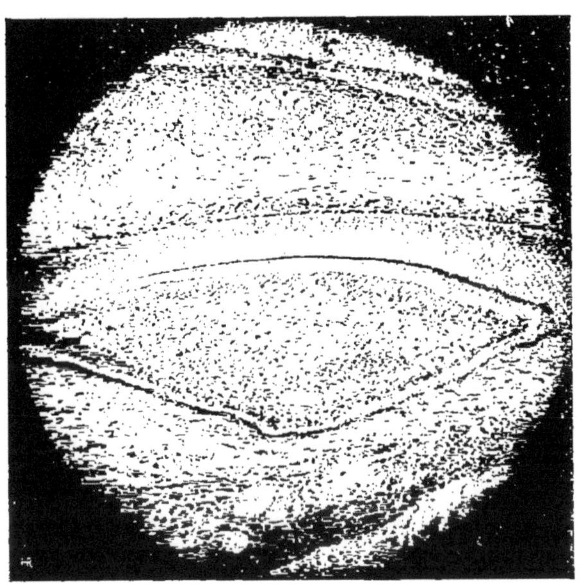

PH. IV. — COUPE SAGITTALE DU MUSEAU D'UN FOETUS DE SOURIS GRISE A TERME.

Cette photographie montre une incisive de forme généralement triangulaire incluse dans son maxillaire en voie d'ossification. On y distingue nettement la partie épithéliale ou épithélium adamantin constituée par une assise très régulière de cellules hautes et minces et la partie conjonctive, située au-dessous, formant la pulpe dentaire, la couche des odontoblastes et l'ivoire (× 150 D.).

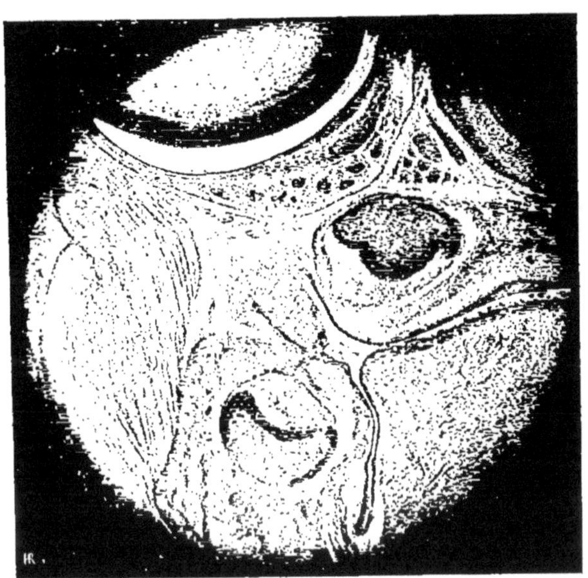

PH. V. — COUPE DU MÊME OBJET PERPENDICULAIRE A LA SURFACE DORSALE DE LA LANGUE.

On y voit les bourgeons des dents postérieures moins avancés dans leur développement et montrant encore le collet d'invagination de la partie épithéliale. La papille conjonctive refoule cette dernière au-devant d'elle, s'en coiffant à la manière d'un chapeau. Le bourgeon dentaire inférieur apparaît encastré dans le maxillaire inférieur, dans la branche montante duquel se voient de volumineux ostéoplastes (× 30 D.).

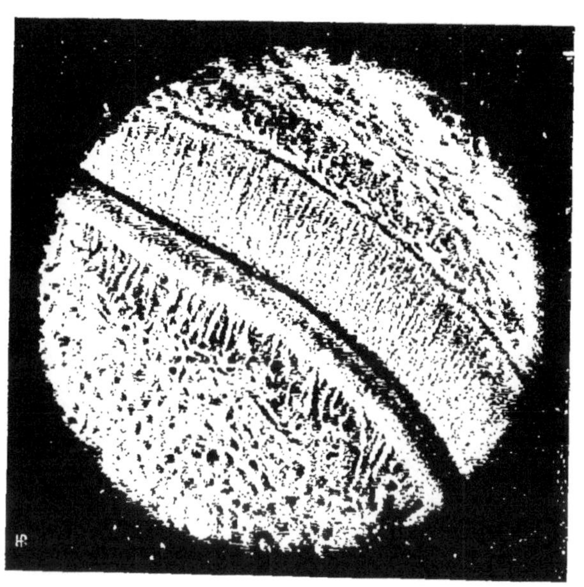

PH. VI. — MÊME PRÉPARATION QUE CELLE DE LA PHOTO IV, A UN PLUS FORT GROSSISSEMENT.

Cette photographie montre, en allant de bas en haut, la pulpe dentaire, la couche des odontoblastes, leur plateau d'où se dégagent les fibres de Tomes, l'ivoire où l'on peut suivre le trajet de ces fibres, une ligne épaisse et sombre représentant la cuticule ou membrane préformative de l'émail, l'épithélium adamantin avec un dépôt de granulations contre la cuticule, etc. (× 350 D.).

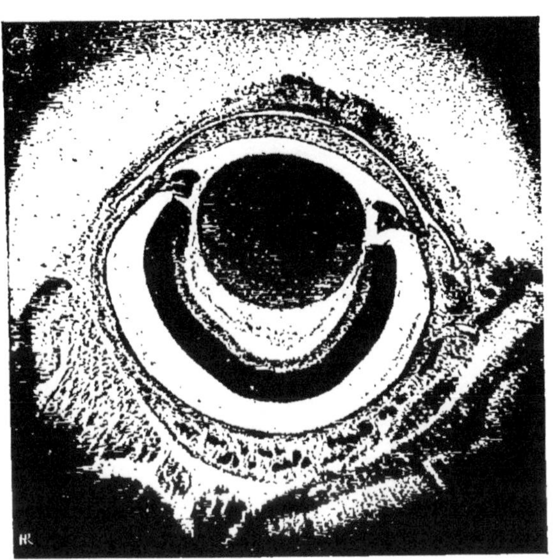

PH. VII. — COUPE DIAMÉTRALE DE L'ŒIL D'UN FŒTUS DE SOURIS GRISE A TERME.

La préparation est intéressante au point de vue technique (coupe à la paraffine). Le cristallin a pu être conservé en entier, mais il y a une déchirure à droite au niveau de l'*ora serrata* et un grand vide entre la rétine et la choroïde. Ces dégâts sont constants dans les coupes totales de l'œil à la paraffine (× 20 D.).

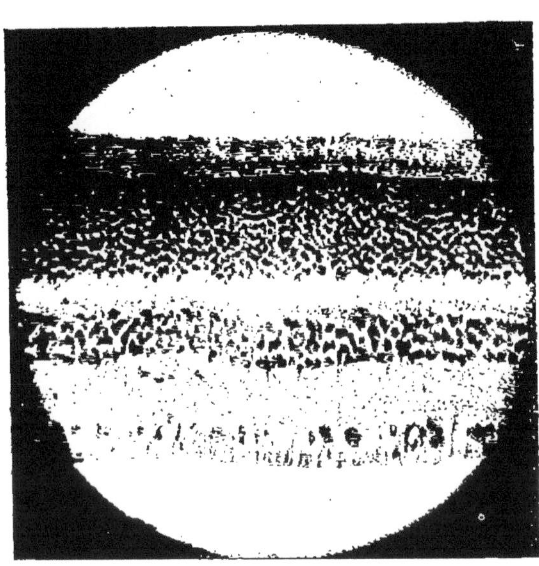

PH. VIII. — COUPE DE LA RÉTINE DE LA FOUINE ADULTE.

Cette rétine peut être donnée comme un type de la structure de la rétine des mammifères. On y voit, de bas en haut : 1° la limitante externe ; 2° la couche des fibres du nerf optique ; 3° la couche des cellules ganglionnaires ; 4° le plexus interne ; 5° la couche des grains interne ; 6° le plexus externe : 7° la couche des grains externe ; 8° la limitante externe ; 9° la couche des cônes et bâtonnets (× 400 D.).

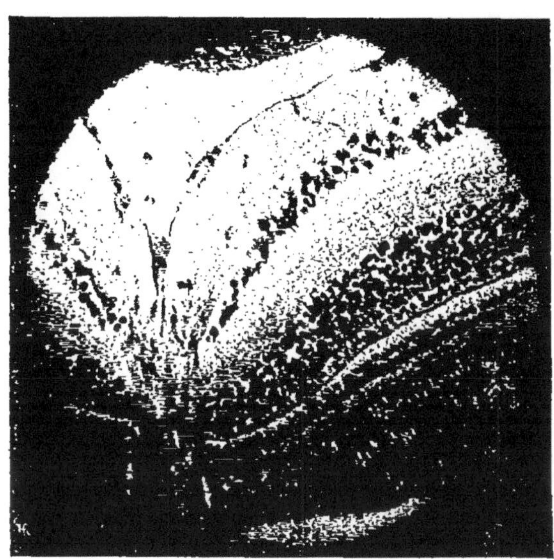

PH. IX. — COUPE D'UN ŒIL D'ALEVIN DE VÉRON PASSANT PAR LA PAPILLE.

Cette photographie montrera, par comparaison avec la précédente, la structure incomparablement plus complexe de la rétine chez les poissons (× 400 D.).

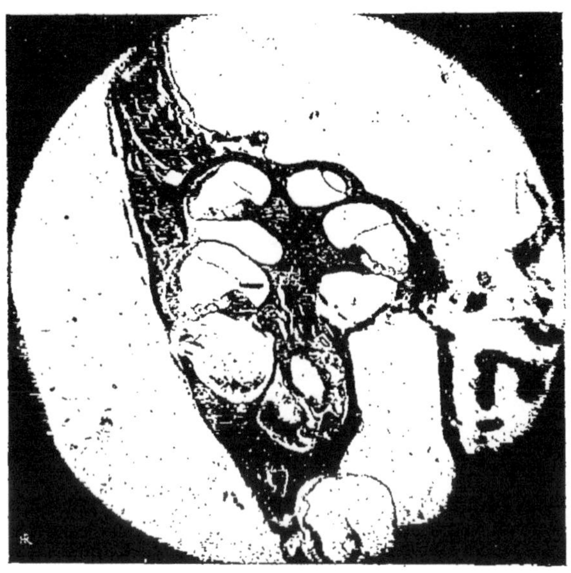

PH. X. — COUPE AXIALE DU LIMAÇON DE LA SOURIS GRISE ADULTE.

Cette photographie montre de chaque côté de la columelle les sections du tube spiral. Chacune de ces sections est divisée en deux moitiés par la membrane basilaire qui supporte les organes des Corti. La moitié inférieure est la rampe tympanique. La moitié supérieure est elle-même divisée par une mince membrane endothéliale, la membrane de Reissner en deux parties, dont la supérieure est la rampe vestibulaire et l'inférieure le canal cochléaire (× 30 D.).

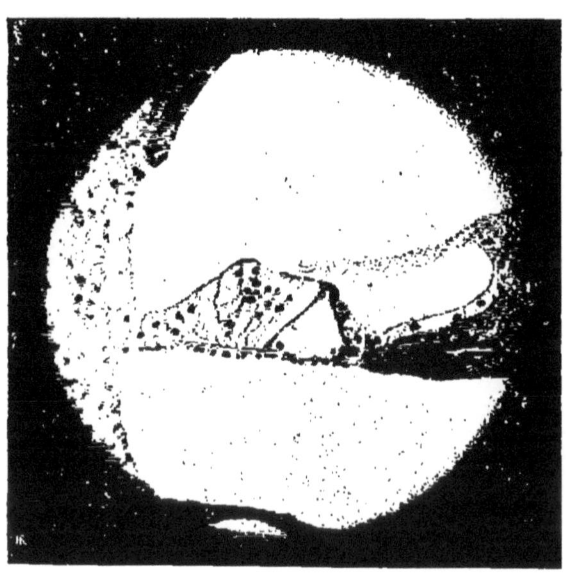

PH. XI. — MÊME PRÉPARATION QUE CELLE DE LA PHOTO X
A UN PLUS FORT GROSSISSEMENT.

On voit ici le détail d'un organe de Corti. En suivant la membrane basilaire de la gauche vers la droite, on rencontre successivement : 1° son insertion sur le ligament spiral, ligament en forme de croissant ; 2° les cellules de soutien ; 3° les cellules ciliées externes ; 4° le pilier externe de l'arcade de Corti ; 5° le tunnel de Corti traversé par une fibre nerveuse ; 6° le pilier interne de l'arcade de Corti ; 7° adossée à ce dernier, une cellule ciliée interne (× 350 D.).

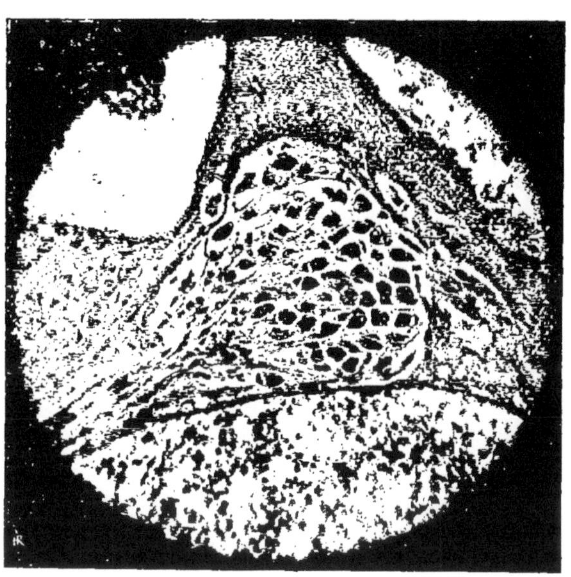

PH. XII. — MÊME PRÉPARATION PHOTOGRAPHIÉE AU NIVEAU DU GANGLION SPIRAL.

Ce ganglion nerveux, entouré de tous côtés par les lames osseuses qui constituent le canal spiral, montre des cellules entourées d'une capsule endothéliale. Ces cellules reçoivent les fibres nerveuses émanées des organes de Corti (du côté gauche) et émettent vers la droite les fibres d'origine du nerf cochléen (× 350 D.).

BIBLIOTHÈQUE NATIONALE R.F. IMPRIMÉS

TABLE ALPHABÉTIQUE.

# TABLE ALPHABÉTIQUE DES MATIÈRES

G



H



I



J



K



L

P



R

# TABLE MÉTHODIQUE DES MATIÈRES

## TROISIÈME PARTIE

## Technique appliquée.

### TECHNIQUE APPLIQUÉE AUX VÉGÉTAUX



### TECHNIQUE APPLIQUÉE AUX TISSUS ANIMAUX

Chapitre III. — **Technique cytologique appliquée au sang, aux épanchements, à l'urine.**



R.F.

1522-07. — Corbeil. Imprimerie Éd. Crété.

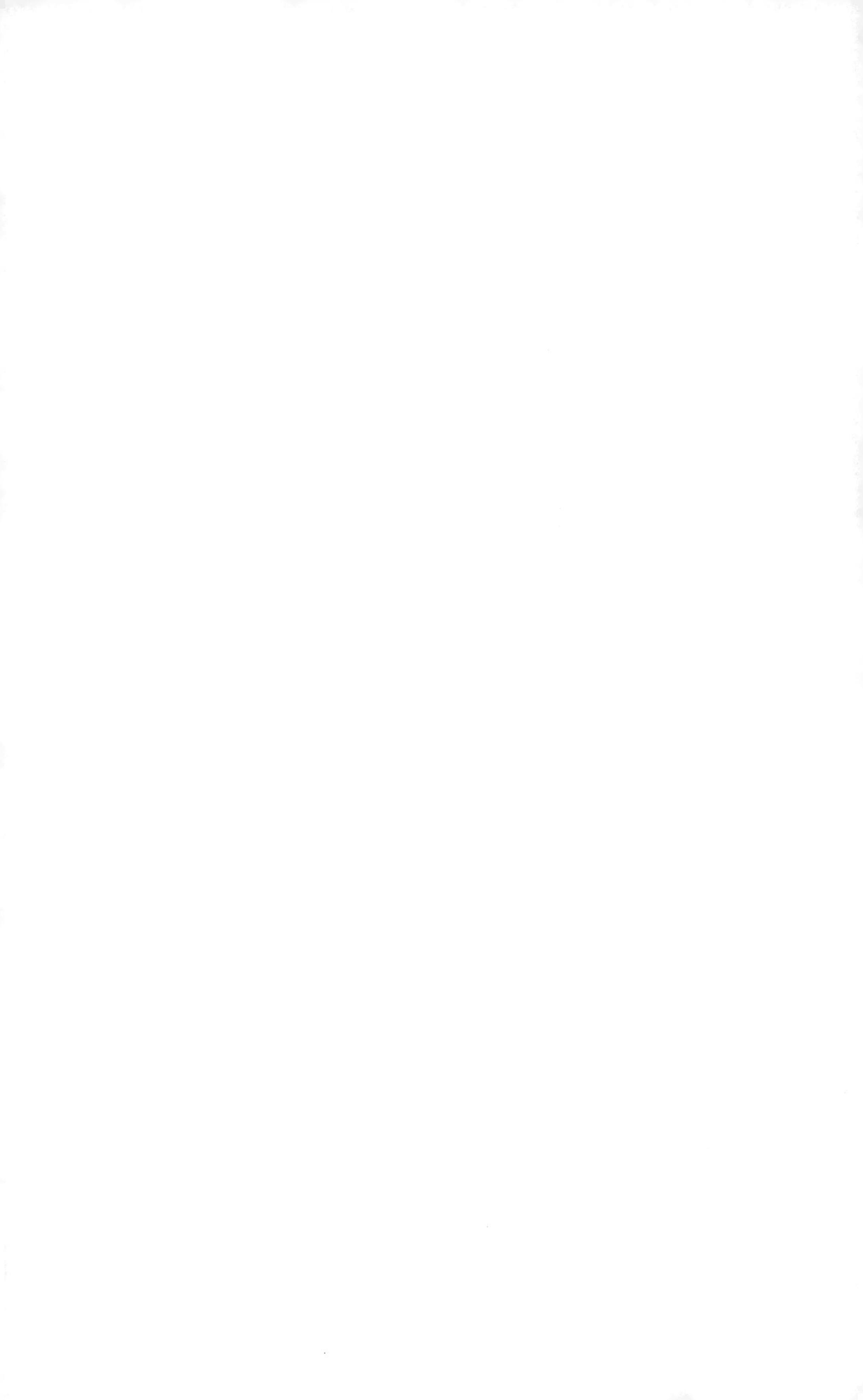

www.ingramcontent.com/pod-product-compliance
Ingram Content Group UK Ltd.
Pitfield, Milton Keynes, MK11 3LW, UK
UKHW020153250726
13967UKWH00003B/1042